Clinical Guidelines for
Burn Surgery

烧伤外科
临床指南

主　编　谢卫国
副主编　王德运　刘淑华　吴　红

U0250058

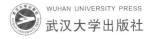

WUHAN UNIVERSITY PRESS

武汉大学出版社

图书在版编目（CIP）数据

烧伤外科临床指南/谢卫国主编．—武汉：武汉大学出版社,2020.7
ISBN 978-7-307-21469-9

Ⅰ.烧…　Ⅱ.谢…　Ⅲ.烧伤—外科学—指南　Ⅳ.R644-62

中国版本图书馆CIP数据核字(2020)第072513号

责任编辑:王　荣　　责任校对:李孟潇　　版式设计:韩闻锦

出版发行:**武汉大学出版社**　　(430072　武昌　珞珈山)
　　　　　(电子邮箱:cbs22@whu.edu.cn　网址:www.wdp.com.cn)
印刷:湖北金海印务有限公司
开本:787×1092　1/16　印张:15.75　字数:352千字　插页:2
版次:2020年7月第1版　　2020年7月第1次印刷
ISBN 978-7-307-21469-9　　定价:48.00元

主编简介

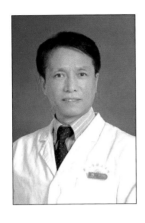

谢卫国

医学博士，教授，博士生导师。武汉市第三医院暨武汉大学同仁医院烧伤科主任兼烧伤研究所所长。先后赴美国耶鲁大学留学从事博士后研究及德国吕贝克医科大学任客座医师及访问科学家。系中华医学会烧伤外科分会第七届及第九届副主委，湖北省医学会烧伤与创面修复分会主委，中国康复医学会烧伤治疗与康复专业委员会副主委，中国生物材料学会烧创伤创面修复材料分会副主委，《中华烧伤杂志》副主编，《中华损伤与修复杂志》《临床外科杂志》《感染、炎症、修复》及《BURNS》等杂志编委及审稿人。在大面积烧伤创面修复、深度创面的显微外科治疗及烧伤康复等方面取得多项创新性成果，屡屡刷新烧伤治疗新纪录，首创喷洒法皮粒播植术，成功治愈总面积100%的特重烧伤患儿，实现国际首例严重电烧伤后断肢交叉再植，研制成功国内首例烧伤截肢患者3D打印手，实现我国首次跨国皮肤移植。带领所在学科在国内率先创立小儿烧伤专科、烧伤重症监护病区及烧伤康复中心，临床救治水平及学科规模跃居国内前列，先后被评为武汉市、湖北省及国家临床重点学科。发起成立国内首个烧伤患者互助组织及烧伤妇女儿童专项救治基金，开创了国内烧伤患者心理康复和社会支持先河。获国家专利、科技奖励、国际发明银质奖等多项。出版专著18部、发表论文200余篇，完成国家自然科学基金及省市各类课题多项并多次获奖。先后获武汉地区十大杰出青年、武汉市有突出贡献中青年专家、武汉市优秀留学回国人员、武汉市模范市民、全国五一劳动奖章、全国卫生计生系统先进工作者、黎鳌烧伤医学奖、武汉大学"朱裕璧医学奖"、"王正国创伤医学奖——突出贡献奖"、中国医师奖等荣誉。

扫描二维码，关注谢卫国教授个人网站！

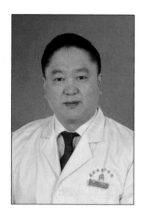

王德运

主任医师，教授，武汉市第三医院暨武汉大学同仁医院烧伤科副主任，毕业于武汉大学医学院，获硕士学位。从事烧伤外科临床工作30余年，对各类烧伤特别是大面积烧伤及严重、急危重病人的治疗有丰富的临床经验。2014年作为湖北省医疗队队长带领烧伤及重症专业的30名医护人员参加了昆山爆炸伤员救治，获得卫生部及江苏省卫生厅的表彰。系中华医学会烧伤外科学分会委员、湖北省医学会烧伤与创面修复分会副主任委员。主持科研课题3项，参加并完成科研课题4项，共发表论文20余篇，其中在SCI及核心期刊以第一作者发表论文7篇。先后获得卫生局、医院先进工作者、优秀共产党员及优秀医师等光荣称号，2011年被武汉市卫生局及武汉晚报评为"我心目中的好医生"。

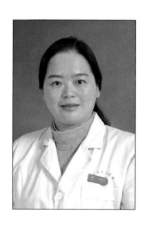

刘淑华

副主任医师，副教授，医学科学博士和德国医学博士、整形外科硕士，系国际烧伤学会委员（ISBI），湖北省医学会烧伤与创面修复分会常务委员，华中烧伤与创面修复专科联盟常务理事兼秘书长，《中华烧伤杂志》通讯编委。现任武汉市第三医院暨武汉大学同仁医院烧伤科副主任，小儿烧伤学科带头人。2006—2007年期间在德国吕贝克医科大学留学。圆满完成武汉市卫生健康委员会"511人才"培养及考核。长期从事烧伤整形外科临床诊疗和科研教学工作，积累了丰富的理论和临床经验，参与科研课题多项，发表科研论文多篇。

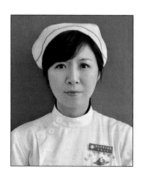

吴 红

主任护师，毕业于武汉大学医学院，获硕士学位，任武汉市第三医院暨武汉大学同仁医院烧伤科护士长。长期从事烧伤危重症护理及管理，曾赴秘鲁参加国际医疗援助，数次参与飞机转运危重烧伤患者，2014年带领湖北省20名护士参与昆山爆炸伤员救治1个月，精湛的护理技术和高效的管理成效受到一致肯定。担任《中华烧伤杂志》通讯编委、《中华损伤与修复杂志》编委，湖北中医药大学兼职副教授，中国老年医学会烧创伤分会康复护理专委会副主任委员、中华医学会烧伤外科分会康复与护理学组委员兼秘书、武汉市护理学会重症护理专业委员会副主任委员。主持多项科研课题，其中课题"烧伤中心常见致病菌变化耐药趋势及综合防控研究"经专家鉴定成果达国际先进水平，获武汉市科技进步三等奖和湖北省护理科技进步二等奖。长期承担省、市ICU专科护士和急诊专科护士培训班授课工作，在核心期刊发表论文数十篇。先后获得湖北省百佳护士、武汉市政府"十百千人才"、武汉市技术能手、武汉市抗击非典先进个人等荣誉。

《烧伤外科临床指南》编委会

主编

谢卫国

副主编

王德运　刘淑华　吴　红

编者（以姓氏拼音为序）

陈红梅　陈　斓　褚志刚　崔　蔚　胡毕亿

蒋梅君　蒋南红　雷　芳　李　凤　李鸿翔

刘淑华　龙忠恒　栾夏刚　闵维雄　阮晶晶

田　晖　宛仕勇　王德运　王　娟　王　维

王　璇　吴　红　吴　娟　谢卫国　杨　飞

杨仁刚　余　刚　张　佳　张　伟　张卫东

周　静

前　言

烧伤是一种常见的意外伤害，不仅给患者造成痛苦，还往往遗留瘢痕和功能障碍，重者甚至危及生命。我国的烧伤医学起源于20世纪50年代末，经过60余年的发展，烧伤治疗水平不断提高，取得了举世瞩目的成就。由于我国烧伤患者数量多，又多发于农村及偏远地区，当地往往缺乏烧伤治疗专业人员，患者得不到及时和有效的救治，往往辗转数百里甚至上千里到大城市的烧伤中心就医。因此我国的烧伤外科尚有待向基层医院进一步普及和提高。

武汉市第三医院暨武汉大学同仁医院烧伤科是集医疗、科研和教学于一体的国内外知名烧伤中心，是卫生部国家临床重点专科、复旦大学医院管理研究所最佳烧伤专科声誉排行榜十强学科。武汉市第三医院暨武汉大学同仁医院烧伤科有5个临床病区、烧伤研究所、烧伤康复中心、现代化层流手术室等部门。住院病床150张，扩展床位200张，年住院病人5000余人，年门诊量逾11万人次，临床规模居国内前列。曾成功救治大量疑难危重患者，成功治愈总面积100%的特重烧伤患儿，实现国际首例严重电烧伤后断肢交叉再植，研制成功国内首例烧伤截肢患者3D打印手，实现我国首次跨国皮肤移植，屡屡刷新烧伤治疗新纪录；在大面积烧伤创面修复、显微外科治疗、烧伤康复及难愈性创面治疗等方面也取得良好成绩，形成了鲜明的专科特色。

本书由武汉市第三医院烧伤科医护人员结合烧伤专业治疗理论及实际临床经验编写而成，全书共分为十五章，内容涵盖烧伤诊断及治疗、烧伤护理及烧伤康复等各个方面，具有很强的实用性、指导性和可操作性，可供全国烧创伤及相关领域同行参考使用，尤其适合年轻医务人员以及广大基层医护工作者阅读参考，也可作为烧伤专业研究生、规培生及进修生的培训教材。希望本书的出版能够有助于提高我国烧伤治疗的整体水平，造福广大烧伤患者。

由于作者水平有限，不足和疏漏之处在所难免，还望广大同行批评指正。

谢卫国

2019年12月

目　　录

第一章 烧伤诊断

第一节 概　述

烧伤一般指热力所致皮肤或黏膜损害，严重者可伤及肌肉、骨骼乃至内脏。常见热力因素包括热液、热金属、火焰、高温气体等。广义的烧伤还包括电能、化学物质、放射线等致伤因素，如电烧伤、化学烧伤、放射性烧伤等，由于其临床表现与热力烧伤相仿，故往往亦称为烧伤，但其在病理变化、全身影响、病程、转归、预后等方面，均有一定特殊性，故也称为特殊原因烧伤。其中，由热液、蒸汽等所致的热力损伤，习惯称为"烫伤"。

影响烧伤诊断的因素很多，如烧伤原因、部位、复合伤或合并中毒，伤前健康状况等，但烧伤面积和深度是构成烧伤诊断的主要因素。

完整的诊断应包含烧伤专科诊断和同时出现的并发症、合并伤，以及烧伤前已存在的基础疾病，具体如下所示。

（1）专科诊断：烧伤部位、致伤原因、烧伤面积及深度、严重程度。烧伤诊断举例：头面颈、双上肢煤气火焰烧伤，20%TBSA（Total Body Surface Area，体表总面积），Ⅱ°—Ⅳ°（浅Ⅱ°5%、深Ⅱ°5%、Ⅲ°5%、Ⅳ°5%）。

（2）并发症的诊断：如烧伤休克、吸入性损伤、脓毒血症等。

（3）合并伤的诊断：如骨折、头皮裂伤、颅脑损伤、角膜烧伤、脾破裂等。

（4）原有基础疾病的诊断：如高血压病、糖尿病、压疮、下肢静脉曲张、脑卒中后遗症等。在"既往史"中需记录基础疾病患病的时间及曾经用药，例如：高血压病史三年，口服硝苯地平缓释片10mg，2次/日。

第二节　烧伤面积的估算

烧伤面积的估算是指烧伤创面区域占全身体表面积的百分数。下面介绍目前较常用的几种估算方法。

一、中国九分法

中国九分法（1970年全国烧伤会议讨论通过，应用较为广泛，适合各级单位）具体操作步骤如下：

为方便记忆，将成人体表面积以 9% 为等分划分，另加 1%，共为 100%，即头颈部 = 1×9%，双上肢 = 2×9%，躯干 = 3×9%，双下肢 = 5×9%+1%。

儿童头大、下肢小，故面积调整为头颈部 = [9+(12-年龄)]%，双下肢 = [46-(12-年龄)]%，具体如表 1-1 所示。

表 1-1　　　　　　　　　　九分法烧伤面积计算表

部　位			占成人体表面积百分比	占儿童体表面积百分比
头颈部	发　部	3	9%×1	[9+(12-年龄)]%
	面　部	3		
	颈　部	3		
双上肢	双上臂	7	9%×2	9%×2
	双前臂	6		
	双　手	5		
躯干部	躯干前	13	9%×3	9%×3
	躯干后	13		
	会　阴	1		
双下肢	双臀	5	9%×5+1%	[9×5+1-(12-年龄)]%
	双大腿	21		
	双小腿	13		
	双　足	7		

二、手掌法

无论患者年龄大小，以其单手手掌五指伸直并拢，其占个人体表面积相对固定，约为 1%，可用于辅助九分法进行烧伤面积估算。

三、Lund-Browder 法（伦-勃法）

此方法计算较准确，并考虑年龄因素对身体各部位占体表面积的影响，减少了估算误差，因此常被烧伤专科单位采用，缺点是不方便记忆，具体如表 1-2 所示。

表 1-2　　　　　　　　　伦-勃法烧伤面积计算表（%）

部位 \ 年龄	0~1 岁	1~4 岁	5~9 岁	10~14 岁	15 岁	成人
头	19	17	13	11	9	7

续表

年龄 部位	0~1 岁	1~4 岁	5~9 岁	10~14 岁	15 岁	成人
颈	2	2	2	2	2	2
前后躯	26	26	26	26	26	26
双上臂	8	8	8	8	8	8
双前臂	6	6	6	6	6	6
双　手	5	5	5	5	5	5
臀	5	5	5	5	5	5
会　阴	1	1	1	1	1	1
双大腿	11	13	16	17	18	19
双小腿	10	10	11	12	13	14
双　足	7	7	7	7	7	7

四、估算烧伤面积的注意事项

(1)估算烧伤总面积时不计算 Ⅰ°烧伤面积，总面积诊断后尽量标明浅Ⅱ°、深Ⅱ°、Ⅲ°及Ⅳ°各自约占的%TBSA，以便于烧伤补液及创面处理等治疗。

(2)较大面积烧伤的面积估算尽量以整数1%TBSA 为基本单位，门诊治疗的小面积烧伤患者可用 0.5%TBSA 为基本面积单位；对于烧伤总面积小于 0.5%TBSA 的，也可采用以 0.1%TBSA 为基本面积单位。

(3)计算大面积烧伤患者%TBSA 时，可通过以上方法测算未伤皮肤面积大小，再用 100%TBSA 减去此区域皮肤面积得出烧伤面积，更为简单快捷。

(4)吸入性损伤不计算烧伤面积，但需诊断其轻重程度，以免延误治疗。

第三节　烧伤深度的评估

烧伤深度的评估以前常用三度四分法。2004 年，在武汉召开的第七届全国烧伤外科学术会议通过了新的四度五分法，将既往笼统包括在三度中的所谓"深三度"称为四度。该分度法能更准确地反映伤情，有利于把握治疗方案。

一、四度五分法

目前广大烧伤专科单位大多采用此种分度方法进行诊断：由浅至深分为 Ⅰ°、浅Ⅱ°、深Ⅱ°、Ⅲ°及Ⅳ°。深Ⅱ°以上烧伤往往又称为深度烧伤。各分度的损伤深度、病理特征、临床表现及愈合过程皆不相同，具体如表1-3所示。

表 1-3 烧伤各度的表现

烧伤分度	损伤深度	病理特征	临床表现	愈合过程
I°	仅损伤表皮浅层，生发层健在	局部血管扩张充血渗出	轻度红肿热痛，感觉过敏，表皮干燥无水疱，呈红斑状	再生能力强，3~5天痊愈，脱屑
浅II°	伤及表皮生发层，真皮乳头层	血浆渗出积于表皮和真皮之间	疼痛明显，感觉过敏，局部红肿、皮温升高，可见大小不一的水疱，水疱剥脱可见基底创面红润	若无感染，1~2周可愈合，多数不留瘢痕，但可能有色素沉着
深II°	伤及表层全层和部分真皮网状层，皮肤附件结构尚未完全破坏	局部组织坏死，皮下层渗出明显	痛觉迟钝，可有或无水疱形成，基底呈浅红和红白相间	若无感染，3~4周愈合，常伴有瘢痕增生及色素改变
III°	损伤达皮肤全层	皮肤坏死，蛋白凝固，形成焦痂	痛觉消失，局部皮温低，创面无水疱形成干痂，蜡白、焦黄或炭化，痂下可见树枝状栓塞血管网，处置、触之皮革样	3~4周后焦痂脱落形成肉芽创面，小则瘢痕收缩愈合，大则需行植皮手术。愈合后遗留瘢痕及色素改变，甚至畸形
IV°	损伤达骨骼、肌腱、神经、内脏等深部重要结构	黄褐色或焦黄或炭化、干瘪	知觉丧失，活动受限，可见骨、肌腱等外露	需行皮瓣覆盖术或人工真皮覆盖、培植肉芽后植皮术等，遗留明显瘢痕及色素改变，往往伴有不同程度的功能障碍

二、注意事项

（1）烧伤原因不同，临床表现也不同。酸烧伤时蛋白质变性明显，创面色泽深，质地坚韧，诊断时容易估计偏深；碱烧伤时，易导致深层组织进一步损伤，如不注意动态观察创面变化，诊断时容易估计偏浅。

（2）人体不同部位的皮肤厚度不一，血供丰富程度不同，因此在相同致伤条件下烧伤深度不同，愈合时间也不尽相同。

（3）成人与小儿、男性与女性等不同人群在相同致伤条件下烧伤深度不同。小儿较成人深，女性较男性深。

第四节　烧伤严重程度

烧伤严重程度的诊断有利于患者个体化的治疗，也便于利用医疗资源对患者进行及时的救治。

一、传统的烧伤严重程度划分方法

1970 年，上海全国烧伤会议拟定的烧伤严重程度的分类标准，目前仍然被广泛使用，尤其在非烧伤专科单位使用较多。

（1）轻度烧伤：总面积为 10% 以下的Ⅱ°烧伤。

（2）中度烧伤：总面积为 11%～30% 或Ⅲ°烧伤面积为 9% 以下的烧伤。

（3）重度烧伤：总面积为 31%～50% 或Ⅲ°烧伤面积为 10%～19%。或烧伤面积不到 31%，但有下列情况之一的烧伤：①全身情况较重或已有休克；②复合伤或合并伤（严重创伤、化学物质中毒等）；③中度、重度吸入性损伤（呼吸道烧伤波及喉头以下者）。

（4）特重烧伤：总面积为 50% 以上，或Ⅲ°烧伤面积为 20% 以上的烧伤。

二、烧伤专科的病情严重程度划分方法

经近半个世纪的医疗发展，烧伤专科救治水平逐步提高，大面积、特大面积烧伤患者救治的成功率不断提升，目前对烧伤专科单位烧伤严重程度分类标准也重新给予了定义，杨宗城在《烧伤治疗学》(2006)中的烧伤严重程度分类如下：

（1）轻度：总面积 10% 以下的Ⅱ°烧伤，适宜于门诊治疗。

（2）中度：总面积 11%～50% 或深Ⅱ°、Ⅲ°烧伤面积 9% 以下的烧伤，均需住院治疗，可收治于烧伤病房中的轻病区。

（3）重度：总面积 51%～80% 或深Ⅱ°、Ⅲ°烧伤面积超过 10% 的烧伤，或烧伤面积不足 51%，但合并有严重合并伤或并发症，以及毁损性电烧伤、磷烧伤等，需收治于地区性的烧伤中心，或集中治疗的重病区。

（4）特重烧伤：总面积 80% 以上的烧伤，多伴严重合并症或并发症，应收治于有良好监护条件的烧伤基地或集中治疗的监护病区。

此分类方法只是便于平日成批收治、组织抢救及人力安排，并不是治疗的等级及标准，具体治疗措施必须结合患者病情的具体情况，避免忽视所谓的"轻伤"，尤其注意小儿及老年患者的救治，必须全面考虑、细致观察，方能给予患者最适当的抢救及治疗。

三、小儿烧伤严重程度划分方法

由于生理上的特点，小儿烧伤休克、全身性感染的发生率与成人显著不同，因此小儿烧伤严重程度的分类标准与成人也显著不同。

小儿烧伤严重程度分类标准详见本书第六章。

（杨飞、刘淑华）

第二章　烧伤的院前急救与早期处理

烧伤院前急救与早期处理同烧伤患者治疗及预后有着密切的关系，也是烧伤患者入院后续治疗的基础。正确、及时的烧伤院前急救与早期处理可以减轻患者烧伤损伤程度，降低烧伤并发症和后遗症的发生率。

第一节　院前急救

院前急救的基本原则是迅速消除致伤原因，脱离致伤源，紧急救治及分类转运。

一、迅速脱离致伤源

烧伤严重程度与致伤源作用于机体的时间成正相关，因此需争取时间脱离致伤源。常用方法有以下4种。

(1)热液烫伤时，浸透的衣裤应立即脱去，可先用冷水冲淋降温后剪开脱去。

(2)火焰烧伤时，衣物着火时，应就地打滚灭火或用衣物等物扑盖灭火，切忌大声喊叫或奔跑呼救，以防头面部及呼吸道烧伤。

(3)化学物质的致伤作用与这些化学物质的浓度和作用时间成正相关。故一般来说，伤后应首先将化学物质浸渍的衣物脱去，随即以大量清水连续冲洗，同时注意保护双眼。其中，生石灰烧伤应先用干布去除生石灰颗粒后，再用流水冲洗，以免生石灰遇水产热，加重烧伤；磷烧伤时，应用大量水冲洗创面或浸泡创面，使磷与空气隔绝，从而阻止磷的燃烧，并且禁止使用油质敷料包扎，以避免磷的溶解和吸收。

(4)电烧伤时，应立即切断电源，禁止在未切断电源时接触患者。若患者呼吸、心跳停止，应在现场立即给予心肺复苏；若为电弧使衣物着火烧伤，则应切断电源后按火焰烧伤方法处理。

二、保持呼吸道通畅

火焰烧伤常伴呼吸道损伤，注意观察患者口鼻腔有无黑色烟尘颗粒及声音嘶哑等表现，应特别注意保持呼吸道通畅。合并一氧化碳中毒者，应移至通风处，及时吸氧。

三、保护创面

烧伤创面可用干净敷料覆盖或包扎进行保护，勿使用有色药物涂抹于创面，避免影响医务人员对烧伤深度的判断。合并有骨折外伤的创面，就地取材做简单的固定处理后再转运。

四、冷疗(水疗)

热力烧伤时，创面立即以冷水冲洗、湿敷、浸泡，可降低局部温度，避免热力使创面损伤进一步加深，并有良好的止痛效果。冷疗对于中小面积Ⅱ°烧伤尤其是肢体烧伤创面较为方便；头面部及特殊部位如不便冷水冲洗，可采用冷敷。Ⅲ°烧伤特别是大面积Ⅲ°烧伤则不适合冷疗。在寒冷环境中行冷疗时应注意保暖。

五、其他救治措施

(1)大面积严重烧伤需转送者应及时建立静脉输液通道，途中保持输液，维持呼吸道通畅。高度口渴、烦躁不安者常提示休克严重，应加快输液，可少量口服盐水，禁止大量饮用白开水。转送路程较远者，应留置导尿管，便于观察尿量，密切观察病情变化。

(2)安慰和鼓励伤者，使其情绪稳定。疼痛剧烈者，可酌情使用镇静镇痛药物，但应注意避免抑制呼吸中枢。

(3)注意有无复合伤，如伴有大出血、开放性气胸、骨折等复合伤，应先施行相应的急救处理。

(4)重大事故导致成批烧伤患者时，应在现场积极处置，同时根据病情轻重对患者进行分类。轻中度烧伤患者可由救护车转运到烧伤专科进行救治，重度烧伤患者因不便长途转运，应先在就近医院进行抢救治疗，可请专业烧伤医师前来指导，待休克期平稳渡过后，再转运至烧伤治疗专科。近年来，交通运输条件明显改善，有利于高铁、动车、甚至飞机进行远距离的重病人转运，转运途中需密切监护患者生命体征变化，并给予适当的补液治疗。

第二节 早期处理

烧伤患者收治入院应立即判断患者伤情，了解病史，鉴别有无合并伤、复合伤，来院后的初步处理应根据患者情况而轻重有别。

一、轻、中度烧伤处理

(1)根据患者疼痛情况，给予适当的镇痛处理。

(2)清洁创周健康皮肤，剃除创面周围毛发，修剪指/趾甲，创面可用0.05%洗必泰或0.1%~0.2%碘伏清洗、移除异物。

(3)浅Ⅱ°烧伤水疱皮应尽量予以保留，水疱大者，可低位引流水疱液。

(4)深度烧伤的水疱皮可予以清除。如使用包扎疗法，包扎范围应超过创周5cm。

(5)面、颈与会阴部烧伤不便于包扎处，一般可采取暴露治疗。

二、重度烧伤处理

(1)了解患者受伤史，估算烧伤面积、深度。监测患者血压、脉搏、呼吸等生命体征，注意有无呼吸道烧伤及其他合并伤。严重吸入性损伤患者需及早行气管切开，给予吸氧或呼吸机辅助呼吸。必要时采用动静脉置管，行有创血液动力学监测，指导临床救治。

(2)立即建立静脉输液通道，补液治疗，按烧伤病情轻重制订补液计划。

(3)留置导尿管，观察每小时尿量、比重、pH 值，并注意观察有无血红蛋白尿。

(4)在保暖的条件下，简单清创，应注意有无Ⅲ°环状焦痂的压迫，若环形焦痂在肢体部位可影响肢体远端血液循环，在躯干部位可影响呼吸，应及时切开焦痂减压。

(5)大面积烧伤及休克症状明显者，可暂不早期积极清创，以免加重休克，待患者病情稳定后再进行清创，清创时动作应轻柔，避免加重患者休克症状。清创后的创面可酌情采取暴露或包扎治疗，条件允许时可行异种皮覆盖。

(6)创面污染重或深度烧伤等有厌氧菌感染风险者，均应注射破伤风抗毒血清，并给予抗菌药物治疗。

三、早期创面治疗原则

(一)小面积浅表烧伤

小面积浅表烧伤按外科原则，清创、保护创面，能自行愈合。

(1)Ⅰ°烧伤属红斑性炎症反应，无需特殊处理，能自行消退。如烧灼感重，可行冷疗并涂薄层油脂保护创面。

(2)小面积浅Ⅱ°烧伤清创后，如水疱皮完整，应予以保存，只需去除水疱液，消毒包扎，水疱皮可充当生物敷料，保护创面，减轻创面疼痛，并可加速创面愈合。如水疱皮已撕脱，可用无菌油性敷料或功能性护创敷料包扎，有条件者可用异种皮覆盖，更有利于创面快速修复。若创面已感染，应勤换敷料，必要时每日多次换药，清除脓性分泌物，保持创面清洁，多能自行愈合。

(3)常用的创面外用药有磺胺嘧啶银粉/霜剂、碘伏、银离子制剂、壳聚糖制剂、生长因子等，可酌情使用。

(二)大面积深度烧伤

大面积深度烧伤全身性反应重，治疗原则如下。

(1)早期及时补液，维持呼吸道通畅，改善循环，纠正低血容量休克。

(2)深度烧伤组织是全身性感染的主要来源，一般应采用积极的手术治疗，包括早期切痂或削痂，负压引流，自体皮肤移植、异体/异种皮覆盖等。早期手术能明显减少全身性感染的发病率，提高大面积烧伤的治愈率，降低死亡率，并缩短平均住院日。

(3)及时纠正休克，控制感染是防治多脏器功能障碍的关键。

第三节　特殊原因烧伤的早期处理

特殊原因烧伤在各种原因烧伤中所占比例相对较小，容易被忽视；有些则因少见而不被专业人员熟知，影响及时有效的救治。根据致伤因素，可将特殊原因烧伤大致分为以下 3 类：①物理因素致伤，如电烧伤、放射线烧伤；②化学因素致伤，如酸、碱等各种化学物质所致烧伤；③复合因素致伤，如放烧复合伤(放射线+热能)、烧冲复合伤(热能+机械能)、瓦斯爆炸烧伤(热能+机械能+吸入性损伤)、粉尘爆炸烧伤(热能+吸入性损伤)。许多特殊原因烧伤属复杂性或复合性损伤，救治难度大，创面愈合困难，其预防和治疗尚存在不少有待解决的问题。早期的处理对于改善预后起到了十分重要的作用。

一、电烧伤的早期处理

(一)详细了解病史

诊断时，了解如电源电流、电压、电流接触时间，有无电弧及电火花，有无高处坠落史，有无昏迷、呼吸心跳骤停等，以及有无现场采取的急救措施。

(二)全身检查

判断有无内脏损伤、有无骨折，根据需要可进行 X 光片、CT、彩色多普勒超声检查等；对于电流入口在左臂的患者，心电图为常规检查；血液检查包括血生化、心肌酶谱及电解质等；尿液检查有无肌红蛋白、血红蛋白。通过以上检查可以了解和判断各脏器的损伤程度，为下一步治疗提供依据。

(三)补液治疗

电烧伤深部组织损伤重、渗出多，常需补给比一般体表烧伤更多的液体，可根据患者每小时尿量、周围循环情况等进行补液。若伤后出现酱油色尿，提示烧伤后有游离的肌红蛋白及血红蛋白释放，为避免造成急性肾功能衰竭，应给予较大量的液体，并给予利尿、碱化尿液处理，以保护肾脏功能。具体详见本书第四章第一节"电烧伤"。

(四)焦痂/深筋膜减张

肢体损伤严重有如下表现时，建议尽早行焦痂减张/深筋切开或手术探查，以减低组织间隙压力，改善局部循环，避免继发性及进行性组织坏死，尽可能保全肢体：①中度或重度水肿，触之紧张、较硬；②肢体有环状焦痂；③被动伸展手指或足时感疼痛、局部挛缩；④动脉搏动弱或不能扪及，肢体远端发白或紫绀，毛细血管再充盈差。

(五)预防厌氧菌感染

常规使用破伤风抗毒素或免疫球蛋白预防破伤风。

二、化学烧伤的早期处理

(1)详细询问病史及化学物质接触史、现场急救措施等，若初步检查眼球有明显损伤，应优先行眼科专科诊断伤情及初步治疗。如院前创面急救处理不理想，则应进一步

9

使用流动水冲洗。

（2）若不能明确致伤物的酸碱属性，可根据创面进行初步判断：①一般酸烧伤，组织蛋白凝固，局部形成痂皮，极少渗出；②碱烧伤，皂化脂肪局部滑腻，创面有进一步加深趋势；③在冲洗创面时，对皮肤进行 pH 值测定，协助判断性质。

（3）抽血化验检查，初步判断有无中毒。

具体详见本书第四章第二节"化学烧伤"。

三、吸入性损伤的早期处理

（1）详细询问病史，受伤现场是否为密闭环境等，在受伤现场患者有无大声喊叫，有无吸入浓烟，体查口鼻腔有无烟尘颗粒，鼻毛有无烧毁，有无声嘶、有无呼吸费力或困难表现等。

（2）根据脉氧监测、血气分析等指标是否提示缺氧，患者自觉症状，头面颈烧伤创面的深度及肿胀情况等，综合考虑是否立即行气管切开术，以及是否需呼吸机面罩加压给氧或有创机械通气。

（3）胸部 X 光片检查，必要时可给予纤支镜检查，进一步判断呼吸道伤情，协助诊治。

（4）给予雾化吸入、静脉给药，协助解痉、减少气道分泌物、化痰排痰、抗感染等综合治疗。

（杨飞、刘淑华）

第三章 热力烧伤

第一节 热力烧伤的诊断

一、概述

热力烧伤是指由于热力因素所致的损伤,以皮肤损伤为主,严重者可伤及皮下组织,如脂肪、肌肉、骨骼等。常见的热力传导媒介为热液、热蒸汽、火焰、炽热固体等。损伤程度与接触物温度、接触时间及接触面积有关。

二、临床诊断及诊断依据

患者到达医院急诊或门诊后,医务人员首先应了解受伤经过及院前处理情况,进行全面检查,初步估算烧伤面积和深度,判断有无吸入性损伤及合并伤,完成门诊、急诊病历,对患者做出及时正确的初步诊断。

(一)询问病史

病史采集除患者一般资料外,还应详细了解受伤时间、致伤原因、烧伤经过、现场环境,有无窒息和伴随外伤史。还要了解院前急救及其他院外治疗,包括输液的种类、输液量和尿量等,以及患者的一般情况及既往史等。

(二)初步诊断

1. 烧伤面积的计算及深度的诊断

根据第一章的方法,判断患者的烧伤面积及深度,评估烧伤的严重程度。

2. 烧伤休克的诊断

烧伤休克的发生与烧伤面积的大小成正相关,一般小儿烧伤面积≥10% Ⅱ°—Ⅲ°,成人烧伤面积≥15% Ⅱ°—Ⅲ°,都可能发生休克。根据伤者的神志和精神状态、皮肤弹性及色泽、末梢循环、有无口渴、血压、脉搏、心率、有无恶心呕吐等症状进行判断(详细内容可参考第八章第一节"烧伤休克")。

3. 烧伤合并症的诊断

通过病史询问和体检了解伤员是否有合并伤(颅脑外伤、内脏破裂伤、开放性骨折等)。如有合并伤,则应按外伤急救原则做相应的紧急处理,请相关专科医师会诊,进一步行 MDT(Multiple Disciplinary Team,多学科团队协作)处理。如合并伤病情明显严重于烧伤,则需先转入相关专科进行治疗。

4. 烧伤并发症的诊断

火焰烧伤的患者常伴有轻重程度不等的呼吸道吸入性损伤，根据伤时有无大声呼救，是否在室内密闭环境，是否有浓烟吸入等病史，检查患者鼻咽有无鼻毛烧焦，有无烟尘颗粒，有无声音嘶哑等进行判断；部分患者因伤后在没有烧伤专科的医院、卫生院、诊所等处进行非正规治疗后，创面感染加重导致脓毒血症，需根据患者临床表现及化验结果进行判断。

5. 原有基础疾病的诊断

根据患者既往史或相关检查结果，判断患者是否有原有基础疾病，如糖尿病、高血压、脑梗塞、截瘫等，特别是中老年人更应重视，在治疗烧伤的同时需控制或治疗基础疾病，以免影响烧伤疾病的恢复。

（三）住院治疗的标准

一般根据患者烧伤面积的大小作为决定门诊治疗或住院治疗的根据，武汉市第三医院以Ⅱ°烧伤面积成人≥10%TBSA、小儿≥5%TBSA 作为入院治疗的标准。面积小于上述情况但伴有以下表现者也应酌情收治：①有或疑有呼吸道吸入性损伤；②有Ⅲ°以上深度创面者；③有面颈、臀、会阴等特殊部位烧伤者，有因肿胀而致气道阻塞风险，或不便门诊创面处理者，尤其是小儿；④有合并伤或伴中毒者；⑤伴有其他较严重疾病或并发症者。

（四）辅助检查

1. 实验室检查

（1）血常规化验：了解机体对创伤的反应状况，有无继发性感染。烧伤面积较大或体液丢失较多者，会出现红细胞浓缩升高表现。

（2）肝功能、肾功能、电解质、血脂、凝血机制、血气分析等化验指标，根据化验结果给予补液、维护脏器功能、对症支持等治疗。

2. 特殊检查

CR 数字摄片、CT、MRI、彩色多普勒超声诊断、心电图等特殊检查，可根据患者病情适当选择，予以排查有无外伤性合并症（如骨折、内脏破裂、颅内出血等），了解原有基本疾病患者的相关脏器功能情况。

第二节　热力烧伤的创面治疗原则及方法

烧伤治疗是综合性治疗，本章节着重论述创面处理内容，其他治疗将在有关章节另行论述。

一、创面处理原则

根据烧伤创面的深度不同，修复过程各有其特点，处理原则也不相同。

（一）浅度烧伤创面

保护创面，减轻疼痛，防止和减轻感染，保护残存的上皮组织，为创面再上皮化提供一个适宜的愈合环境。以创面换药处理为主，可采用烧伤敷料及外用生长因子类药物促进创面愈合。尽量减少或避免对皮肤有刺激性、对组织有损伤或引起皮肤色素改变的药物。

(二) 深度烧伤创面

深Ⅱ°、Ⅲ°烧伤创面：尽早去除(削痂或切痂)坏死组织，通过植皮修复创面。特别是手、足、关节等功能部位的深Ⅱ°和Ⅲ°烧伤创面，在自体皮源充足的情况下，应早期行切/削痂后，立即移植大张中厚或全厚自体皮片。采取保守治疗的深Ⅱ°烧伤创面，在伤后3~4周仍未愈合，可去除肉芽组织及散在的新生皮岛组织，行自体大皮片移植修复创面，以避免愈合后的严重瘢痕增生及功能障碍。修复创面时应结合供区情况，尽量使供皮区及植皮区完整美观。

Ⅳ°烧伤创面：Ⅳ°烧伤累及肌腱、关节、骨面等深层组织时，需采用皮瓣移植或人工真皮移植等手段覆盖及修复创面。

二、入院后早期创面处理原则

(1)小面积Ⅱ°烧伤创面早期可行简单清创，清除创面异物，如污染较重或院外涂药者，应用肥皂液及清水冲洗。清除已经破溃残腐皮，大水疱低位剪破后引流水疱液，创面行1∶1稀释碘伏或洗必泰油纱湿敷包扎。头面部、会阴部等特殊部位浅度创面建议行护痂类凝胶外涂，暴露治疗或半暴露治疗，每日多次喷涂生长因子类药物，促进创面愈合，减少色素沉着。深度创面可行暴露护痂处理。若创面入院时即为溶痂感染创面，则清创后可使用磺胺嘧啶银霜半暴露治疗，促进坏死组织溶脱。深度创面应及时做好手术治疗准备。

(2)危重患者入院后，重点是做液体复苏以及合并症、并发症的紧急处理，清创宜在全身病情稳定之后进行。如创面清洁尚未污染者，简单清洁处理后，无菌纱布包扎，可起到保护创面及保暖作用。

三、创面处理常用方法

烧伤创面处理中常用方法有包扎、暴露、半暴露、浸泡、湿敷等。

(一) 包扎疗法

包扎疗法是采用敷料对烧伤创面进行包扎和固定，也可结合创面药物治疗，主要适用于肢体与部分躯干等方便包扎部位的浅度烧伤创面。

方法：创面清创后可用凡士林纱布、涂适当药物的纱布、生物敷料或合成敷料作为内层覆盖物，外层用无菌敷料包扎固定。根据创面敷料渗透情况等调整换药间隔时间，直至创面愈合。一般换药可隔日一次，渗出多或感染创面应每日一次或一日多次。

优点：方便医护人员管理，防止创面外源性细菌感染，减少外界对创面的刺激与损害，具有减轻疼痛、保暖和局部制动的作用。

注意：需由肢体远端到近端进行包扎，松紧适度，指、趾末端暴露以便于观察局部血运情况。切、削痂植皮后创面需适当加压包扎，有利于皮片(粒)的粘附与存活。

（二）暴露疗法

暴露疗法是将创面暴露在温暖、清洁的环境中，不覆盖任何敷料。

适应证：适用于头面颈、会阴、臀部或其他部位不适宜用包扎疗法的创面。大面积烧伤早期一般也采用暴露疗法。

方法：创面清创后外涂药物（如磺胺嘧啶银糊、生长因子凝胶等），不覆盖任何敷料。大面积烧伤暴露治疗的环境要求清洁、温暖、干燥，维持室温28~32℃，相对湿度40%左右。可行烧伤治疗仪局部照射以促进创面干燥，使浅度创面痂下愈合，深度创面形成干痂保护创面，并为择期手术提供条件。采用暴露疗法应随时检查痂下是否有脓液积聚，定期检查痂皮是否松动，必要时剪孔进行探查。

注意：肉芽创面不能采用暴露疗法。暴露创面应避免受压，面积较大的，可结合烧伤悬浮床治疗。深Ⅱ°创面行暴露治疗，有时会造成烧伤创面加深，需慎用。

（三）半暴露疗法

创面上仅平整紧贴单层敷料或涂有外用药物的单层敷料，不留空隙，外层不包扎。此方法可作为包扎疗法的延续，即包扎治疗数日后拆去外层敷料，保留内层敷料不去除，暴露于空气中。半暴露治疗中的单层敷料干燥后可形成一层相对干燥的保护层。

适应证：适用于不便于包扎的头面部、颈部、肩部、腋窝、会阴等烧伤创面，也可结合抗菌药物应用于烧伤感染创面，以及植皮术的供皮区创面。

方法：创面常规消毒清洁后，以0.1%活力碘浸湿的单层凡士林油纱布紧贴于创面，也可以采用涂生长因子凝胶或其他适当药物涂于单层纱布，如干燥成痂可一直保留其直至痂下愈合；若局部潮湿渗液较多，可以适时更换。

（四）浸泡疗法

浸泡疗法是将伤员身体的全部或一部分浸泡于温热水中一定时间，目的是清洁创面、减少创面细菌数量、促进坏死组织软化及分离的一种方法。浸泡后换药，内层纱布易揭去，可减少换药疼痛和创面的再损伤。

适应证：适用于深度烧伤手术前清洗创面和烧伤后期残余创面的处理。

优点：能够很好地清除细菌和分泌物，减少创面感染，促进创面愈合。

方法：详见第十五章第六节"浸浴疗法"。

（五）湿敷

湿敷指采用多层浸湿生理盐水或含某些药物的湿纱布敷于创面，外加多层无菌干敷料包扎。湿敷具有保持创面湿润，促进肉芽生长，加速创面坏死组织脱落等作用。

适应证：多用于肉芽创面植皮前的准备。

注意：不适用于侵袭性感染的创面，面积大且时间长的湿敷有诱发局部感染扩散的风险。

四、深度创面及特殊创面的处理方法

（一）小面积深度烧伤创面

一般可在伤后3天内行切痂或削痂术，移植大张自体皮，尤其在手、足等功能部位，尽早修复创面可缩短疗程，有利于功能和外观的恢复。

(二)大面积深度烧伤创面

(1)及早积极去痂(削痂或切痂)植皮，减少坏死组织与毒素的吸收，防止感染及并发症的发生，缩短疗程，促进创面早期功能恢复。

(2)对大面积烧伤创面，应根据自体皮源的多少决定手术方式：如有一定的自体皮源，可行创面切削痂，大张自体皮片或网状皮片移植。在功能部位应早期去除坏死组织，行大张中厚或全厚自体皮移植。如自体皮源不足，则采用其他各种手术措施，如邮票状皮、Meek 法植皮、大张异体皮加微粒自体皮混合移植、大张异体皮开窗自体小皮片混合移植等方法。若为感染创面或散在肉芽创面，可行创面浸泡治疗后，待创面清洁，皮岛扩展充分后，再行自体小皮片移植，以确保皮片存活率。

(三)特殊部位烧伤创面

头面颈、会阴、臀部或其他部位小面积深度创面可行创面清创后，外涂药物磺胺嘧啶银糊暴露治疗或行磺胺嘧啶银霜半暴露治疗，保持创面清洁干燥，待后期创面脱痂、肉芽组织生成后再行植皮手术修复。详见第五章"特殊部位烧伤"。

(四)若肢体或躯干有环形深度烧伤创面

此时应该尽早行切开减张，缓解肢体循环障碍，减轻胸腹部压力，改善循环及呼吸困难，不可盲目观察等待。若面、颈部烧伤面积较大或明确伴有吸入性损伤，应根据患者病情，尽早行气管切开术，防止窒息。

五、常用手术方法

(一)削痂术

方法：一般采用滚轴刀或电动/气动取皮刀削除坏死的表皮、真皮或部分皮下组织。

适应证：主要应用于深Ⅱ°及Ⅲ°烧伤的创面处理。

优点：最大限度地保留了有活力的上皮、真皮及皮下组织，创面愈合后组织较丰满，具有一定的弹性，外观相对美观。

缺点：手术时创面易出血，如削痂不彻底，易残留坏死组织，导致皮下血肿、创面感染，影响皮片存活。

(二)切痂术

方法：常用手术刀将烧伤的焦痂切除。浅切痂切至浅筋膜层，深切痂切至深筋膜层平面。

适应证：适用于Ⅲ°及Ⅳ°烧伤的创面处理。

优点：能够较彻底地清除坏死组织，手术中出血较削痂少。

缺点：切除组织较多，局部凹陷，组织弹性较差，外观明显改变，无残留真皮组织，易导致疤痕增生。

(三)取皮术

较常用的取皮刀有电动取皮刀、滚轴刀、鼓式取皮机。

供皮区的处理：①术前需局部备皮，头皮需剃发抛光，其他部位则行剃毛清洗；

②取皮前供皮区(尤其是头部供皮区)一般用充填液(肾上腺素 1mg 加入生理盐水 300～500mL 配制)做皮下充填,既方便取皮,还能大大减少出血;③取皮后的供皮区创面使用凡士林油纱或各种生物敷料覆盖,外加无菌纱布外层包扎,并加压固定。

(四)植皮术

根据皮片的厚度可分为：刃厚皮(0.15～0.3mm)、中厚皮(0.31～0.6mm)、全厚皮、带真皮下血管网厚皮片。

皮片移植方式有以下 5 种。

(1)大张皮片移植：多用于颜面、关节等功能部分。皮片与创缘缝合固定,不易包扎固定部位,行留线打包加压固定或负压引流装置固定。

(2)网状皮片移植：适用于烧伤面积较大的深度切削痂创面。拉网比例有 1∶1.5、1∶3、1∶6,根据创面大小及皮源的多少进行选择。移植后的网状皮片上可用生物敷料如猪真皮基质覆盖,以防止网眼处创面裸露,减少体液丢失,促进网状皮片爬行。

(3)小皮片移植：常用大小为 0.5cm×0.5cm,适用于皮源不足的大面积深度烧伤创面及残余肉芽创面的修复。

(4)自体皮片与异体(种)皮片混合移植：方法有自体点状皮与异体(亲属)条状皮相间移植、大张异体皮开窗嵌入自体小皮移植。主要适用于大面积深度烧伤的切痂创面及后期肉芽创面的修复。

(5)自体微粒皮异体(种)大张皮覆盖移植：主要用于自体皮源很少的大面积深度烧伤创面的早期修复,通过微粒皮的扩展达到较大的修复面积,增加存活率。

第三节　创面药物及覆盖物的应用

一、局部抗菌药物的应用

局部抗菌药物应用是预防创面发生感染的主要措施,可减少创面细菌数量,为清除创面坏死组织和封闭创面创造环境。

(1)1%磺胺嘧啶银(SD-Ag)：是目前临床应用最广泛的烧伤创面抗菌药物,主要有霜剂和粉剂。粉剂加生理盐水调制成糊状后主要用于暴露疗法,保护创面预防感染,促进浅度创面痂下愈合,对深度创面有护痂的作用。霜剂用于外敷包扎,有利于促进创面坏死组织脱落,并有一定的抗感染作用。

(2)磺胺米隆：对铜绿假单胞杆菌有较强作用,根据需要可配制成 5%或 10%浓度的溶液湿敷创面,控制感染,一次外用量不应超过 5g。应用时局部可出现疼痛、烧灼感,有时还可能引起过敏反应。在较大创面应用时,不宜采用盐酸磺胺米隆,否则可能引起酸中毒,这时以采用醋酸磺胺米隆为宜。

(3)莫匹罗星软膏：主要用于金黄色葡萄球菌感染的创面。

(4)复方多粘菌素 B 软膏：是广谱抗菌药物,主要用于铜绿假单胞杆菌感染的创面,对金黄色葡萄球菌轻度感染的创面也有一定的治疗效果,并有一定的局部镇痛作用。

(5)银离子凝胶类：具有抑菌杀菌作用，常用于创面的包扎治疗。

二、生长因子类药物的应用

创面局部使用生长因子类药物可促进肉芽组织的生长，加快创面上皮化的速度，促其创面愈合。常用的生长因子类药物有重组人表皮细胞生长因子、重组牛酸性/碱性成纤维细胞生长因子、重组人巨噬细胞粒细胞集落刺激因子、血小板衍生生长因子等。

三、创面覆盖物

创面覆盖物主要是起到临时皮肤替代物的作用，防止感染和减少渗出，为创面上皮化创造良好的微环境，或作为自体微粒皮的保护层。

(1)生物敷料：临床上常用的主要有同种异体皮、异种皮等。其优点是减轻疼痛，减少体液和蛋白质的丢失，防止感染。

(2)生物合成敷料：如壳聚糖类、胶原合成类敷料。具有护创，促进创面愈合的作用。

(3)天然或人工合成纤维类敷料，可以保护创面，起到一定的屏障作用。

（张卫东、刘淑华）

第四章　特殊原因烧伤

第一节　电　烧　伤

一、电烧伤

(一)概述

人体触电时，超过一定量的电流通过机体，可引起各种生理和病理效应，以致引起损伤，不仅可引起皮肤的损伤，还可造成深部组织甚至内脏损伤。因电烧伤多发生于四肢，损伤往往深达肌腱、骨骼、神经及血管等深部重要结构，治疗难度大，截肢率可高达68%。

据统计，我国儿童和少年触电发生率为0.00156%，其中死亡人数占儿童和少年死亡总人数的10.6%。武汉市第三医院在1989年1月—2003年12月共收治1407例电烧伤患者，按每五年一个阶段划分，3个五年间电烧伤患者分别占同期住院患者总数的3.1%、5.9%及9.2%，随后的五年间更升至9.7%，显示近年来电烧伤有明显增多趋势。

广义的电烧伤分为以下3种情况：电接触烧伤、电弧烧伤以及电流引起的衣物燃烧造成的烧伤。一般认为，电接触烧伤才属于真正意义上的电烧伤，即电流进入人体皮肤和皮下组织，造成肌肉、血管、神经等深部组织的坏死，临床上特征表现为"口小、底大、外浅、内深"等特点。组织损伤的程度因电流种类、电流大小、频率、电压、组织的电阻、皮肤结构和表面的湿度、持续时间、接触面积及电流路径等而异。

(二)临床表现

1. 一般表现

轻者伤后可出现头晕、心慌、面色苍白、心悸、恐惧感、四肢软弱、全身无力或短暂的意识丧失，恢复后可无后遗症。严重者可表现为大汗淋漓、抽搐、昏迷、休克、心跳、呼吸骤停，如不及时抢救，可立即致死。患者常会后遗癫痫、头痛、语言困难、神经质、遗忘症等神经精神症状。

2. 电休克

电休克为一种特殊类型的休克，人体触电时，若致伤电流通过头部，有可能使得中枢神经系统受到强烈刺激，大脑皮层处于相对的抑制状态，从而失去正常的调控功能，使神经介质释放失控，从而使植物神经系统处于亢奋状态。临床表现为电烧伤后立即发生神志丧失，或者有意识不清，抽搐躁动，瞳孔缩小等神经系统症状，呼吸可能急促而不规则，血压升高，脉搏缓慢有力或稍快，甚至呼吸、心跳停止而处于"假死"状态，此时若进行积极、及时、正确的现场急救，则多可挽回生命。电休克不同于临床上一般的失血性休克、感染性休克和其他休克，是一种特殊的休克，其症状可持续数分钟至数小时，若伴有较大面积烧伤创面，可因大量创面渗液出现血容量不足，发展为典型的烧伤休克。

3. 局部电烧伤

电接触烧伤一般面积不大，若接触电源同时产生电弧引起烧伤，则烧伤面积往往较大。电烧伤后可见烧伤处皮肤有明显的入口及出口，有时有多个出口，入口损伤一般重于出口。肢体电烧伤时常见肘部、腋部、膝部有跳跃性创面。电烧伤创面多呈椭圆形，中心损伤严重，多呈焦黄或黑色炭化，且稍有凹陷。其外侧是呈灰白色或黄白色凝固坏死区，创周为潮红带，一般在24～36小时后潮红带进行性加宽，深部组织水肿加重，创面局部和周围肿胀明显。由于各部位组织结构及导电性的差异，以及触电时身体各处电场分布的差异等，造成电烧伤的"多发性""节段性""跳跃性"，肌肉组织的"夹心性"坏死以及骨骼周围"袖套状"坏死。由于血管内膜的损伤，血栓形成，可造成组织继发性坏死，其创面损伤呈现复杂多样化表现。

4. 脏器损伤及并发症

1）心脏传导系统

电流对心肌及传导系统均有明显损害，患者往往伴有心肌病变的症状和体征，表现为心悸、胸闷、心动过速，严重者心跳停止。心电图表现为窦性心动过速或心动过缓、窦性心律不齐、室性早搏、S—T段压低和T波倒置改变等，也可发生心律紊乱，可见缺血图形。心肌酶学检查，如AST、CK-MB、LDH等升高。

2）呼吸系统

电接触伤患者易因严重的肌肉痉挛而使呼吸停止，可出现咯血、咳嗽、胸痛、呼吸困难，还可出现胸膜渗液、出血性支气管炎、支气管胸膜瘘等。

3）泌尿系统

电流可造成肾脏原发性损害，引起肾近曲小管上皮细胞肿胀及间质血管扩张充血。若电烧伤引起休克和低血压，造成组织缺血缺氧，可进一步加重肾脏损害。电烧伤后所致液体丧失、肌红蛋白及血红蛋白在肾小管内沉淀及阻塞，对肾脏有明显的继发性损害作用，出现大量肌红蛋白及血红蛋白尿，继发少尿或无尿，血BUN及肌酐升高，最终可能导致肾衰竭。

4）消化系统

因躯干电阻小，截断面积大，电流很少直接造成内脏损伤。如果腹壁直接接触高压电，则可造成胃肠坏死及穿孔。电烧伤后，胃肠道还可出现弥漫性黏膜下出血、应激性溃疡、麻痹性肠梗阻及较罕见的胰腺坏死和胆囊坏疽。

5）神经系统

（1）周围神经损伤：以正中神经损伤最为常见，其次为尺神经和桡神经，表现为神经所支配的部位感觉及运动功能丧失，周围神经损伤恢复率低，部分为永久性损伤。

（2）脊髓损伤：电烧伤并发脊髓损伤常为电流通过脊髓或电流感应所致。常出现肢体暂时性运动障碍，一般在一周内可自行恢复。脊髓损伤有时早期不易察觉，常在损伤后几天甚至几个月才表现出来，患者表现为脊髓横贯伤、暂时脊髓损伤所致的瘫痪。

（3）脑损伤：电烧伤后脑部损伤的主要临床表现为暂时性中枢神经系统功能失调，伤后可立即出现惊厥、昏迷、抽搐、脑性瘫痪、颅高压症状、精神障碍等，可出现脑出血和脑水肿，严重者可致脑实质损伤。

（4）迟发性神经后遗症：为晚期神经并发症，主要为癫痫发作、难治性头痛、麻痹、痉挛性截瘫、不完全性脊髓横断及反射性交感神经营养不良等。

6）骨折、脱位

在电线杆等高处作业时触电并坠落，往往可合并骨折，应注意详细询问及分析病史。此外，电流通过机体大多都能引起剧烈的肌肉收缩，也可导致骨折和脱位。除手指和腕部屈侧常呈开放性骨折或脱臼外，一般骨折和脱位往往被当时的伤情所掩盖，易被忽视，因此应注意检查，及时发现骨折和脱位。

7）局部感染和脓毒症

电烧伤后往往引起深部组织坏死，若清创不及时或因全身或局部情况致使创面处理不彻底，往往易导致需氧菌和厌氧菌感染，甚至可发生梭状芽孢杆菌、破伤风芽孢杆菌等严重感染。局部及全身性感染的表现包括局部及全身炎症反应，患者可出现畏寒、高热、低体温等。继发脓毒症后可有精神症状，如幻觉、谵妄、自言自语等，最后发展为脓毒性休克。

8）继发性出血

出血可发生在伤后数天或几周，因血管壁损伤后，管壁软弱而形成的假性动脉瘤，继发破裂而致大出血，或因血管壁裸露后干燥坏死导致破裂出血，严重者常可因失血性休克危及生命。

9）眼部损伤

白内障为电烧伤独特的并发症之一，尤其是头、面、颈部电烧伤后易并发白内障，可表现为单侧或双侧性。最早出现在伤后1~3周，大多数发生在伤后3~6个月，最迟至伤后3年或3年后发病。电烧伤也可导致视网膜或脉络膜损伤，常见于电击伤或雷击伤后，有部分患者视网膜出现类似视网膜震荡伤的改变，表现为视网膜出血，视乳头发炎水肿，偶有发展成视网膜萎缩者。患者往往自觉怕光，眼睑痉挛，视物变形，视力减退，甚至失明等。

（三）诊断要点

1. 病史采集

（1）触电时间及部位。

（2）电流大小、电压高低、电流强度、明确交流电或直流电。

（3）触电后伤员意识是否丧失，有无昏迷及心跳骤停现象，有无高空跌落史。

（4）意识状态及生命体征。

（5）电流出、入部位，传导路径，是否通过心脏、大脑等重要脏器。

（6）肢体有无环状焦痂压迫及血运障碍。

（7）是否有胸腹合并伤。

（8）是否有血尿。

2. 辅助检查

（1）血常规、尿常规等检查，肝肾功能、电解质等检查。

（2）常规行心电图检查，必要时行心电监护。

（3）心肌酶谱检查，提示心肌及骨骼肌的损伤程度，肌酸激酶升高，尤其是其亚型MM 型肌酸激酶升高，提示骨骼肌组织损伤、坏死或感染的存在；MB 型肌酸激酶升高，提示可能存在心肌组织的损伤。

（4）超声多普勒检查及 MRI 等检查有助于肌肉软组织及内脏损伤的诊断，血管造影可明确血管损伤的范围及层次。

（5）怀疑局部骨折或颅脑损伤应及时行局部 X 光片或 CT 检查。

3. 内脏并发症的诊断

电烧伤后特别是高压电烧伤的并发症较多，各脏器的并发症与接触电流的路径有关。

（1）心脏及传导系统：患者往往伴有心肌病变及传导系统的症状和体征，表现为心悸、胸闷、心动过速或过缓、心律不齐，严重者心跳停止。心电图表现为窦性心动过速或心动过缓、窦性心律不齐、室性早搏、S—T 段压低和 T 波倒置改变，也可发生心律紊乱，可见缺血图形。心肌酶学检查，如 AST、CK-MB、LDH 等升高。

（2）呼吸系统：肌肉痉挛可导致呼吸困难、呼吸暂停、胸痛、咯血、咳痰等，双肺可闻及干性或湿性啰音，呼吸音降低，胸片检查可见肺纹理增粗及肺实变、胸腔积液等表现。必要时，可行纤支镜检查。

（3）神经系统：神经系统的临床表现是脑损伤的直接反映，作为判断脑损伤的可靠依据。必要时，可行 CT、MRI、SPECT 等影像学检查，主要显示颅骨骨折、脑水肿、颅内血肿、颅内积气、脑缺血等，查体可发现中枢神经系统损伤的阳性体征。

（4）消化系统：腹部往往有明显的电击伤创面（出口或入口），伴有急腹症的表现和体征，腹腔穿刺抽出消化道内容物或血性液体，腹部平片有时可见膈下游离气体。有腹壁全层烧伤或伴有焦痂裂开，持续性腹痛进行性加重，或肠管部分从腹壁焦痂裂孔中脱出或较多腹水渗漏，甚至无其他原因的休克呈进行性加重等情况者，应考虑空腔脏器穿孔。

（5）泌尿系统：电烧伤后肌肉及血管的损伤导致大量肌红蛋白及血红蛋白释放，出现肌红蛋白及血红蛋白尿，肌红蛋白及血红蛋白在肾小管内沉淀及阻塞，造成肾脏损伤，继发少尿或无尿，化验检查可见血 BUN 及肌酐升高。

（四）电烧伤治疗方法

1. 全身治疗

1）早期急救处理

（1）脱离电源：急救的第一步应使患者脱离电源，同时确保施救者安全，应用干燥不导电物品将患者与电线或电器分开，最妥善的办法就是立即将电源电闸拉开，切断电源。

（2）心跳、呼吸停止，立即进行人工心肺复苏，胸外按压、人工呼吸等。

（3）降温、降颅内压：有颅脑外伤合并脑水肿或持续昏迷不醒时，在病员头部放置冰袋降温，静脉内推注 50% 葡萄糖 60 ~ 100mL，或快速静滴 20% 甘露醇 125mL 降低颅内压。

（4）现场检查发现触电者有微弱的心跳而又缺乏除颤设备时，禁用肾上腺素。现场具有除颤条件，可应用肾上腺素。肾上腺素可增强心肌收缩力，并能使细颤变成粗颤。

（5）心肺复苏后宜行 ICU 监护，直至患者病情稳定。

2）液体复苏

电烧伤不可仅按烧伤面积估计输液量，由于电烧伤往往造成深部肌肉组织损伤，为"立体损伤"，液体丢失量更大，同时坏死组织释放出大量血红蛋白及肌红蛋白，易沉积和堵塞肾小管，若液体补充不足，更易发生肾功能损害及急性肾功能衰竭。因此，电烧伤的补液量往往多于常规计算公式。通过液体补充应使患者无烦躁，呼吸平稳，心率 <100 次/分以下，指端温暖。在补液过程中，应维持每小时尿量至少 1mL/kg，同时给予 5% 碳酸氢钠等碱化尿液，加用利尿剂，防止大量肌红蛋白及血红蛋白沉积于肾小管导致肾功能的损害及衰竭。

3）防止感染

电击伤为开放性的损伤，常伴有深层组织的广泛性坏死。该类伤口为深部组织的需氧菌及厌氧菌感染提供了条件，厌氧菌感染的发生率常较高。如果创面面积较大，或伴创面开裂等，可预防性使用抗生素。如创面已有感染征象，应根据创面细菌培养结果选择有效的抗生素。

4）防治各类并发症

如有合并伤或继发性损伤给予相应处理。

2. 创面早期减张

处理创面时应根据患者的全身情况，待生命特征平稳后才能进行处理，由于伤后 6 ~ 8 小时组织间隙内大量积液，可造成肢体室筋膜间隔内压力增加，导致组织坏死或缺血性肌挛缩。有下列情况之一者，需早期做筋膜切开减压处理：①脉搏微弱或不能扪及；②远端肢体高度肿胀；③远端肢体失去感觉和运动功能；④用心导管测压法，测得筋膜间隙内的压力大于 30mmHg。

1）深部重要结构的处理

（1）肌腱烧伤的处理：除有明显炭化和液化者，烧伤的肌腱应尽量保留，尽可能保留其解剖的连续性，若有血供丰富的皮瓣及时覆盖，可能使这些组织保存下来，仍可望得到部分功能的恢复。如果该肌腹坏死，肌腱存在，可将肌腱与其他健康肌腹缝接。

(2)烧伤骨的处理：对于烧损或坏死的骨组织，可适当保留坏死骨，选择血供丰富的皮瓣覆盖，依靠骨组织的"爬行替代"可达到骨修复的目的，减少骨缺损或畸形。

(3)神经、血管损伤的处理：重要的肢体血管损伤，可导致远端的血液循环障碍，以致坏死而截肢，应行血管移植(自体血管或人造血管)，再用皮瓣覆盖。应尽量保持神经的连续性，及时行皮瓣、肌瓣、肌皮瓣等覆盖修复。必要时，可采用游离神经移植。

2)创面覆盖的方法选择

(1)清除坏死组织后基底软组织正常者，游离断层皮片移植也不易存活，一般应选择皮瓣修复或行封闭负压治疗培植肉芽组织后植皮。

(2)伴有神经、肌腱、血管等深部组织外露或损伤的创面，选择皮瓣修复。

(3)大关节部位一般选择皮瓣修复较为可靠，以防止日后因过度挛缩而致关节畸形。

3)电烧伤手术中的注意事项

在电烧伤时组织坏死的范围、继发性损害，尤其是血管损伤等均须仔细鉴别，因此有以下特殊的注意事项。

(1)皮肤皮下组织：皮肤主要是鉴别烧伤深度。必要时浅Ⅱ°或深Ⅱ°烧伤的皮肤可以保留，Ⅲ°烧伤皮肤必须切除。观察皮下脂肪组织的颜色及出血情况：浅黄有光泽、脂肪颗粒间有出血点的为存活组织，深黄、褐色、无出血点的为坏死组织。

(2)肌肉、肌腱组织：观察颜色及肌肉收缩反应。肌肉红润亮泽、肌腱白色光亮为存活组织，颜色苍白或灰暗为坏死组织。在有止血带情况下，组织呈暗红色，表明该处血管栓塞，在缺血的情况下仍不退色，为坏死组织。可用手术镊轻夹肌肉，无收缩反应，则表示肌组织坏死。

(3)神经组织：正常神经组织色白而亮泽，神经灰暗或外膜有栓塞血管，为坏死神经。

(4)骨组织：骨皮质灰暗甚至发黑，凿之无出血点，髓腔无出血，则该处骨质坏死。

(5)坏死组织：均应予以彻底清除，残存的坏死组织容易导致感染，致截肢残端不能达到一期愈合。

3. 创面处理原则及方法

电烧伤，尤其是高压电烧伤，若采取保守治疗，待其自然溶痂，则深部组织常因暴露、感染而致坏死，遗留严重的伤残，甚至截肢。由于在早期清创时判断电烧伤的深部组织坏死范围较困难，同时肌肉可因血管进行性栓塞，发生"渐进性坏死"。因此，早期清创时切除坏死组织往往不彻底。传统治疗方法是早期清创后应用异种皮或生物敷料暂时包扎，2~3天后检查创口并再次清创，待将坏死组织彻底清除并不再发生组织继续坏死后，行延期植皮术或二期皮瓣覆盖术，这种方法的最大缺点是因不能一期闭合创口，深部组织因而暴露，易发生继发性感染和坏死，遗留较严重的功能障碍。理想的治疗方法是切除失去活力的组织，应用皮瓣或其他组织瓣一期覆盖，早期修复创面。如无条件行各类皮瓣修复，也可清创后立即行负压封闭引流治疗，其能主动引流渗出液，控制感染，减轻肿胀，促进肉芽组织生长，待创面清洁后，再用皮瓣覆盖或基底肉芽组织形成后行刃厚皮移植。在电烧伤创面植皮或皮瓣覆盖术后，也可联合应用负压引流技术，即有利于皮片或皮瓣下渗出液的引流，消除死腔，也有利于促进皮片或皮瓣基底微循环尽快建立，控制感染，提高移植皮片或皮瓣的存活率。

1) 手术时机及术前准备

电烧伤患者常伴有心、脑、肾等重要脏器的严重合并症，在治疗前期，首先应采取抗休克及保护心、肾等治疗措施，待患者全身情况稳定后再行手术，如患者全身情况允许，手术清创宜早不宜迟。术前为了防止创面糜烂、感染或发生湿性坏疽、脓毒血症，避免应用包扎疗法或油脂性外用药，防止创面较早溶痂，对电烧伤创面，可采用涂磺胺嘧啶银糊剂暴露疗法，行护痂治疗，使创面保持干燥，避免糜烂，有利于防止术后感染。

2) 电烧伤的手术探查范围、步骤和方法

电烧伤所引起的组织损害常超过皮肤的烧损范围，组织损伤既广且深，手术清创时，探查、切除范围往往超过皮肤坏死范围。探查清创时，首先应切除坏死创面中心的及其周围的深Ⅱ°烧伤皮肤，然后向上下两端，尤其是向肿胀的近心端延长切口，充分暴露烧损的深部组织。对于肌肉，应彻底切除所有失去活性的组织，酌情切除间生态组织，防止肌肉进行性坏死，继发感染。神经只要结构完整，应尽可能保存其解剖连续性，在皮瓣或肌皮瓣的覆盖下，争取使神经再生和功能恢复。

4. 不同部位电烧伤的处理

1) 头部电烧伤

头部是电烧伤的好发部位，多为入口，烧伤特别严重，可造成广泛头皮全层坏死并累及颅骨的外板、板障，甚至内板，严重者可有硬脑膜及脑组织等脑实质烧伤，可出现脑组织液化、硬膜下积脓等。

(1) 早期清除坏死的头皮，将坏死颅骨表面凿除，尽量保留颅骨，再应用皮瓣修复，行颅骨钻孔培植肉芽后植皮。颅内感染等并发症发生率高，故不建议常规应用。可根据创面缺损的大小及形状，选用局部头皮瓣、带血管蒂岛状皮瓣、吻合血管的游离皮瓣或肌皮瓣、大网膜瓣加植皮等覆盖，坏死颅骨被皮瓣覆盖后可逐渐被吸收，新生骨逐步爬行替代。如颅骨有全层坏死，后期死骨难以吸收且范围较大时，常形成颅骨全层缺损区，长期不能自行闭合，可在良好皮瓣覆盖的同时或待后期行钛合金钢板修补。

(2) 脑组织液化或硬膜下积脓，应及时引流，全身应用抗生素，对发生脑组织膨出者，应及时用皮瓣修复创面。

(3) 硬脑膜缺损，无明显感染，立即行硬脑膜修补；对缺损较大者，可采用阔筋膜移植或以硬脑膜补片修补后再用皮瓣覆盖。

2) 面部电烧伤

(1) 较小范围的Ⅲ°电烧伤可待创面坏死界线清除后再扩创修复创面，过早手术出血多，操作困难，且难以准确界定切除范围。对于面部Ⅳ°电烧伤，有条件时可采用吻合血管游离皮瓣修复，对于下面部缺损，也可采用岛状背阔肌肌皮瓣、斜方肌肌皮瓣或胸三角皮瓣。

（2）洞穿性缺损，不但要修复表面的缺损，还要形成衬底。缺损较小，可采用游离颊黏膜直接缝合，不能直接缝合可取对侧黏膜游离移植；缺损较大，在游离皮瓣时，可设计形成双叶瓣或两块皮瓣，一块形成衬底。

（3）坏死组织自溶脱落应及时清除，充分引流，特别是上颌窦、筛窦部位，避免颅内感染的发生，待肉芽组织形成后行植皮术。

3）颈部电烧伤

颈部电烧伤大多数为直接接触电源所致，常为电流入口，损伤较重，加之颈部结构复杂，大血管较多，容易发生危及生命的大出血。颈前区因浅面结构薄弱，电烧伤时易发生气管损伤、气管缺损以及下颌部损伤及下颌骨外露；颈外侧区和项部电烧伤往往伴有肌肉损伤，有时颈椎棘突亦有烧伤，严重者可发生脊髓损伤。对颈部电烧伤应尽早清创后行皮瓣或肌皮瓣覆盖，选择合适的皮瓣非常重要，怀疑有血管损伤要及时探查。

4）胸部电烧伤

胸部高压电烧伤可致广泛胸壁缺损、洞穿及胸腔脏器受损，伤情复杂，变化迅速，创面修复困难，死亡率较高。需根据损伤部位、深度、范围等进行相应的处理。

（1）胸部电烧伤未伤及深部组织，可在切痂后行游离植皮或皮瓣修复。

（2）胸壁全层烧伤、胸膜未破，不应急于将坏死肋间肌和肋骨切除，应根据条件行皮瓣覆盖，无条件时可待其自然分离，避免早期手术损伤胸膜造成穿孔，后期肉芽形成后再植皮或皮瓣修复。

（3）伴气胸者，应及时行胸腔闭式引流，待全身情况稳定后扩创，修复穿孔，使用皮瓣修复创面。

5）腹部电烧伤

常因腹壁直接接触电源引起，可造成单纯腹壁组织烧伤，也可伴有腹腔脏器损伤。

（1）单纯腹壁烧伤，切除坏死组织，采用局部皮瓣修复。

（2）腹壁烧伤伴内脏坏死或穿孔，往往病情重笃，需急诊手术行剖腹探查，按腹部外科原则进行处理。腹膜缺损可行阔筋膜移植修补，采用带蒂皮瓣或肌皮瓣、吻合血管的皮瓣移植修复腹壁缺损。

6）会阴电烧伤

（1）外生殖器：男性伤员可造成阴茎、阴囊及睾丸全部烧毁，应尽量早期切除坏死组织，行皮瓣修复，对伴有海绵体烧伤者应尽量保留残存的阴茎海绵体。阴囊烧伤，睾丸外露，应用皮瓣转移再造阴囊。女性伤员可造成大、小阴唇及阴道口、尿道外口烧伤，烧伤的大阴唇及小阴唇，清创后植皮或选择皮瓣移植。对插入导尿管困难者，早期行膀胱造瘘。

（2）肛周：肛周烧伤可切除坏死组织行皮瓣转移，术前常规清洁灌肠，术后流质饮食一周，避免排便污染伤口，影响皮片存活。术后定期扩肛，防止瘢痕挛缩而造成狭窄。

7）上肢电烧伤

（1）腋窝：腋窝内有臂丛神经及腋动脉、静脉，可发生危及生命的大出血，故尽早清除坏死组织，对血管损伤严重而上肢完好者，应行血管移植，再选用皮瓣覆盖，保留上肢功能。对于腋血管损伤较重伴有上肢严重烧毁者，应先行锁骨下动脉、静脉结扎后再行截肢。

（2）肘部：清除坏死组织，保留神经及大血管，可采用岛状背阔肌肌皮瓣移植。

（3）腕部：手腕部电烧伤是最常见的好发部位，以腕屈侧为主，损伤最重。腕部电烧伤可分为四型。

Ⅰ型：创面局限在腕掌侧，屈肌腱、神经、血管仅轻度或部分损伤。

Ⅱ型：整个屈侧创面及部分腕背创面，屈肌腱及单根或双根尺桡动脉及神经损伤。

Ⅲ型：腕部环状深度烧伤，整个屈肌腱及血管神经严重受损。

Ⅳ型：手坏死或残存少部分组织有血运。

①Ⅰ、Ⅱ型腕部电烧伤只要处理得当，一般可保留肢体，Ⅲ型腕部电烧伤的截肢率较高，Ⅳ型腕部电烧伤一般均需截肢；②早期清创，最大限度地保留腕部的深部组织，选用腹部带蒂皮瓣或吻合血管的游离皮瓣、肌皮瓣修复。

（4）手部：手掌及手指电烧伤比较常见，因易直接接触电源线，有时多个手指同时受伤，易伤及深部组织，功能损害严重，其修复尤其需重视。伴有肌腱、神经及骨深部组织外露者选用皮瓣修复。可在清创后将多个手指缝在一起形成并指，以便皮瓣覆盖，后期再行分指。多指散在的创面，可用指背皮瓣、掌背皮瓣、邻指皮瓣、多块腹部带蒂皮瓣等方法进行修复，皮瓣存活3周左右断蒂。武汉市第三医院以腹壁浅动脉的内外支为蒂的下腹部分叶皮瓣修复手部多个创面，取得良好的临床效果。有条件时，也可采用吻合血管的游离皮瓣修复。

8）下肢电烧伤

（1）腹股沟：股动脉、股静脉在腹股沟处位置比较表浅，电烧伤时容易受损，有时因血管破裂而大出血导致截肢，清创时血管外露或有损伤时应行皮瓣覆盖，可选用带血管蒂岛状股前外侧皮瓣、阔筋膜张肌肌皮瓣或岛状腹直肌皮瓣等周边组织瓣修复。

（2）膝部：如存在髌骨坏死及膝关节外露等情况，可酌情选用带蒂腓肠肌内侧或外侧头肌皮瓣、腓肠内侧穿支皮瓣、逆行股前外侧皮瓣、隐动脉蒂皮瓣转移或吻合血管游离皮瓣修复。

（3）踝足部：踝足部的创面以电流出口较多见，因局部皮肤及皮下组织薄，烧伤往往深达骨骼，采用吻合血管的游离皮瓣、局部带蒂皮瓣或桥式交叉游离皮瓣移植修复。

5. 电烧伤截肢

四肢电烧伤尤其是高压电烧伤后，往往烧伤面积大而且深部组织损伤重，修复较困难，严重者可发展为肢体坏死，为了减轻全身损害，挽救生命，不得不进行截肢。电烧伤的截肢术是电烧伤治疗的一个重要组成部分，对患肢功能的保留、假肢安装、生活质量的保证等都具有重要意义。

1）截肢适应证

（1）肢体严重损伤：电烧伤导致肢体皮肤及深层组织包括肌肉、神经、骨质广泛烧伤坏死，最终导致肢体完全坏死，组织炭化，肢体变黑干枯。

（2）血管损伤严重：肢体虽未完全坏死，但主要血管损伤严重，继发栓塞、出血或破裂，肢体继发缺血性坏死。

（3）严重感染：如合并气性坏疽，导致全身脓毒血症，威胁患者生命。

（4）大面积电烧伤严重合并症：如急性肾功能衰竭，电烧伤后大量肌肉坏死，导致肌红蛋白及血红蛋白沉积于肾小管，严重损伤肾功能，保守治疗不能控制病情，此时可考虑清除病灶，挽救生命。

2）截肢方式

电烧伤截肢应根据损伤的程度及部位而定，应尽量保留肢体长度，其残端缺损的创面应尽量使用皮瓣覆盖，力争满足以下5个条件，以方便愈后安装假肢：

（1）残肢长度适宜；

（2）残端尽量以正常皮瓣完整包绕；

（3）残肢无畸形，残端能负重；

（4）残肢肌力良好，配戴假肢后活动自如；

（5）无断肢痛等合并症。

二、电弧烧伤

（一）概述

电弧烧伤为电流通过空气介质或电路短路时，产生强烈的弧光和短暂高热致伤，电流没有通过机体，属于热力烧伤范畴，常发生在机体暴露部位，如面部和手部，也可由于强烈闪光导致眼部角膜、结膜烧伤。弧光温度可达 2000～4000℃，一般为Ⅱ°烧伤，较少发生Ⅲ°烧伤。若距离过近，衣着燃烧未能及时灭火、脱衣，可加重烧伤程度，成为Ⅲ°烧伤。

（二）临床表现

电弧烧伤常导致局部皮肤炭化，伤区常有炭末附着，有类似于皮革状的表现，但持续时间短瞬，因此一般为Ⅱ°烧伤。电弧烧伤早期创面常呈瓷白色，痛触觉迟钝，但其深度一般较早期肉眼判断的要浅，此点应与Ⅲ°烧伤创面相鉴别。部分电弧烧伤经保守治疗，深部皮肤可以变为潮红色，可按Ⅱ°创面治疗。

电弧烧伤的合并症与热烧伤的合并症是一致的，但也有其特殊之处，主要合并症是闪光性眼炎，发生率高，由于角膜、结膜损伤后继发炎症，如诊断延误或处理不当，可造成眼进一步损害。故在电弧烧伤时，特别是面部烧伤，做眼科检查是必要的步骤。

（三）诊断要点

烧伤深度的诊断基本接近于热力烧伤，但创面一般较外观偏浅。详见第三章"热力烧伤"。

（四）治疗方法及原则

治疗方法及原则详见第三章"热力烧伤"，但应注重眼部角膜、结膜烧伤的治疗，预防眼炎的发生。

（陈斓、谢卫国）

第二节　化学烧伤

化学物质的种类成千上万，而且还在不断增多，其中很多化学物质可以造成不同程度的皮肤烧伤。随着化学工业的发展及职业保护的加强，化学烧伤占烧伤患者的比例明显下降，但对于经常接触化学试剂的化工厂及学校实验室等仍有较多机会造成化学烧伤。国内统计资料显示，化学烧伤在各种原因烧伤中占第2、第3位。化学烧伤常与工业生产及运输事故有关，占化学烧伤原因的78.5%～85.3%，伤者以产业工人为主，在我国多为进城务工人员。从致伤物分类看，占化学烧伤前3位的分别是酸、碱、磷。化学烧伤的严重程度与化学物质的种类、浓度、对皮肤的作用时间密切相关。化学烧伤不仅可对局部皮肤、黏膜造成损害，有些化学物质可从创面、正常皮肤、呼吸道、消化道黏膜等处吸收入体，引起中毒和内脏的继发性损害，甚至死亡。

一、酸烧伤

（一）硫酸烧伤

1. 概述

硫酸（化学式：H_2SO_4），为无色油状液体，是一种最活泼的二元无机强酸，可以迅速与蛋白质及脂肪发生酰胺水解作用及酯水解作用，从而分解生物组织造成化学性烧伤；还会与生物组织中的碳水化合物发生脱水反应并释放出大量热能，造成皮肤烧伤，与组织接触时间越长，造成的烧伤程度也越重。

2. 临床表现

烧伤深度与接触硫酸的浓度和时间有关。

（1）低浓度硫酸引起的皮肤烧伤一般较浅，局部呈浅褐色薄痂皮或有水疱。

（2）浓硫酸烧伤：①局部早期呈灰白色，后渐变为黑色或棕褐色稍偏厚的痂；②创面干燥，常呈轻度凹陷，皮肤较为坚韧，可见树枝状栓塞血管网，有时呈"皮革样变"，界线清楚，大多呈点状或片状创面；③合并眼部烧伤时，轻则流泪，引起结膜充血、视力下降，重则引起角膜穿孔，导致失明。

3. 诊断要点

（1）病史：明确的硫酸接触史。

（2）临床体征：①创面大多干燥，呈黄褐色或黑色痂皮；②烧伤创面界线非常明显，创面肿胀较轻，渗液极少；③点状、片状创面为多；④疼痛一般较轻。

注意：硫酸烧伤创面一般起水疱较少，不能以有无水疱作为判断烧伤程度的依据。

痂皮的柔软度可为判断烧伤深浅的判断方法之一。

4. 治疗方案及原则

(1)迅速脱去沾染硫酸的衣物,擦拭创面表面的残留物质后,立即用大量流动清水冲洗烧伤创面,有条件时可使用2%~5%碳酸氢钠溶液或肥皂水等冲洗后再以清水洗净,以清除中和剂产生的热量及产物,冲洗时间至少30分钟。

(2)硫酸多处烧伤者,冲洗应先顾及头面部、眼睛、腋窝、会阴等部位;头面部烧伤,眼睑部冲洗前可先用吸湿性材料将硫酸吸取,避免流入眼内,若溅入眼睛应立即提起眼睑,用大量流动清水或生理盐水彻底冲洗至少30分钟,尽早请眼科会诊。较严重患者可行羊膜移植保护损伤角膜,眼睑Ⅲ°烧伤可早期切痂并行睑缘缝合以保护角膜防止穿孔。耳廓烧伤冲洗时应避免硫酸流入外耳道。

(3)创面处理同一般普通热力烧伤,浅Ⅱ°创面大多采取暴露疗法,根据患者创面深度及病情,可配合应用重组人生长激素针剂[2~4U/(kg·日),皮下注射],促进创面愈合。深Ⅱ°创面可行磨痂术水刀清创或削痂后以异种皮覆盖。Ⅲ°创面应早期切(削)痂植皮,特别是功能部位;较小的创面可直接切除缝合。面部Ⅲ°创面可待焦痂开始分离时清创、植大张中厚皮或全厚皮,此时期手术出血相对较少。

(4)误服硫酸导致消化道烧伤时,立即口服氢氧化铝凝胶、蛋清、牛奶、豆浆等中和剂,原则上不作插管洗胃,禁用胃管或催吐剂,不可服碳酸氢钠等产气性中和药物,避免胃胀气从而引起穿孔。合并胃肠穿孔者,可紧急行胃肠造瘘术,或行肠穿孔修补或胃切除术。

(5)若吸入硫酸蒸气烧伤,应迅速脱离现场至空气新鲜处,尽量保持呼吸道通畅。若患者出现呼吸困难,给予吸氧。若呼吸心跳停止,应立即进行心肺复苏,并迅速转运就医,以便得到进一步的生命支持。

(6)对大面积硫酸烧伤者,要注意监测生化指标,若出现吸收中毒,应及时处置。

(二)盐酸烧伤

1. 概述

稀盐酸(化学式:HCl)是氢氯酸的俗称,无色液体(工业用盐酸会因有杂质三价铁盐而略显黄色),为氯化氢的水溶液,有腐蚀性,具有强烈刺激性气味。由于浓盐酸具有挥发性,挥发出的氯化氢气体与空气中的水蒸气作用形成盐酸小液滴,形成酸雾。

2. 临床表现

(1)盐酸烧伤创面多表现为黄色痂皮。

(2)接触浓盐酸蒸气或烟雾,可引起急性中毒:出现眼结膜炎,鼻及口腔黏膜有烧灼感,鼻出血、齿龈出血,气管炎等。

(3)误服可引起消化道烧伤、溃疡形成,有可能引起胃穿孔、腹膜炎等。长期接触,可引起慢性鼻炎、慢性支气管炎、牙齿酸蚀症及皮肤损害。

3. 诊断要点

(1)病史:明确盐酸接触史。

(2)临床体征:①盐酸烧伤创面干燥,多呈黄色痂皮,较少水疱;②烧伤创面界线明显；③一般疼痛不明显，若疼痛明显则表示酸继续在侵蚀皮肤，则烧伤程度一般较深，应继续给予大量清水冲洗。

4. 治疗方案及原则

(1) 呼吸道吸入：立即脱离现场，除去被污染的衣物，注意保持呼吸道通畅，给氧。

(2) 误服中毒：严禁洗胃，也不可催吐，以免加重损伤或引起胃穿孔。可用 2.5% 氧化镁溶液、牛奶、豆浆、蛋清、花生油等口服。禁用碳酸氢钠洗胃（或口服），以免产生二氧化碳而增加胃穿孔的危险。

(3) 皮肤和眼的处理：脱去污染的衣服，立即用大量流动清水彻底冲洗，处理创面同硫酸烧伤。溅入眼内，即以大量温水或生理盐水冲洗，并及时与眼科专科联系做相应处理。

(三) 硝酸烧伤

1. 概述

硝酸 (化学式：HNO_3) 是一种强氧化性、腐蚀性的强酸，易溶于水，浓硝酸为淡黄色液体 (溶有二氧化氮)，正常情况下为无色透明液体，有窒息性刺激气味。浓硝酸含量为 68% 左右，易挥发，在空气中产生白雾，是硝酸蒸气与水蒸气结合而形成的硝酸小液滴。浓度为 98% 的硝酸叫"发烟硝酸"，更易挥发，有腐蚀性并且有毒。

2. 临床表现

(1) 创面大多呈黄色或黄褐色。

(2) 创面略有凹陷，边界清晰。

(3) 吸入硝酸气雾产生呼吸道刺激作用，可出现咽痛、咳嗽、胸闷、咳粉红色泡沫样痰，甚至可引起急性肺水肿。

(4) 误服硝酸引起腹部剧痛，严重者可有胃穿孔、腹膜炎、喉痉挛、肾损害、严重时可发生休克甚至窒息致死。

(5) 长期接触可引起牙齿酸蚀症。

3. 诊断要点

(1) 病史：明确硝酸接触史。

(2) 创面呈黄色或黄褐色，创面界线清楚。

(3) 误吸及误服引起的呼吸道消化道症状同硫酸烧伤。

4. 治疗方案及原则

(1) 皮肤接触：立即脱去污染的衣着，擦拭残余物质后用大量流动清水冲洗至少 30 分钟，创面处置同硫酸烧伤。

(2) 眼睛接触：立即提起眼睑，用大量流动清水或生理盐水彻底冲洗 15 分钟。到眼科及时就医。

(3) 吸入性损伤：迅速脱离现场至空气新鲜处，保持呼吸道通畅，给予吸氧，尽早转运得到进一步诊治。

(4) 误食：立即用清水漱口，饮用牛奶或蛋清等中和剂，原则上不予以插管洗胃，具体同硫酸烧伤。

（四）氢氟酸烧伤

1. 概述

氢氟酸（化学式：HF）是氟化氢气体的水溶液，清澈、无色、发烟的腐蚀性液体，有剧烈刺激性气味。氟化氢对衣物、皮肤、眼睛、呼吸道、消化道黏膜均有刺激、腐蚀作用，氟离子进入血液或组织可与钙镁离子结合，使其成为不溶或微溶的氟化钙和氟化镁，量大时可直接堵塞血管，直接或间接影响中枢神经系统和心血管系统的功能，导致低血钙、低血镁综合征。氟离子还可以和血红蛋白结合形成氟血红素，抑制琥珀酸脱氢酶，导致氧合作用下降，影响细胞呼吸功能。此外，氢氟酸可致接触部位明显烧伤，使组织蛋白脱水和溶解，可迅速穿透角质层，渗入深部组织，溶解细胞膜，引起组织液化，重者可深达骨膜和骨质，使骨骼成为氟化钙，形成愈合缓慢的溃疡，俗称"烂骨头"。有报道称，摄入>1.5g氢氟酸可致人立即死亡。

2. 临床表现

皮肤损害程度与氢氟酸浓度、接触时间、接触部位及处理方法有关。浓度越高，接触时间越长，受害组织越柔软，作用就越迅速而强烈。

（1）浓度低于20%时，损伤较轻，皮肤不失活力，外表正常或呈红色。接触浓度为20%时，则表现为红肿热痛，逐渐发展为水疱，常经伤后1~8小时出现疼痛及皮肤烧伤，表现为迟发性组织剧痛，接触50%以上浓度的氢氟酸可立即引起疼痛和组织坏死。这种疼痛有时用麻醉药也不能缓解。

（2）进行性组织坏死，局部皮损初起红斑、水疱，疱液呈果酱色，随即转为有红晕的白色水肿，继而变为淡青灰色坏死，而后覆以棕褐色或黑色厚痂，脱痂后形成溃疡。手指部位的损害常转为大疱，甲板也常同时受累，甲床与甲周红肿。严重时甲下水疱形成，甲床与甲板分离。严重者累及局部骨骼，尤以指骨为多见，表现为指间关节狭窄，关节面粗糙，边缘不整，皮质增生，髓腔狭小，乃至骨质吸收等类似骨髓炎的征象。

（3）氢氟酸酸雾可引起皮肤瘙痒和皮炎，剂量大时可造成皮肤、胃肠道和呼吸道黏膜的烧伤。

（4）眼接触高浓度氢氟酸后，局部剧痛，并迅速形成白色假膜样混浊，若处理不及时，可引起角膜穿孔。

（5）氢氟酸烧伤面积大于2%时可伴有中毒症状，患者可因低血钙出现手足抽搐，心律失常（心电图表现为Q—T间期延长，心室颤动）发作、呕吐、腹泻、流涎、出汗、嗜睡、昏迷等，严重时出现心跳骤停，人工及药物复苏较困难。

3. 诊断要点

（1）病史：明确氢氟酸接触史。

（2）迟发性、渐进性、顽固性疼痛。

（3）局部深部组织坏死。

（4）严重时有中毒症状及低钙血症。

（5）实验室检查：①血中氟离子浓度升高；②尿中氟离子浓度明显升高；③血中钙

离子浓度明显下降。

4. 治疗方案及原则

（1）皮肤接触后立即用大量流动清水做长时间彻底冲洗，至少 30 分钟，尽早地稀释和冲去氢氟酸，这是最有效的措施，是治疗的关键。

（2）氢氟酸烧伤的特殊治疗：使用一些可溶性钙、镁盐类制剂中和治疗，使其与氟离子结合形成不溶性氟化钙或氟化镁，从而使氟离子灭活。氢氟酸烧伤有局部和全身两种治疗方法。

局部治疗的主要措施有以下 10 项。

①碱性肥皂液洗涤损伤部位，清除水疱，若甲下有浸润，拔除指甲。

②氢氟酸烧伤治疗液（5%氯化钙 20mL、2%利多卡因 20mL、地塞米松 5mg、二甲基亚砜 60mL）浸泡或湿敷，也可制成霜剂外涂包扎。

③2.5%葡萄糖酸钙凝胶（葡萄糖酸钙 3.5g 加入水溶性润滑剂 136.5mL 中混匀）局部按摩烧伤创面，但在皮肤破损处慎用。

④10%葡萄糖酸钙皮下注射：使钙液直接注入烧伤创面，用量为 0.5mL／cm^2 烧伤创面，每个烧伤手指的最大剂量不超过 0.5mL，一旦疼痛减轻即可停用，多用于皮下疏松的部位。疼痛解除是治疗有效的标志。

⑤葡萄糖酸钙动脉注射：一般选用直接供应烧伤部位的表浅动脉，手指烧伤尤为适用。

⑥糖皮质激素的应用：糖皮质激素可抑制蛋白水解酶及其辅酶的活性，并具有抗组胺作用，从而减轻了氢氟酸的进行性破坏作用。另外，糖皮质激素可通过稳定钾与钙、胆固醇与磷脂的复杂关系，促进被氢氟酸破坏的细胞和组织再生。糖皮质激素可配入外用药应用，对于眼烧伤或深度烧伤患者可以口服给药。

⑦钙离子直流电透入：以 5%氯化钙溶液作阳极导入，同侧远端部位以生理盐水作阴极导入，利用直流电的作用，使足够量的钙离子直接导入需要治疗的部位，提高局部用药效果。在烧伤的第 1~3 天，每天 1~2 次，每次 20~30 分钟。重病例每次治疗时间可酌情延长。

⑧吸入性损伤的治疗：头面部烧伤有时会有氟化氢吸入，氟化氢浓度>40%即可产生烟雾，可能存在吸入性损伤。应立即给予纯氧，吸入 2.5%~3%的葡萄糖酸钙雾化溶液，密切观察因水肿引起的上呼吸道梗阻，必要时给予气管插管或气管切开，给予呼吸机维持呼吸等。

⑨早期手术治疗：对面积较大的深度氢氟酸烧伤应早期切痂，及时或延期行植皮手术。手术应争取在伤后 4 小时以内进行，彻底切除坏死组织，术中应用葡萄糖酸钙浸泡切痂后的创面 15 分钟。凡累及指（趾）甲床者，需做指（趾）甲拔除术。手术切削痂清创的指征没有绝对的要求，如在手指末端皮肤发黑，患者疼痛剧烈时也需要及时手术清创。

⑩若溅入眼内，立即分开眼睑，用大量清水连续冲洗 15 分钟左右。滴入 2~3 滴局部麻醉眼药，可减轻疼痛，可用 1%葡萄糖酸钙及可的松眼药水点眼，并应口服倍他米

松类药物，并根据情况送眼科行专科诊治。

全身治疗的主要措施：静脉或动脉注射葡萄糖酸钙溶液，对合并全身中毒者为首选，使用时必须及时检测血钙浓度。

(3)重症患者的救治：除以上治疗外，还应进行积极的综合治疗。重症患者或伴有吸入性损伤者应进行重症监护，进行心电图和血钙浓度的连续性监测，以积极防治低钙血症。

(五)溴烧伤

1. 概述

溴(Br_2)是一种强氧化剂，它能同金属和大部分有机化合物产生激烈的反应，若有水参与，则反应更加剧烈，溴和金属反应会产生金属溴盐及次溴酸盐(有水参与时)，和有机化合物则可能产生磷光或荧光化合物，呈深红棕色发烟挥发性液体。有刺激性气味，其烟雾能强烈地刺激眼睛和呼吸道，在空气中迅速挥发。

2. 临床表现

(1)创面为暗棕色，局部可有水疱，一般渗液少。

(2)因溴的挥发性大，很容易合并吸入性损伤和眼烧伤。吸入低浓度溴后，可引起咳嗽、胸闷、黏膜分泌物增加，并有头痛、头晕、全身不适等，部分人可引起胃肠道症状；吸入较高浓度溴后，鼻咽部和口腔黏膜可被染色，口中呼气有特殊的臭味，有流泪、怕光、剧咳、嘶哑、声门水肿甚至产生窒息，部分患者可发生过敏性皮炎，接触高浓度溴可造成皮肤重度烧伤。

(3)长期吸入溴，可有蓄积性，除表现黏膜刺激症状外，可伴有神经衰弱综合征等。

3. 诊断要点

(1)病史：明确溴液或溴气接触史。

(2)创面表现为暗棕色。

(3)一般为Ⅱ°烧伤。

4. 治疗方案及原则

(1)现场用大量流动清水冲洗创面，至少30分钟。

(2)冲洗后即用5%碳酸氢钠溶液湿敷2~4小时。

(3)后期创面处理同热力烧伤。

(4)吸入性损伤治疗：迅速脱离现场至新鲜空气处，保持呼吸道通畅，若有呼吸困难，立即给予吸氧，如呼吸停止，立即进行人工呼吸。

(5)误服大量溴化物者速饮高渗盐水并探咽导吐，随即以等渗盐水洗胃，其后给予硫酸钠导泻。

(6)眼睛接触：立即提起眼睑，用大量流动清水或生理盐水彻底冲洗至少15分钟，然后送眼科行专科治疗。

(7)重症患者可用生理盐水静脉滴注(约$2500mL/m^2$)或加入适量葡萄糖溶液并可酌情使用甘露醇及利尿剂，加速毒物由尿排泄，因氯化物入量过多，则从组织中游离出来的溴离子来不及由肾排出，致使血清溴的浓度暂时性升高，加重病情，严重中毒者可用透析疗法，其他做对症处理。

（六）氯乙酸烧伤

1. 概述

氯乙酸（化学式：$CH_2ClCOOH$）为无色晶体，易溶于水、苯、乙醇和乙醚，其可燃，具腐蚀性、刺激性，可致人体烧伤。

2. 临床表现

（1）氯乙酸液或粉尘直接接触皮肤可出现红、肿、水疱，伴有剧痛，水疱吸收后出现过度角化，经数次脱皮后痊愈。如接触皮肤面积在 10% 左右，应注意观察是否有经皮肤吸收而中毒情况。

（2）吸入高浓度氯乙酸蒸气或皮肤接触其溶液后，可迅速大量吸收，造成急性中毒。吸入初期表现为上呼吸道刺激症状，中毒后数小时可出现心、肺、肝、肾及中枢神经损害，重者出现严重酸中毒。患者也可出现抽搐、昏迷、休克、血尿和肾功能衰竭。大面积深度烧伤患者可导致抽搐，呼吸、心跳骤停而死亡。

（3）氯乙酸酸雾或粉尘溅入眼内，可引起疼痛、流泪、结膜充血，严重时可引起角膜组织损害。

（4）慢性影响：经常接触低浓度氯乙酸酸雾，可有头痛、头晕现象。

3. 诊断要点

（1）病史：明确氯乙酸接触史。

（2）创面疼痛明显。

4. 治疗方案及原则

（1）立即脱离事故现场，转移到空气新鲜处，脱去污染的衣物，并用大量清水冲洗污染皮肤至少 15 分钟。眼污染时，应分开眼睑，用微温水缓流冲洗至少 15 分钟。注意勿让冲洗后流下的水再污染眼。

（2）应立即剪去、清除局部水疱，适当包扎引流。

（3）5% 碳酸氢钠溶液湿敷创面。

（4）后期创面处理同热力烧伤。

（七）硫酸二甲酯烧伤

1. 概述

硫酸二甲酯（化学式：$C_2H_6O_4S$）为无色或微黄色，略有葱头气味的油状可燃性液体，在 50℃ 或者碱水易迅速水解成硫酸和甲醇。硫酸二甲酯属高毒类，作用与芥子气相似，急性毒性类似光气，比氯气大 15 倍。对眼、上呼吸道有强烈刺激作用，对皮肤有强腐蚀作用，可引起结膜充血、水肿、角膜上皮脱落，气管、支气管上皮细胞部分坏死，穿破导致纵膈或皮下气肿。此外，还可损害肝、肾及心肌等，皮肤接触后可引起烧伤及深度坏死。

2. 临床表现

（1）早期出现红斑，继而出现大小不等的透亮淡黄色的水疱，有的融合成大疱。

（2）在多汗部位和皮下组织较疏松部位如阴囊部，局部肿胀明显，渗出多，水疱液内含有水解出的硫酸会继续起作用，从而使创面加深。

（3）吸入硫酸二甲酯的蒸气，出现呼吸道刺激症状，主要有流涕、鼻黏膜充血水肿、咳嗽、咽喉部烧灼感、声音嘶哑，严重者发生迟发性肺水肿。

（4）眼部接触硫酸二甲酯后，即时或数小时后眼睑及结膜充血水肿、异物感、畏光、流泪，角膜上皮点状或皮状浸润脱落。

（5）急性硫酸二甲酯中毒常经过 6~8 小时的潜伏期后迅速发病，潜伏期越短，症状越重，人接触 $500mg/m^3$（97ppm）10 分钟即致死。刺激反应表现为有一过性的眼结膜及上呼吸道刺激症状，肺部无阳性体征。轻度中毒表现为明显的眼结膜及呼吸道刺激症状，如畏光、流泪、眼结膜充血水肿、咳嗽咳痰、胸闷等，两肺有散在干性啰音或少量湿性啰音，肺部 X 光片符合支气管炎或支气管周围炎。中度中毒表现为明显咳嗽、咳痰、气急，可伴有胸闷及轻度紫绀，双肺有干性啰音或哮喘音，可伴散在湿性啰音，胸部 X 光片符合支气管肺炎、间质性肺炎或局限性肺泡性肺水肿。重度中毒表现为咳嗽，咯大量白色或粉红色泡沫痰，明显的呼吸困难，紫绀，双肺广泛湿啰音，胸部 X 光片符合弥漫性肺泡性肺水肿，严重者可导致呼吸窘迫综合征，或窒息（喉头水肿、大块坏死的支气管黏膜脱落），或出现较严重的纵隔气肿、气胸、皮下气肿。

3. 诊断要点

（1）病史：明确硫酸二甲酯接触史。

（2）局部酸烧伤的创面特征。

4. 治疗方案及原则

（1）现场先迅速将患者移至空气新鲜处，脱去污染衣着，彻底清洗皮肤。

（2）剪去水疱，用 5% 碳酸氢钠溶液湿敷 2~4 小时，防止水疱液中的硫酸继续作用。

（3）眼部受污染时现场及早用生理盐水或清水彻底冲洗，然后滴 1% 荧光素，再用生理盐水冲洗干净，可观察着色范围，了解角膜上皮脱落的部位及程度，滴 1% 阿托品眼药水或眼膏或 10% 去甲肾上腺素眼药水扩瞳，每日 2~3 次，防止虹膜睫状体粘连，应用抗生素眼药水及眼膏。

（4）对吸入性损伤患者至少观察 72 小时，及时吸氧，给予镇静、化痰及解痉药物、雾化吸入等对症治疗，必要时早期行预防性气管切开（经皮气切）或气管插管，防止早期喉头水肿而导致窒息死亡，早期、适量、短程的糖皮质激素疗法可有效防治肺水肿。

（5）后期创面处理同热力烧伤。

（八）苯酚烧伤

1. 概述

苯酚（化学式：C_6H_5OH）是一种具有特殊气味的无色针状晶体，有毒，是生产某些树脂、杀菌剂、防腐剂以及药物（如阿司匹林）的重要原料；也可用于消毒外科器械和排泄物的处理，皮肤杀菌、止痒及中耳炎；有腐蚀性，接触后会使局部脂肪溶解和蛋白凝固变性。苯酚可从皮肤或胃肠黏膜吸收，入血管后可影响中枢神经系统、肝肾心肺和红细胞功能。

2. 临床表现

(1)皮肤接触后局部皮肤变白、起皱、软化、坏死，成为棕红色、棕黑色或褐色的痂皮，局部皮肤可失去痛觉。

(2)苯酚中毒的各系统表现如下。

①中枢神经系统：开始时易激惹，各种反射亢进，震颤、抽搐和肌阵挛，痉挛发生频繁，最后抑制，常因呼吸衰竭死亡。周围神经系统主要表现为神经末梢的破坏，痛觉、触觉和温觉丧失。

②心血管系统：血压开始上升，随后下降。心率早期增快，后期较慢和出现心律失常。

③红细胞：中毒后可出现正铁血红蛋白和 Heinz 小体。此外，还有红细胞内谷胱甘肽含量的下降，溶血、骨髓生成红细胞受抑制。末梢血液中网织红细胞含量下降。

④肾脏：排泄的游离苯酚可引起肾小球和肾小管的损害，低血容量和溶血可加重肾脏的损害，甚至堵塞肾小管，最终发生急性肾功能衰竭。

⑤肝脏：常见的损害是肝小叶中心性坏死，血清胆红素上升。

3. 诊断要点

(1)明确苯酚接触史和临床症状、体征。

(2)创面一般为浅度烧伤。

(3)明显的中毒症状，症状发展变化快。

4. 治疗方案及原则

(1)立即脱去污染的衣着，用大量流动清水冲洗至少 30 分钟。但结晶酚不易被清水清除，而酚溶于酒精，故需再用酒精擦拭创面，然后用清水冲洗。

(2)经口摄入苯酚，如患者神志清楚，立即用蓖麻油或其他植物油 15~30mL 口服，然后催吐，如催吐失败，立即用温水 300~400mL 洗胃，最后给蓖麻油或其他植物油 15~50mL。对昏迷不应者不应催吐，以免呕吐时误吸入呼吸道。

(3)苯酚烧伤时预防急性肾功能衰竭是治疗成功的关键。在液体复苏时需增加液体量，使用溶质利尿剂，急症进行烧伤创面切除手术。

(4)苯酚烧伤合并肾衰竭时，及时给予血液透析或腹膜透析。合并昏迷、呼吸困难需立即气管插管或经皮气管切开，上呼吸机辅助呼吸。

(5)创面处理：尽早清创，可采取磨痂、削痂异种皮覆盖，择期自体皮移植。

(九)铬酸盐烧伤

1. 概述

铬酸盐都能溶于水，毒性较大，高浓度时具有明显的局部刺激作用和腐蚀作用。铬酸、铬酸盐及重铬酸盐 1~2g 即可引起深部腐蚀烧伤达骨骼，6g 即为致死量。

2. 临床表现

(1)创面呈圆形，直径 2~5mm，色苍白或暗红，边缘隆起，中央凹陷，表面高低不平。

(2)铬酸雾吸入可发生鼻黏膜溃疡及鼻中隔穿孔。

(3)肾脏是主要的靶器官，即使是小面积铬酸烧伤也会合并急性肾衰竭。

(4)愈合慢，愈合后留有萎缩性瘢痕。

3. 诊断要点

(1)病史：明确铬酸盐接触史。

(2)创面呈圆形小脓疱状，愈合缓慢。

(3)肾功能易受损害。

4. 治疗方案及原则

(1)大量流动清水冲洗清创。

(2)5%硫代硫酸钠溶液湿敷或涂以5%硫代硫酸钠软膏。

(3)10%维生素C溶液湿敷，使六价铬离子还原成三价铬离子，减低铬毒性。

(4)肾脏损害严重时，及时进行腹膜透析或血液透析。

(5)早期切痂、覆盖创面，是防止铬吸收中毒的有效手段。

(十) 氯化钡烧伤

1. 概述

氯化钡(化学式：$BaCl_2$)是无色透明的晶体，易溶于水，微溶于盐酸和硝酸，难溶于乙醇和乙醚，易吸湿，需密封保存；作分析试剂、脱水剂，制钡盐，以及用于电子、仪表、冶金等工业。氯化钡是剧毒品，食入 0.2～0.5g 可引起中毒，致死剂量为 0.8～0.9g。

氯化钡本身对皮肤无腐蚀作用，所以完整的皮肤不吸收，常温的氯化钡水溶液不引起中毒，在热处理过程中，由于皮肤烧伤可导致钡离子经皮肤吸收中毒。

2. 临床表现

(1)局部皮肤烧伤，创面一般为浅度烧伤。

(2)钡中毒时出现肌肉颤动、抽搐、运动障碍及肢体瘫痪，且伴有呼吸麻痹及心率失常。

3. 诊断要点

(1)病史：明确钡盐接触史。

(2)临床症状、体征。

(3)中毒症状：如抽搐。

(4)心电图异常：表现为缺钾图像，出现室性期前收缩二联律、三联律，T波平坦，双向、倒置，Q—T间期延长，出现U波。

(5)烧伤局部X光片：可见不透光的阴影，为皮肤残留钡盐所致。

4. 治疗方案及原则

(1)现场迅速用大量流动清水冲洗。

(2)合并中毒时用特殊的解毒剂硫酸钠治疗，使氯化钡成为不溶性的硫酸钡而失活，10%硫酸钠 10mL 缓慢静脉注射，也可用10%～20%硫代硫酸钠 20～40mL 静脉滴注，必要时重复。

(3)如出现低钾血症，立即在心电图监护和血清钾监测下进行补钾，以免发生补钾不足或过量而危及生命。

(4)急性钡中毒应强调硫酸钠和氯化钾同时应用。

(5)为防止钡中毒，需早期切痂植皮。

(十一)硫酸铜烧伤

1. 概述

硫酸铜是制备其他铜化合物的重要原料。在现实生产生活中，硫酸铜常用于炼制精铜，与熟石灰混合可制农药波尔多液。硫酸铜属于重金属盐，有毒，成人致死剂量0.9g/kg，误服、超量均可引起中毒。五水合硫酸铜($CuSO_4 \cdot 5H_2O$)为天蓝色晶体，水溶液呈弱酸性，俗名胆矾、石胆、胆子矾、蓝矾。

2. 铜中毒临床表现

(1)急性铜中毒的临床表现为急性胃肠炎，中毒者口中有金属味，流涎、恶心、呕吐、上腹痛、腹泻，有时可有呕血和黑便。误服大量铜盐后，牙齿、齿龈、指(趾)甲、舌苔蓝染或绿染，呕吐物呈蓝绿色、血红蛋白尿或血尿，尿少或尿闭，病情严重者可因肾衰而死亡；有些患者在中毒第2~3天出现黄疸。铜可与溶酶体的脂肪发生氧化作用，导致溶酶体膜的破裂，水解酶大量释放引起肝组织坏死，也可由红细胞溶血引起黄疸。发冷、发热，高达39℃以上，大量出汗、口渴、乏力、肌肉疼痛、头痛、头晕、咽喉干、咳嗽、胸痛、呼吸困难，有时恶心、食欲不振。一般夜间发病，次日早晨退热，呈一过性表现，但1~2天内感觉疲乏无力，若伴发支气管炎或支气管肺炎时症状可延续数日。患者血清铜可升高，血铜含量升高可达126~166μg/100mL(正常值为76.6μg/100mL)。另外，铜盐和铜尘进入眼内可引起结膜炎、角膜溃疡、眼睑水肿，铜盐浸渍皮肤可引起深度溃疡，创面难以愈合。

(2)慢性铜中毒，一般因为长期大量地吸入含铜的气体或摄入含铜的食物所致。长期接触高浓度铜尘的工人，X射线照射胸透时可出现条索状纤维化，有的可出现结节影，上述改变可能是铜尘慢性刺激与肺部感染有关；神经系统的临床表现有记忆力减退、注意力不集中、容易激动，还可以出现多发性神经炎、神经衰弱综合征，周围神经系统比中枢神经系统敏感，脑电图显示脑电波节律障碍，出现弥漫性慢波节律等；消化系统方面可出现食欲不振、恶心呕吐、腹痛、腹泻、黄疸，部分患者出现肝肿大、肝功能异常等；在心血管方面可出现心前区疼痛，心悸，高血压或低血压；在内分泌方面，少部分患者出现阳痿，还可能出现蝶鞍扩大、非分泌性脑垂体腺瘤，表现为肥胖、面部潮红及高血压等。

3. 诊断要点

(1)病史：明确硫酸铜接触史。

(2)临床症状及体征。

4. 治疗方案及原则

(1)口服铜盐中毒时可用硫代硫酸钠洗胃，并给予牛奶、鸡蛋清等口服，保护胃黏膜。或者将0.3~1.0g亚铁氰化钾溶解于少量水中后口服，也可口服适量肥皂水或碳酸钠溶液。口服硫化钾以减少铜的吸收。

(2)解毒剂促铜盐排泄：如依地酸钙钠、青霉胺、二巯基丙醇、三乙基四胺、硫化钾和阳离子交换树脂，中药半硫丸。

(3)对症治疗如镇静、输液，维持水电解质平衡，保护肝肾功能等。

(4)保肝护肝：铜重金属元素会对蛋白质有破坏作用，喝大量的牛奶可以让铜攻击牛奶里的蛋白质，从而保护人体蛋白质。

(5)创面处理：尽早手术切除创面，早期或延期自体皮肤移植。

二、强碱烧伤

(一)强碱烧伤一般情况

1. 概述

强碱常见为苛性碱(氢氧化钠及氢氧化钾)。具有强烈的吸水性，使局部细胞脱水；碱离子与组织蛋白形成碱-变性蛋白复合物，皂化时产生的热可继续损伤深部组织。

2. 临床表现

(1)早期皮肤创面有强烈烧灼感，基底呈赤白色；后期创面湿润黏滑，呈肥皂滑腻感。

(2)烧伤创面可扩大、加深，愈合慢。

(3)合并眼部烧伤时，视物不清、眼睛异物感、疼痛、流泪等，因碱性化合物常使角膜缘血管网形成血栓和/或坏死，严重影响角膜营养，容易继发感染，使角膜发生溃疡或穿孔。

(4)误服时可引起消化道损伤，口角及双唇可见黄色干痂，质硬，无明显渗出及疼痛，口不能正常张大，舌体、舌根、软腭及咽喉壁黏膜多处剥脱，创底苍白。双侧扁桃体、会厌肿胀附有白色伪膜，声门区高度肿胀不能窥见。进食、饮水疼痛剧烈，不能下咽。

3. 诊断要点

(1)病史：明确强碱(氢氧化钠或氢氧化钾)接触史，疼痛感。

(2)临床体征：

①早期皮肤创面有强烈烧灼感，基底呈赤白色；后期创面湿润黏滑，呈肥皂滑腻感。

②烧伤创面可扩大、加深，愈合慢。

(3)眼部检查：视力下降，双眼结膜大部分呈灰白色，角膜大部分呈灰白色，深达基底层，虹膜隐约可见。

(4)消化道损伤行食管稀钡餐及胃镜检查：消化道黏膜坏死脱落、消化道出血等。

(5)相关辅助检查：血尿常规、血生化、电解质等。

4. 治疗方案及原则

(1)迅速脱离污染物。

(2)立即用大量清水长时间冲洗创面，有条件时可再用2%~3%硼酸溶液或0.5%~

5%醋酸溶液湿敷2~3小时，之后再用清水冲洗。在此期间应不断用试纸测定创面的中和情况，直到创面碱性逐渐减弱后停止冲洗。

（3）在清洗的同时即清除腐皮，以防碱性物质继续皂化加深创面，创面常用暴露治疗，烧伤远红外治疗仪治疗。

（4）大面积烧伤患者，应按照烧伤抗休克、补液疗法予以治疗。

（5）大面积及深度创面应尽早切痂、削痂植皮。

（6）及时处理合并症及并发症（如伴有眼部及消化道等烧伤），眼烧伤用生理盐水冲洗，并给予抗生素眼液滴眼；消化道烧伤时予以胃镜等相关检查，必要时请相关科室协助诊治。

（二）石灰烧伤

1. 概述

石灰烧伤是一种特殊原因导致的化学烧伤，石灰具有强烈的吸水性及溶脂浸润性，遇水生成氢氧化钙并释放出大量热量。石灰烧伤是热力烧伤和化学渗透性碱烧伤，所以皮肤软组织损伤往往较深。此外创面痂皮易溶解，常引起感染，早期处理不当或延误，易引发创面脓毒症等诸多并发症。临床上由于对石灰烧伤重视不够或早期处理不够及时，常使石灰烧伤损害加重。

2. 临床表现

（1）石灰烧伤的创面早期干燥，呈褐色，有痛感，数天后创面较湿，痂皮溶解时间短，保痂困难。

（2）创面潮湿，易感染，因此一般愈合时间长。

（3）伤情重，创面大而深，一般创面在深Ⅱ°以上。

3. 诊断要点

（1）病史：石灰接触史、疼痛感。

（2）临床体征：

①石灰烧伤的创面早期干燥，呈褐色，有痛感，数天后创面较湿，痂皮溶解时间短，保痂困难；

②创面潮湿，易感染，因此一般愈合时间长；

③伤情重，创面大而深，一般创面在深Ⅱ°以上。

（3）眼部合并石灰烧伤时：轻度烧伤时视物不清，异物感，流泪，重度时可致失明。

（4）相关辅助检查：血尿常规、血生化、电解质等。

4. 治疗方案及原则

（1）清创前首先尽量去除粘着体表的石灰颗粒，然后以大量清水长时间冲洗创面，早期清创要求彻底。

（2）石灰烧伤后创面进行性加深，损伤的组织早期肿胀明显，渗出多，失液量大，因此补液量宜偏大，外层敷料应较厚。

（3）石灰烧伤组织损伤大、感染率高，应早期行抗感染治疗。

（4）创面可继续加深，石灰烧伤创面应及时行切削痂加自体皮移植手术，覆盖创面，减少感染。

（5）眼部被石灰烧伤时，早期局部及全身应用维生素 C，局部可产生酸碱中和反应，生成维生素 C 钙盐，沉淀于眼球表面，再反复冲洗清除之；维生素 C 有助于促使角膜、结膜上皮组织和胶原纤维修复，减少角膜溃疡和穿孔的发生。

（6）若伴有其他合并症，应及时处理合并症及并发症，必要时请相关科室协助诊治。

（三）氨烧伤

1. 概述

氨烧伤常分为氨气烧伤和氨水烧伤，氨气是一种腐蚀性强的具有刺激味的无色气体，具有亲水和亲脂的特点，常伴有吸入性损伤。氨溶于水成为氢氧化铵，称为氨水，为中等强度的碱。在形成氨水过程中吸收大量热能，接触人体皮肤易产生冻伤。氨烧伤多为氨气泄漏或产生爆炸导致，故多为群体烧伤，病情复杂，有皮肤烧伤、眼烧伤及氨吸入性损伤，甚至合并骨折、颅脑损伤等。

2. 临床表现

（1）受伤早期因氨溶于水吸收热能冻伤皮肤，创面呈苍白，干燥坚韧。

（2）后期具有碱烧伤的特点：创面逐渐转湿润，呈肥皂滑腻感。

（3）大部分氨烧伤创面不深，及时正确处理多能经换药治愈。对于深度创面要及时手术植皮。

（4）呼吸道烧伤可见明显的咽痛，呼吸困难，咳嗽，咳粉红色泡沫痰。

（5）眼部烧伤时，轻则流泪，视物不清，感疼痛，视力下降，严重者甚至导致失明。

3. 诊断要点

（1）病史：氨水或氨气接触史。

（2）临床体征：

①受伤早期因氨溶于水吸收热能冻伤皮肤，创面呈苍白，干燥坚韧。后期具有碱烧伤的特点：创面逐渐转湿润，呈肥皂滑腻感。

②大部分氨烧伤创面不深，及时正确处理多能经换药治愈。对于深度创面要及时手术植皮。

③呼吸道烧伤可见明显的咽痛，呼吸困难，咳嗽，咳粉红色泡沫痰。肺部听诊可闻及湿啰音及散在哮鸣音，胸部 X 光片检查提示肺水肿。

④眼部烧伤时，轻则流泪，视物不清，感疼痛，视力下降，严重者甚至导致失明。

（3）常规辅助检查：血尿常规、血生化、电解质等。

4. 治疗方案及原则

（1）立即用大量清水长时间冲洗，继用 2%~3% 硼酸溶液湿敷以中和其碱性。

（2）轻度烧伤多行换药治疗能愈合，重度烧伤应尽早行手术植皮。

（3）眼氨烧伤时现场立即用清水冲洗，清水冲洗后进行扩瞳，并滴抗生素眼药水和涂抗生素眼膏等。

(4)有呼吸道损伤时，给予吸氧、酸性液(雾化液中加入3%硼酸溶液)超声雾化吸入。如合并喉头水肿、进行性呼吸困难时，立即行气管切开术，保持呼吸道通畅。对合并化学性肺水肿者，立即给予糖皮质激素治疗。

(5)合并其他并发症时，请相关科室协助治疗。

(四)水泥烧伤

1. 概述

水泥的主要化学成分是氧化钙、二氧化硅，加水凝结和硬化过程产生氢氧化钙，弱碱性。水泥熟料出窑温度为90℃左右，颗粒大小为30μm。水泥熟料与皮肤及气道水分产生水合作用后，形成胶体保温膜层，使损伤加重。水泥烧伤基本为事故，成批烧伤多，出料过程中烧伤并有高温颗粒吸入损伤。

2. 临床表现

(1)烧伤面积大，创面覆盖水泥灰或湿水泥。

(2)水泥粉尘可致刺激性皮炎，湿水泥致轻度碱烧伤及局部溃疡。

(3)高温粉尘吸入性损伤。

3. 诊断要点

(1)病史：水泥接触史、疼痛感。

(2)临床体征：①创面覆盖水泥灰或水泥，下肢烧伤多见，多为Ⅱ°烧伤创面，有水疱；②吸入性损伤致气道梗阻。

4. 治疗方案及原则

(1)立即用5%硼酸溶液冲洗创面20分钟，清水冲洗全部水泥灰。

(2)清创去除全部腐皮和水疱。

(3)吸入性损伤：给予吸氧、超声雾化吸入。

(4)如合并喉头水肿，立即行气管切开术，保持呼吸道通畅。

(5)后期创面可按热力烧伤处理。

三、磷烧伤

(一)概述

在化学烧伤中，磷烧伤仅次于酸、碱烧伤，居第三位。磷在工业上用途广泛，有黄磷、红磷、紫磷和黑磷，其中黄磷有剧毒。黄磷为黄白色固体，熔点为44.9℃，沸点为250℃，34℃可自燃，有大蒜味，不溶于水，溶于油脂。黄磷在空气中自燃生成的五氧化二磷和三氧化二磷，五氧化二磷遇水生成磷酸，并释放大量的热能。因此，磷烧伤是化学与热力共同对组织的损伤。成人的磷口服致死剂量仅为0.05~0.15g，有报道1% TBSA黄磷烧伤即可造成人员死亡。另外，磷属于细胞原浆毒，可经创面和黏膜吸收，引起肝肾、呼吸道等主要脏器损伤。

(二)临床表现

(1)可闻及大蒜的臭味，在黑暗的环境中能看到蓝绿色的光。

（2）创面呈棕褐色多呈浅Ⅱ°或深Ⅱ°损伤；呈黑色多为Ⅲ°烧伤创面，较干燥。有时可伤及骨骼。

（3）不论损伤面积大小，大部分患者均有头痛，出现较早，一般在3~5天后消失，有时会持续长时间。

（4）黄磷经皮肤吸收后，引起溶血，造成黄疸及血红蛋白尿，同时肝损伤时表现为肝区压痛、肝细胞性黄疸、肝肿大、肝功能异常等；肾损伤时多数有少尿、血尿、蛋白尿及各种管型等，严重者发生急性肾功能不全。

（5）呼吸道吸入磷化合物或烟雾后，患者出现呼吸增快而短促，严重者可发生窒息。听诊时呼吸音低远，伴有哮鸣音。轻者有慢性咳嗽，重者可发生肺水肿。黄磷烧伤时有五氧化二磷气体产生，容易合并吸入性损伤。

（6）化验检查会出现低钙、高磷血症，数值越高表明损伤越严重。

（三）诊断要点

（1）磷接触史，感头痛。

（2）创面为棕褐色或黑色焦痂，有大蒜味，有时创面可冒白烟。

（3）严重时伴有全身中毒症状。

（4）化验检查血磷升高，钙/磷比值失调。

（四）治疗方案及原则

1. 现场抢救

立即扑灭火焰，脱去污染衣物，现场用大量清水冲洗创面及周围正常皮肤，冲洗量应够大，时间不少于20分钟。现场如缺水，应用浸透的湿布包裹或掩盖创面，隔绝空气，防止继续烧伤；同时掩住口鼻，防止吸入。转运前，创面用苏打水或清水浸透湿敷，不可暴露，以免复燃。

2. 创面处理

（1）清创前，用镊子剔除颗粒，必要时在暗室内根据淡绿色荧光剔除残粒，然后将伤部浸入冷水中，持续浸浴。进一步清创时可用1%~2%硫酸铜溶液外擦和清洗创面，使其生成黑色的磷化铜及白烟消失，再用5%碳酸氢钠溶液湿敷中和磷酸，最后再用清水冲洗创面。

（2）创面清洗干净后，一般应用包扎疗法，如必须应用暴露疗法，可先用浸透2.5%碳酸氢钠溶液纱布覆盖24小时后再暴露。用碘伏纱布或碳酸氢钠溶液纱布包扎。禁忌应用油纱等油质敷料包裹，防止磷溶于油脂内被吸收。为防止继续损伤，深度烧伤创面应争取早期切痂植皮手术，以尽量及时全部去除残留的磷，避免进一步吸收加重中毒。大面积烧伤患者在休克被控制后或边纠正休克边手术。

（3）全身治疗：目前尚无有效的解毒剂，主要是促进磷的排出和保护各重要脏器的功能，如利尿、碱化尿液、护肝、维持钙磷平衡。

（4）如有呼吸困难或肺水肿时，持续吸氧，应及时行气管切开，应用扩管、化痰等药物静脉或雾化吸入等治疗，必要时应用呼吸机辅助呼吸。

(五)注意事项

(1)磷烧伤是属于一类严重的化学烧伤，病情危重，必须引起高度重视，特别是应注意肾脏功能的监测。

(2)创面处理时，不能用油纱包扎，以免引起吸收。

(3)用硫酸铜中和时，剂量不宜过大，防止硫酸铜中毒。

(4)磷烧伤面积较大时应急诊手术切除焦痂，减少磷对机体的进一步损伤。

(5)手术中注意止血，因为磷中毒易引起凝血功能障碍。

（蒋梅君、胡毕亿、王德运）

第三节 放射性烧伤

一、概述

放射性烧伤是短时间内皮肤受到一次或多次大剂量电离辐射而引起的皮肤损伤。电离辐射主要包括 α 射线、β 射线、γ 射线 3 种，作用于皮肤可引起红斑、皮炎和溃疡。第二次世界大战末期原子弹爆炸造成大规模人员的放射损伤已不再见到，现代核泄漏造成的放射性烧伤也很少见，但因肿瘤放射治疗引起的放射性损伤则并不少见。

二、放射性烧伤的分期

第一期：为初期反应期，受照射当时局部无任何不适感，但在照射后 1~2 天内，局部皮肤出现红斑，并有痒、麻木或灼热感。如果全身照射剂量大，可出现全身乏力、疲倦、食欲减退、恶心、呕吐等症状。此类局部和全身反应持续数小时或数天后症状就消退，进入假愈期。

第二期：为假愈期（又称潜伏期），在这个阶段，局部和全身症状消失，红斑消退，患者无不适感，但照射部位仍有功能性障碍（温度变化、汗腺分泌失调等），这期的长短与照射的剂量有关，剂量大，假愈期短，剂量小的假愈期一般为两周左右；剂量大的缩短到 3~5 天，甚至从初期反应期直接进入极期。

第三期：为症状明显期（又称极期），出现程度不一的特定症状。

临床表现如下。

一度为脱毛反应：主要损伤毛囊及皮脂腺等皮肤的附属器官，最初出现斑点状色素沉着，并有散在的毛囊角化性丘疹，以毛囊为中心高出皮肤表面，呈棕褐色，较坚硬，有刺手感。毛发脱落一般从受照射后 2 周开始，至第 3 周末结束；至第 3 个月末，毛发可以再生；若 6 个月内仍未长出，则多为永久性毛发脱落。

二度为红斑反应：早期反应期发生于照射后几小时，局部皮肤有瘙痒不适、疼痛感、灼热感及轻微水肿，出现界线清晰的充血性红斑，持续 1~7 天后红斑暂时消失，而后进入假愈期（潜伏期）。假愈期时临床症状消失，但局部皮肤有功能障碍（脱屑、色素沉着，皮肤干燥和毛发脱落），可持续 3 周左右。一般经历 10 周左右才进入痊愈期。在此期间，应保护皮肤避免受到日光暴晒，如放射治疗时，则应间隔 10 周后再进行下一疗程。

三度为水疱反应：早期反应与二度相似，但出现早，程度重，假愈期一般不超过 2 周。此后出现持续的红斑，局部可以出现肿胀、水疱。皮肤颜色可由红色转为暗红色到紫红色，疱液也可由黄色清亮变为浑浊紫红色，这是由于局部可能有渗血、出血。患者自觉局部疼痛、瘙痒。如果创面处理适当，无感染发生，水疱逐渐吸收，肿胀消退后即自行愈合，愈合的创面常有色素沉着，毛细血管扩张充血，皮肤干燥无弹性，整个创面直到基底部都发硬，有皮肤脱屑；若水疱破溃后形成创面，照射后 2 周可发生脱毛、汗腺及皮脂腺发生变性和萎缩。经 1~3 个月或更长时间进入恢复期，皮肤创伤可痂下愈合，部分会形成瘢痕。

四度为溃疡反应：照射后，局部皮肤立即出现烧灼感或麻木感，疼痛明显、肿胀和早期红斑等加重。假愈期一般不超过 2~4 天，若照射剂量特别大，可无假愈期。创面的临床表现基本上与三度损伤相同，但水疱溃破后就出现溃疡面，呈红色、紫红色或白色，以后坏死组织逐步脱落，出现不健康的、水肿苍老的、无生机的、灰黄色的肉芽组织，创面分泌物不一定很多。一旦溃疡形成，很难自行愈合。

三度、四度局部皮肤放射性烧伤多伴有放射损伤的全身反应和局部烧伤病变引起的全身反应。局部病变即便愈合，经数月或数年后仍可发生晚期反应，转变为慢性皮肤放射性损伤。

第四期：为恢复期(也称晚期反应期)，一度、二度及三度放射性损伤的创面于 3~6 周后自行愈合。四度放射性损伤照射中心的溃疡面不能自愈，但边缘照射剂量较小的创面仍有自愈的机会。皮肤放射性损伤愈合后有色素沉着，毛细血管扩张，表皮粗糙、干燥无弹性，容易皲裂等，若遇到任何原因的损伤，又可引起不愈的溃疡。

三、影响损伤程度的因素

1. 放射线的种类

不同的放射线具有不同的能量，放射线的照射剂量不相同所引起的放射性烧伤的严重程度也不相同(表 4-1)。

表 4-1 　　　　　几种射线引起人体不同程度急性放射皮肤损伤的剂量

射线种类	剂量（Gy）		
	I°	II°	III°
软 X 射线	≥3	≥10	≥15
硬 X 射线	≥5	≥15	≥20
β 射线	≥3	≥10	≥15
γ 射线	≥5	≥15	≥20

2. 照射剂量、剂量率和照射间隔时间

照射剂量的大小决定放射性烧伤的严重程度:剂量率高,间隔时间短,所致损伤重。

3. 机体和皮肤的敏感性

不同年龄人的皮肤对放射线的敏感性有所差异,婴幼儿皮肤比成年人的敏感性高;女性比男性的敏感性一般要高;女性在妊娠、月经期对照射的反应要明显。不同部位的皮肤敏感性也不同,按敏感度由高到低依次为:面部>颈前>腋窝>四肢屈侧>腹部。肾炎、结核病、高血压、糖尿病、甲状腺功能亢进及多种皮炎等对射线的敏感性增高。

4. 物理、化学因素

紫外线、红外线照射可增加对放射线的反应性,一些化学物质如碘、硝酸银、氧化氨基汞(白降汞)等也可增加对放射线的反应性。因此在受放射线照射前后(如放疗前后)需避免这些理化因素的接触和作用。

四、诊断及鉴别诊断

(1)是否与放射源有接触史或接受过放射治疗的病史,同时了解接触到何种放射源或何种放射线。

(2)根据临床表现分期与分度进行诊断。

(3)需要鉴别放射线照射后引起的慢性溃疡是单纯的放射性溃疡,还是发生了癌变。单纯放射性溃疡的创面可以加深,但限定在受照射的区域范围之内,不会向外扩大,而放射性溃疡发生癌变的创面,除加深以外,有向外扩展的趋势,需病理切片来确诊。

(4)随着医疗科技的发展,如红外线热成像技术、同位素标记、血流图、CT、磁共振、高频超声、皮肤温度检测等这些无创性技术可对局部放射损伤的程度和范围作出较明确的诊断。

五、放射性烧伤的治疗

(1)立即脱离放射源,除去放射性物质沾染的衣物,避免受到再次照射。

(2)脱毛反应:一般不需处理,避免日光暴晒。

(3)红斑反应:初期反应期和假愈期阶段,使用无刺激性软膏止痒镇痛,避免物理性、化学性的外界刺激。

(4)水疱反应:同普通热力烧伤Ⅱ°创面处理,促进创面修复可使用生长因子(EGF、bFGF等)及新型促愈敷料。

(5)皮肤溃疡需综合采取镇痛、抗感染及必要的手术治疗:①若溃疡基底血运尚可,创面不大,可行溃疡切除缝合或游离植皮术;②若溃疡累及深部组织,特别是血管、神经,创面较大或经久不愈,有癌变趋势的,建议行皮瓣手术修复。

(6)全身治疗:大面积皮肤及深部组织受到放射线损伤时,组织细胞大量坏死,创面渗出，胃肠道反应等，常并发水电解质平衡紊乱，体内毒性物质增加，可发生休克，肝肾功能紊乱，严重可引起多脏器功能衰竭，需注意防治。

（闵维雄、王德运）

第四节 热 压 伤

一、概述

热压伤是热力及机械压力双重致伤作用下的一种复合伤，主要发生在手部，手背侧多于掌侧，深度多为Ⅲ°—Ⅳ°，易伤及肌腱及骨骼，截肢（指）率较高，且愈合后多伴有手部功能障碍。热压伤在烧伤住院患者中占 0.5%～1.0%。常见的机械有热机轴、热压平机、热水压机、造纸机、热封膜机、热塑模机、热滚筒等。热压伤的损伤深度往往要比预计得深。

二、临床表现

（1）热压伤烧伤面积通常较小，大多不足 1%TBSA，但局部损伤重，多伴有骨、关节损伤。

（2）创面较浅则表现为红白相间，较深创面则基底干枯，损伤界线清楚，进行性血循环障碍，局部肿胀明显，疼痛剧烈，可发生进行性血管栓塞和组织坏死，截肢率高。

三、临床诊断及诊断依据

热压伤的诊断一般困难较少，但亦应遵循肢体外伤诊断原则予以诊断，其要点如下。

（一）受伤经过

要详细询问受伤时肢体被压在机器下或卷入机器的时间长短，接触时的机器运行温度、压力大小等，以作为对组织损伤程度判断的参考。

（二）肢体的姿势

如有肌肉或骨、关节损伤，手的休息位即遭破坏；若有手指指骨骨折，手指便会倒向一侧；如果伸屈肌腱有损伤时，手的正常姿势也会发生改变。

（三）伤肢肌腱和关节功能的检查

检查肌腱时，先让患者主动肢体关节屈伸各 1 次，以便了解肌肉是否有损伤，同时也了解骨、关节是否有骨折或脱位。检查者也可用手指轻轻按压患者每一手指或轻抬起手，以检查肌腱张力是否消失或失衡，从而判断伸屈肌腱是否有损伤。

（四）神经功能的检查

神经功能的检查常与肌肉和肌腱的检查同时进行。在新鲜热压伤的早期，由于患者疼痛，精神紧张，不易与检查者合作，加之热压伤造成的损伤，给神经功能的检查带来困难，应尽可能地检查出肢体神经功能是否正常，尽早作出神经损伤的诊断，以便及时、有效地修复，最大限度地早期恢复肢体的功能。

（五）创面的检查

热压伤组织损伤特点是：损伤局限，界线清楚；周围组织水肿严重，多合并深部组织损伤，包括肌腱与关节损伤，皮下损伤范围常超过皮肤烧伤范围。创面呈苍白或棕黄或黑色，焦痂呈革样、质硬、无触痛，焦痂凹陷，低于体表，创面及周围正常组织水肿常较重，水肿程度与组织损伤程度常成正比，也有肢节干性坏死的患者。

（六）X 光片检查

对怀疑有骨、关节损伤者，应立即进行 X 光片检查。

根据以上检查情况，判断皮肤、软组织、神经、血管及骨、关节损伤情况，作出初步诊断，并确定初步的治疗方案。

四、治疗原则

（一）浅度热压伤创面处理原则

同热力烧伤，详见第三章。

（二）深度热压伤创面处理原则

深度热压伤的治疗类似于电烧伤，为减轻水肿、防止组织进一步损伤、防止感染、尽早清除烧伤和损伤的组织、修复创面是最大限度恢复手功能的基本措施。

（1）由于热压伤有发生继发性坏死的可能，局部血管栓塞、高度肿胀也可引起远端肢体缺血，需及早行充分切开减压。目前手术时机多有争议，有学者建议 7 天后待创面界线清晰，组织伤情稳定后再手术；有学者建议 3~7 天内手术更有利于创面后期功能恢复。武汉市第三医院的临床经验更倾向于后者观点。

（2）若扩创后见损伤仅限于皮肤，切痂基底良好，可移植大张中厚皮（慎重植皮）。

（3）若扩创后见损伤虽到肌腱腱膜，无骨折，或有极少部分的肌腱表层损伤，可考虑使用人工真皮局部移植并上覆负压引流材料，作为一期手术，待创面基底血供好，再行二期大张中厚皮移植。

（4）若扩创后有肌腱损伤或外露、深部软组织部分缺损、大的血管裸露等情况，应用皮瓣修复。

①手背部深度热压伤常用的修复方法为局部皮瓣、带蒂皮瓣、游离皮瓣。腹部是修复手部热压伤常用的供区，如果有数个手指受损，可先并指用腹部皮瓣修复，再行二期分指及三期去脂修复手术；也可用含真皮下血管网的超薄随意皮瓣一次分指修复；有文献报道，游离微型皮瓣修复手指创面效果好，但精湛的小血管吻合技术是手术成功的关键。

②有骨关节损伤的，扩创时，应尽量保留坏死骨：尽可能保留近节指骨，争取保留全节坏死拇指指骨，骨折处给予克氏针固定。

③可选择下列皮瓣类型：含旋髂浅动静脉的腹部皮管；足背游离皮瓣（可携带肌腱及神经）；前臂逆转皮瓣或筋膜皮瓣；背阔肌皮瓣可适用于前臂远端及全手背的Ⅳ°热

压伤创面;趾→指复合组织瓣游离移植行拇再造,趾→指复合组织瓣游离移植也可用于食指、中指、环指1个或数个毁损性热压伤的指再造。

④手背伸肌腱缺损者也可以在皮瓣修复术后6~19个月,掌长肌腱转移至拇长伸肌腱、肱桡肌腱转移至拇长展肌腱、示指伸肌腱转移至指总伸肌腱重建1~5指伸直功能;也可用示指伸肌腱转移重建伸拇功能。

⑤穿支皮瓣等理论与实践的兴起与发展,可为热压伤提供更多治疗选择。

(三)特殊部位热压伤

热压伤也可伤及面部、躯干及非手部的肢体,常致Ⅲ°或Ⅳ°损伤,早期扩创后自体皮移植或局部皮瓣修复;重要功能美容部位如面部可用局部或区域皮瓣扩张后修复。

(四)热压伤后期处理

手部热压伤功能恢复程度不仅取决于伤情、手术治疗方法,早期的康复治疗也是重要环节。术后早期应行关节功能锻炼、理疗、弹力带压迫治疗、药疗等措施,对减轻组织水肿、预防瘢痕增生、防止肌腱挛缩、粘连及关节僵硬等有重要作用。3个月内是重要的抗挛缩与僵硬的治疗时期,术后康复治疗应坚持至少3~6个月。

五、注意事项及预后

(1)热压伤切痂植皮时不宜包扎过紧。热压伤中压碾导致创面神经、血管、淋巴管等组织受损,植皮时如果包扎过紧可导致这些组织进一步损伤。

(2)上肢热压伤可并发尺骨、桡骨、掌骨、指骨骨折,由于骨折往往没有明显移位,不需要内固定或外固定,骨折往往可以满意愈合。

(3)热压伤的部分临床特征与电烧伤十分类似,早期切痂后外表看似可以即刻植皮的创面,往往植皮失败需要再次手术。对这部分患者可以先切痂用负压引流治疗技术培植肉芽组织后,再行植皮和/或皮瓣修复。

(4)并指后皮瓣修复的患者在未行二期修复前也需加强康复治疗。同时注意并指处卫生护理,以免皮肤浸渍、发生感染、愈合延迟、康复延迟。

(5)热压伤往往是工伤,常涉及赔付问题,需要重视病例书写。

(龙忠恒、王德运)

第五节 瓦斯爆炸烧伤

一、概述

瓦斯爆炸烧伤是一种烧、冲复合伤合并中毒,常发生在矿井或坑道。瓦斯是一种比空气轻、易燃的复合气体,主要成分为甲烷(CH_4),俗称沼气。爆炸时除引起烧伤外,还可能发生各种有毒气体中毒、爆震伤、挤压伤、呼吸道烧伤和其他合并伤等。

二、致病因素

(一)高热

矿井内瓦斯爆炸后的温度可高达 1850～2650℃。在矿井巷内，热气浪流动速度很快，此高温为一过性，与人体接触时间非常短暂，故大多数为人体暴露部位(头、面部和手)的Ⅱ°烧伤。若引燃衣物可致大面积深度烧伤，或吸入粉尘造成呼吸道烧伤。

(二)中毒

瓦斯爆炸时可产生多种有毒气体，主要是一氧化碳、二氧化碳、二氧化氮、乙烯、乙烷、甲烷和硫化氢等。甲烷在高温下可合成乙炔和苯，因此也有苯中毒的可能。二氧化氮吸入中毒时可合并有肺水肿。甲烷在空气中氧冲击下可产生二氧化碳，因此在瓦斯爆炸时产生大量的一氧化碳和二氧化碳，以致吸入中毒。

(三)冲击

井下巷道为近于密闭的空间，在瓦斯爆炸的瞬间，爆炸点的气压可高达 912～1013kPa(9～10 个标准大气压)的压力，形成强烈的冲击波。冲击波的超压可直接损害人体内脏，造成直接冲击伤，导致头、胸、腹和四肢爆震伤外，以听觉器官和肺最易受损，而损伤程度与伤者距离爆点的远近、冲击波的方向和强度以及体位等有关。爆炸引起的塌方，可造成头、胸和腹部的创伤或内出血，以及四肢的挤压、骨折等合并伤。

三、临床体征

(一)创面特点

烧伤以头面颈、双手等暴露部位多见，烧伤面积较大，但多为浅度烧伤，也有大面积深度烧伤。

(二)中毒

(1)一氧化碳中毒：矿井内瓦斯爆炸后，空气中一氧化碳浓度可高达 3%～60%，尤其在通风状况较差时，现场人员易中毒。一氧化碳迅速与血红蛋白结合形成 HbCO(碳氧血红蛋白)，造成组织严重缺氧。伤后 4 小时内测定血中 HbCO 的含量对诊断中毒有意义。黏膜及皮肤可呈樱桃红色。

(2)氧化亚氮中毒：氧化亚氮是氮氧化物中毒性最大的一种，不溶于水，但吸入气道和肺泡后，与水作用形成硝酸和亚硝酸，对肺组织产生强烈的刺激和腐蚀作用，形成肺水肿。亚硝酸盐吸收入血，引起血管扩张，血压下降，与血红蛋白结合形成高铁血红蛋白，引起组织缺氧。严重中毒者，还可出现血压下降、休克、呼吸衰竭、谵妄及昏迷等。

(3)二氧化碳中毒：轻者可有头痛、头昏、耳鸣、无力、嗜睡、胸闷、恶心呕吐等症状。有时伴有眼结膜充血、流泪。瞳孔缩小、视物不清、眼底检查有视网膜水肿等表现；重者可出现紫绀、高热、惊厥、昏迷、肺水肿、脑水肿，甚至呼吸中枢麻痹而死亡。

（三）精神症状（多见）

在现场和早期，伤员躁动不安、兴奋，入院后多数呈抑制型。部分患者出现幻视、幻听等。

（四）视力下降和失明

视力下降和失明多见于一氧化碳中毒的患者。在伤后 2~3 天，视力从模糊不清逐渐加重，直至失明。一般在 2~3 周后，视力随着病情的好转，而逐渐恢复。

（五）白细胞和血小板减少

出现时间早且持续时间长，白细胞数可降至 $1.5×10^9$/L 以下。骨髓检查，粒细胞系统中成熟型细胞受抑制，早幼粒细胞可见核浆发育不成比例和中毒颗粒；单核细胞的胞浆内空泡颗粒增大及部分胞浆内无颗粒等退行变性；在红细胞系统中，晚幼红细胞消失；巨核细胞减少等现象，经治疗后可恢复正常。

（六）急性呼吸功能衰竭

多由于气体中毒引起的中枢性呼吸抑制，或由于吸入性损伤和肺水肿所致。

（七）合并伤

有爆震伤、挤压伤或头颅和肢体外伤等。治疗时应重视颅脑外伤的处理，易并发脑水肿而死亡。

四、现场救治

（1）事故发生后应迅速卧倒，脸朝下，胸部贴地面屏住呼吸。可减少暴露部位的烧伤、冲击波损伤、吸入性损伤和肺部爆震伤。

（2）卧倒后，尽量用衣物或其他物品将身体暴露部位遮盖，可避免烧伤或减少烧伤面积。有条件戴上口罩或用湿手帕掩住口鼻，以免吸入性损伤。如衣物着火，应就地滚动灭火。

（3）瓦斯燃烧后的空气常残留有毒气体，应迅速离开现场到通风地带，以免中毒。

（4）瓦斯爆炸的特点是烧伤创面一般较浅，但疼痛剧烈，且合并伤较多，抢救时必须注意。

五、治疗原则

（1）详细检查体表烧伤，判断有无吸入性损伤、各部位的爆震伤、挤压伤和其他复合伤等，并注意有无一氧化碳、二氧化碳、二氧化氮中毒表现。

（2）吸氧治疗：立即给予 100% 氧气吸入，或吸入含 5%~7% 二氧化碳的氧以刺激呼吸中枢，加速血中一氧化碳的解离。有条件的单位，建议行高压氧舱治疗。此外，应给予大量维生素 C、ATP、辅酶 A 等以促进细胞功能的恢复。有严重吸入性损伤的患者及时行气管切开及呼吸机辅助呼吸。

（3）瓦斯爆炸伤创面虽不深，但因爆炸导致创面上煤屑多，且部分嵌入组织内，清创时不要勉强将其移除（面部除外），以免增加创面进一步的损伤。创面采取暴露治疗较多。

(4)有精神症状的患者，可用配合镇静治疗，详见第十一章第一节"镇静镇痛治疗"。

(5)瓦斯爆炸多伴有复合伤，呼吸功能不全和头颅爆震伤较常见。输液扩容的同时，可适量给予溶质性利尿剂或用高张盐溶液以减少脑水肿的发生。

(6)治疗时注意保护创面。浅度烧伤创面行创面换药治疗(多种新型敷料)，并配合生长因子创面外用及全身应用生长激素针剂，促进创面愈合；深度烧伤创面可行早期手术治疗(扩创异种皮覆盖术，或切削痂微粒皮移植/自体皮移植术)。

(7)如伴有白细胞减少症，一般不需特别治疗。但如果持续时间较长而不缓解，可输注新鲜全血和白细胞悬液，并口服维生素 B4、维生素 B6、维生素 B12 及粒细胞集落刺激因子等，并加强全身抗感染治疗。

(闵维雄、王德运)

第六节　吸入性损伤

一、概述

吸入性损伤是烟雾和(或)热力引起的呼吸道甚至肺实质损伤，发病率和病死率都很高。

吸入性损伤的主要致伤因素是烟雾，烟雾除含炽热的炭颗粒外，主要因含有大量化学物质而致伤。一般吸入性损伤多发生在密闭的火灾现场，能同时吸入高热空气和烟雾，兼有热力与化学物质的损伤。吸入性损伤除气道的局部损伤外，还会迅速影响呼吸功能，甚至并发呼吸功能衰竭。

吸入性损伤所致的病理变化主要有 3 点：①气道损伤；②肺水肿；③肺萎陷或肺不张。继发感染后，导致各类感染性肺损害。

二、临床表现及诊断

(一)临床表现

(1)声嘶和喘鸣是早期最常见且最具诊断意义的症状，可出现刺激性咳嗽，呈"铜锣声"，并有疼痛感。

(2)呼吸增快是伤后早期症状，并发上呼吸道梗阻时可见吸入性呼吸困难，呼吸费力、鼻翼煽动，稍后并发呼吸功能衰竭时，呼吸浅快，频率可达 30~40 次/分以上，多伴有哮鸣音，伤后数小时可出现湿啰音。

(3)吸入性损伤早期可有意识障碍，轻者烦躁，重者躁动、谵妄，甚至昏迷，是缺氧的表现。

(4)烟雾吸入性损伤早期常伴有一氧化碳中毒。

(二)辅助检查

胸部 X 光片检查、计算机 X 线体层摄影(CT)与磁共振成像(MRI)、纤维支气管镜检查、支气管肺泡液的检查、呼吸功能检查等。其中纤维支气管镜可以观察自鼻咽部至四级、五级支气管黏膜的损伤情况，是目前诊断吸入性损伤最直接和准确的方法。

(三)临床分级

1. 轻度吸入性损伤

(1)病变限于口、鼻腔和咽部。

(2)临床可见含炭粒的痰液、鼻毛烧焦、口腔红肿、水疱，口咽部发红，舌或咽部可因炭粒沉着而发黑，可见鼻腔和咽后壁黏膜充血和肿胀，有时还可见溃烂和黏膜脱落，呼吸略快，喉部常有轻微疼痛和干燥感觉，或喉部发痒、干咳，一般没有声嘶，无呼吸困难。

(3)胸部体征阴性。呼吸功能多无明显异常，血气分析正常。

2. 中度吸入性损伤

(1)病变侵入咽、喉和气管。

(2)除可见轻度吸入性损伤的征象外，还常有声嘶、刺激性咳嗽、咳含炭粒的痰和上呼吸道梗阻症状，有的可咳出脱落的坏死黏膜，上呼吸道水肿，肿胀是进行性的，可发展成气道部分甚至完全阻塞，呼吸音粗糙，吸气困难并呈高调哮鸣声，可闻及湍流或喘鸣声，偶可听到干性啰音，但无湿性啰音。

(3)胸部 X 光片检查多正常，纤维支气管镜检查可见咽喉声带上部及声带水肿，气管黏膜充血、水肿、出血点甚至溃烂、脱落。

(4)血气分析因气道阻塞的程度而异，轻者多无异常，梗阻严重时可出现低氧血症和高碳酸血症，但解除梗阻后迅速恢复，接近正常。

3. 重度吸入性损伤

(1)病变可达支气管、细支气管，甚至深达肺泡。

(2)除有轻度和中度吸入性损伤的临床征象外，常有广泛支气管痉挛、小气道阻塞和肺水肿，迅速出现呼吸窘迫和低氧血症，常见带血丝、血性泡沫痰和脱落坏死黏膜。

(3)患者常显烦躁不安、意识障碍，甚至昏迷。

(4)伤后不久即可闻及干、湿啰音，多为双侧，严重时遍及全胸。严重者伤后 1 小时胸部 X 光片检查即可发现肺水肿影像，纤维支气管镜检查可发现细支气管黏膜充血、水肿、出血和溃烂。

(5)早期多有低碳酸血症，后期可有高碳酸血症。行人工气道后，低氧血症仍难以纠正。

三、治疗方法

(一)吸氧治疗

伤后立即给予吸高浓度氧，烟雾吸入性损伤患者，一氧化碳中毒是伤后早期缺氧和死亡的主要原因。有条件时，在开始时吸 100% 氧，尽快消除一氧化碳中毒和缺氧，

HbCO 降至接近正常后，可吸入低于 40% 的氧。

（二）保持气道通畅，解除气道梗阻

吸入性损伤伴面颈部深度烧伤者，出现以下情况时，则应考虑预防性气管切开。

（1）呼吸困难。

（2）出现梗阻性呼吸，吸气时出现哮鸣音、高调音等。

（3）$PaCO_2$（动脉血二氧化碳分压）持续低于 25mmHg 或高于 45mmHg。

（4）吸空气时 PaO_2（动脉血氧分压）低于 50~60mmHg，或吸氧气仍低于 70mmHg。

（5）呼吸频率持续超过 35 次/分。

（三）合理补液治疗

及时、有效地纠正休克，保证组织良好的血液灌流为目的，既不要有意限制补液量，也无需一定增加补液量。

（四）清除气道分泌物

（1）鼓励患者定期深呼吸及咳嗽，经常翻身，行体位引流，拍打以振动胸背部，以利痰液排出。

（2）经常清理口鼻腔分泌物。

（3）湿化气道是重要的治疗措施。一般可行雾化吸入，建立人工气道，可持续气管内滴入生理盐水。

（4）吸痰、气道灌洗是常用的有效措施。借助纤维支气管镜行肺内灌洗是目前治疗重度吸入性损伤的重要措施。它能较彻底地清理气道，保持气道通畅，防治肺不张，而且可以促进坏死黏膜脱落，减轻感染，有助于气道损伤的修复。

（五）药物治疗

可使用皮质激素、非皮质醇类抗炎药物、过氧离子清除剂和抗氧化剂、血管扩张类药物等。还可使用气道雾化吸入生长因子如表皮细胞生长因子等促进气道黏膜修复。

（六）肺部感染的治疗

肺部感染是吸入性损伤常见的并发症，是伤后发生急性呼吸衰竭的重要发病因素。常见细菌为铜绿假单胞菌、鲍曼不动杆菌、变形杆菌、克雷伯杆菌、金黄色葡萄球菌等。防治肺部感染是治疗吸入性损伤的重要组成部分。

（1）随时清理气道分泌物，必要时行肺内灌洗是防治肺部感染的基本措施。

（2）减少医院交叉感染，一切接触气道的操作与器械均须严格遵守无菌技术与原则。

（3）定期更换气管内导管。

（4）呼吸机的管道要常消毒。

（5）合理使用抗生素。早期可按经验使用抗生素，一般选用相对广谱抗生素。及时行气道分泌物细菌培养，根据细菌的敏感度采用针对性抗生素。

（七）机械通气

重度吸入性损伤并发呼吸衰竭时，一般通气治疗难以纠止低氧血症和通气障碍，机械通气是必须采用的治疗措施，而且要在出现明显呼吸衰竭以前开始应用。

(八)体外膜氧合器(ECMO)

体外膜氧合器的应用原理是将血液进行体外氧合，暂时替代肺的功能，避免机械通气进一步损伤肺组织，给损伤肺一段修复时间，同时便于局部处理(如大量液体灌洗等)。对重度吸入性损伤后气道损伤严重合并呼吸衰竭、一般机械通气无效者可应用ECMO。

(褚志刚、王德运)

第五章　特殊部位烧伤

第一节　手　烧　伤

一、概述

手是人类的劳动器官，因长期暴露在外，生产劳动和日常生活中容易被烧伤，且深度烧伤较为常见。双手虽占体表总面积的 5%，但结构精细，深度烧伤后常遗留瘢痕增生及畸形，对劳动与生活的影响非常大，因此患者手烧伤后应尽早最大限度地恢复和重建双手功能，减轻和防止残疾。

手功能重建的理想效果是使手的外观、形状、颜色、功能和感觉恢复。早诊断，早治疗，针对手的不同烧伤程度采用恰当的治疗方法是取得满意效果的关键。

二、临床诊断

手部烧伤程度的诊断参照烧伤深度与面积的诊断标准（详见第一章第二节、第三节）。

（1）病史：有损伤的外在因素：热力、电击、挤压、毁损伤及化学物质接触史、辐射线等照射等。

（2）临床表现：对手的损伤程度及预后的判断，以及手术方式的选择起重要作用。

（3）辅助检查：X 光片、核磁共振，了解骨骼及软组织的损伤程度；神经电生理检查，了解神经损伤情况及程度。

三、治疗原则

（一）一般治疗

烧伤后 4 小时内来院就诊的，应立即用冷水对创面进行淋洗、浸泡、冷敷，以减轻创面疼痛，防止热力继续损伤及减少渗出，温度以 5~10℃ 为宜，持续时间以冷源去除后患者感觉创面不痛为宜，一般为 0.5~1 小时。

（二）功能位置的支持与固定

（1）手背烧伤时，使腕背伸，掌指关节屈曲，诸指关节伸直，拇指关节外展。

（2）掌侧烧伤时，腕、指、掌指间关节均伸直。

(3)全手烧伤时，腕指微背伸直，掌指关节屈曲 80°~90° 位，指间关节微曲 5°~10° 位，处于手部的功能状态。

（三）非手术治疗

适应证：浅Ⅱ°创面、部分非功能部位的深Ⅱ°创面。

清洗创面后以包扎治疗为主，包扎疗法是用灭菌吸水的敷料或功能敷料包扎创面，使之与外界隔离，以保护创面。同时适当加压，使手处于功能位，抬高患肢、减轻水肿。同时可辅助应用扩管、活血药物，改善局部循环，促进创面愈合。并且鼓励手烧伤患者进行早期活动，防止肢体肌肉萎缩，肌腱粘连，关节僵化。

（四）手术治疗

适应证：深Ⅱ°创面至Ⅳ°创面。

1. 早期处理

（1）环形焦痂减张术：以防止创面继续加深，防止骨筋膜室综合征，以减少截肢率和截指率。检查环状焦痂的范围和肢体远端有无发绀、肿胀、麻木、苍白等血运循环障碍。（详见第十五章第二节"焦痂减张术"）

适应证：腕部，手背，大小鱼际处的环状焦痂，手指环状Ⅲ°烧伤以及指背Ⅲ°烧伤加手指掌面深Ⅱ°烧伤。

减张时间：伤后越早越好，在循环呼吸系统稳定、生命体征平稳的情况下也可急诊手术切痂植皮。

（2）抬高患肢，减轻水肿。

（3）防治感染。

（4）保持手功能部位。

2. 手部深Ⅱ°或偏浅Ⅲ°烧伤切/削痂+自体大张中/全厚皮片移植

适应证：

（1）手背、指背和腕部-鱼际区深Ⅱ°或浅Ⅲ°烧伤，根据术中切痂层次，不论在伤后早期或后期，均可施行浅筋膜层切痂。

（2）尤其是深Ⅱ°及浅Ⅲ°烧伤创面，估计难以自愈或自愈后易发生瘢痕增生者，应尽早行浅筋膜层切痂植皮术。

（3）削痂术适用于伤后早期创面。

3. 手部Ⅲ°烧伤切痂+自体大张中/全厚皮片移植或人工（自体）真皮+自体薄中厚皮复合移植

适应证：

（1）早期Ⅲ°烧伤，包括Ⅲ°烧伤边缘的深Ⅱ°烧伤区域。

（2）Ⅲ°烧伤溶痂后急性感染的肉芽创面，包括幼嫩的边缘愈合区域。

（3）指背烧伤焦痂下有残存的软组织，估计切痂后肌腱、骨关节不会外露者。

4. 切削痂植皮手术前后注意事项

（1）手背植皮边缘均应超过尺侧和（或）桡侧阴阳线，并呈锯齿状，防止手指尺偏或桡偏线性疤痕挛缩而导致功能障碍。

（2）术中及术后应避免在植皮的肢体上测量血压，以免影响移植皮片成活。

（3）切痂与削痂需灵活掌握，以尽量保留正常组织、减少出血为准，有时深Ⅱ°创面的浅筋膜层切痂出血量较削痂更少，肌腱外露的可能性更小。

（4）中厚皮片为最佳移植皮片，供区可自行愈合，且易成活，中厚皮含有真皮乳头，有弹力纤维，色泽和质地良好，修复后手功能及外形较好。

（5）术中尽量行指蹼成型，以舌状或三角状皮片插入形成指蹼，对于有残留部分正常皮肤指蹼的，应设计三角瓣形成新建指蹼的一部分。

5. Ⅳ°烧伤创面皮瓣覆盖术

适应证：毁及肌腱、骨关节的创面、手毁损伤，需要后期行肌腱、神经、骨移植的创面。

（1）指间关节及掌指关节背侧因软组织少，手背Ⅳ°烧伤时常伤及肌腱、指骨、掌骨和关节。Ⅳ°烧伤创面以皮瓣修复为主，较小的创面可行局部皮瓣或带血管蒂的岛状皮瓣转移，但易造成手外形的破坏，游离皮瓣也是非常好的选择，应根据患者的损伤部位及范围合理安排手术时间和修复方式。较大的创面或多处创面可用穿支皮瓣或腹部带蒂皮瓣（腹部任意皮瓣，旋髂浅动脉皮瓣，腹壁浅动脉皮瓣，脐旁动脉皮瓣）或游离皮瓣移植覆盖创面。若创面条件好，可一期行复合肌腱、骨瓣游离移植。

（2）对有肌腱部分坏死的创面，可予以清除明显坏死部分，保留间生态的部分，以保留部分功能；对于肌腱完全坏死的创面，则予以清除，断端原位固定，留待以后行脱细胞异体肌腱、自体肌腱移植重建。

（3）指间关节破坏的，可将指骨关节面咬除，行克氏针固定。有时可保留部分死骨、受损神经、肌腱等，皮瓣覆盖后作为支架有利于骨、神经的再生。

（4）根据创面情况也可选择人工皮或脱细胞真皮基质覆盖后负压引流，待创面肉芽形成后再行大张刃厚皮移植。这种手术缺点是对后期功能恢复不利，功能重建较难，应慎重选择。

（5）对于毁损严重，手术无法覆盖的创面，可行截肢、截指术，可安装义肢，或异体手移植，或以足趾代替。

四、康复锻炼

康复锻炼详见第十章的烧伤康复部分。包扎期间行姿势治疗，行抗挛缩位包扎，手背植皮后行屈曲位包扎，掌侧植皮后行伸直位包扎。

移植皮片完全成活后，应尽早行主动训练及被动训练，温水浸泡，支具固定等康复治疗，时间至少6个月到1年，尤其前半年的康复治疗对手功能恢复最为重要。

（余刚、王德运、张佳）

第二节　会 阴 烧 伤

一、概述

会阴部烧伤创面易被大小便污染，而且会阴部皮肤皱褶多，毛发、皮下脂肪、汗腺丰富，利于细菌寄宿繁殖，故会阴部烧伤较易感染。其感染菌种一般与粪便、尿液中的细菌一致，并因此扩散到其他烧伤创面。会阴部外形弯曲起伏，深度烧伤比较容易遗留瘢痕挛缩、粘连、畸形，通过积极的早期处理可预防或减轻瘢痕挛缩畸形。

临床表现及诊断同一般热力烧伤。

二、治疗方法

(一)非手术治疗

(1)充分暴露创面，两下肢外展成 45°～60°，臀部垫高，创面外涂磺胺嘧啶银糊或用其他外用护痂药物，保持创面清洁干燥。

(2)建议常规留置导尿管，减少创面局部感染机会。男性有包茎者必要时作包皮背侧切开以显露尿道外口。

(3)若创面焦痂开始溶解或创面不够清洁(特别是大便后)，可用外用消毒溶液清洗会阴，每日 3～4 次。局部潮湿、感染较重而全身烧伤面积不大的患者，可行浸泡治疗，同时清除坏死组织。

(4)由于会阴凸凹不平，烧伤深度多不均匀，切痂平面不易控制，手术出血较多，皮片不易固定，皮片存活率较低等原因，会阴深度烧伤一般不建议早期切痂植皮，而多采用蚕食脱痂疗法。

(二)手术治疗

局限于会阴而且明确的Ⅲ°—Ⅳ°烧伤及毁损性烧伤，可考虑做早期切痂，选择中厚皮移植或邻近皮瓣转移修复，可避免严重感染。深度烧伤创面不能自愈者，需在伤后 3 周左右肉芽创面形成后行游离皮片移植。术中将肉芽、坏死组织切削至筋膜平面。具体手术操作如下。

1. 阴茎

阴茎远侧 1/2 的Ⅲ°烧伤，可将包皮内板外翻，直接缝合创面。阴茎干全部烧伤者，可切除烧伤创面至筋膜层，使白膜外充分松解而不伤及海绵体，选择局部皮瓣转移修复(阴囊皮瓣或腹股沟皮瓣)。也可做整块植皮，皮片的接拢线在阴茎背侧呈锯齿状。龟头前端尿道外口周围Ⅲ°烧伤创面削痂，用刀片轻轻刮削创面或用纱布擦拭肉芽创面，用 3 块皮片从左、右、腹侧围植于尿道外口，不留空隙也不必缝合，术后多采用半暴露治疗。留置导尿管悬挂于前方正中央，避免摩擦、挤压皮片，皮片大多成活良好，足以防止尿道口狭窄。

2. 阴囊

阴囊皮肤皱缩，伸缩性大。小的Ⅲ°—Ⅳ°烧伤创面或肉芽创面可予以切除直接缝合；较大的全阴囊Ⅲ°烧伤创面可行切痂术，网状皮片或邮票状皮片移植。由于它有多层筋膜和睾丸重力作用，可抗皮片挛缩，能够使皮肤恢复柔软松动。

裸露的睾丸鞘膜能参与阴囊皮肤的上皮化。若睾丸、附睾仅部分烧伤，可刮除或削除已被烧坏的组织，在出血的新创面上植皮。即使睾丸大部分烧毁，也应保留残余部分，以维持内分泌需要。为了保护睾丸，局部没有软组织包埋时，可转移邻位皮瓣建造阴囊。

3. 大阴唇

Ⅲ°烧伤可予以剥痂植皮，保留可贵的脂肪垫，治疗效果多良好。重要的在于治疗过程中两腿分开，经常拨开大阴唇并放置油纱布隔开左右两侧，防止互相粘连。

4. 肛门区

用三大块植皮法，即在肛门两侧各移植(4~5)cm×(6~7)cm的皮片，肛门前面的会阴中部三角区移植一块皮片。皮片与肛管黏膜、肛门口皮肤移行区或肛门外残余皮肤缝接呈锯齿形，以防环状挛缩。烧伤毁及肛门外括约肌者，可予以切除，并可将环状外括约肌完全切断一处，不会造成大便失禁。

(三)注意事项

1. 做好术前、术后处理

肛门区植皮者，术前2天进无渣的流质饮食，术前晚及术日晨作清洁灌肠。术毕将留置导尿管固定缝合于龟头或阴唇上。肛门口植皮者，可术后吃无渣的流质饮食4~5天，并服用药物控制排便。

2. 预防畸形

会阴部烧伤愈合过程中小心注意臀沟两侧的粘连愈合，形成蹼状瘢痕，甚至假性肛门或阴道闭锁。伤后应外展双下肢，臀沟部放置引流物。创面愈合后要加强锻炼，防治创面瘢痕增生。

(褚志刚、王德运、张佳)

第三节　眼　烧　伤

一、概述

眼烧伤常见原因为热力烧伤和化学烧伤。烧伤的部位可发生在眼睑、结膜、角膜甚至全眼球。眼烧伤不仅造成局部组织的损害，较重的病例还能引起全身变化。因此，治疗时既要重视局部处理，又要注意全身治疗，对于严重烧伤并发眼部烧伤者则更应注意。

二、眼睑烧伤

(1)临床表现及诊断同一般热力烧伤。

(2)浅度烧伤的处理：主要是防止感染，促进愈合。采用暴露疗法，以便于及时清除创面脓液，防止其流入眼内，引起结膜炎或角膜炎。局部可涂有效抗生素药膏，避免使用对眼球有刺激的药物。

(3)深度烧伤处理：病情允许时，早期切痂中厚皮或全厚皮植皮，切痂范围宽一些，避免皮片收缩后影响眼睑闭合。早期未切痂者，及早脱痂、植皮。

(4)对角膜暴露者，需注意保护眼球，防止发生暴露性角膜炎及眼内感染。经常清除眼周创面分泌物，生理盐水冲洗结膜囊，抗生素眼药水点眼，睡前涂抗生素油膏。角膜暴露者，可用油纱布覆盖眼球。

三、眼球烧伤

(一)临床表现

疼痛、流泪、畏光、睁不开眼睛、异物感及视力减退等。

(二)专科检查

(1)轻度：部分结膜充血、水肿，部分角膜上皮脱落、荧光素染色。

(2)重度：结膜坏死，呈灰白色，看不见血管网，角膜深层混浊，表面被盖薄膜，深层似毛玻璃状，瞳孔隐约可见。

(3)特重度：结膜凝固性坏死，角膜似白瓷样，感觉消失，瞳孔不现，伤后立即或数日后破溃，眼球内容物脱出，可并发严重的化脓性葡萄膜炎。

(三)治疗方法

(1)急救处理：急救时在受伤现场就地取材，用自来水、井水及清洁的河水等清洗双眼，冲洗时间不少于 30 分钟。伤员抵达医疗单位后，碱性烧伤双眼者可再用 3%硼酸、0.5%醋酸或 1%乳酸等溶液冲洗(选用其中一种)；酸烧伤者可再用 2%碳酸氢钠溶液冲洗。

(2)移除眼内异物：在局部表面麻醉下进行，用浸湿的棉签轻轻移除异物。

(3)及早应用抗生素眼药水滴眼，防止感染。一般 1~4 小时滴眼 1 次，期间并涂抗生素油膏。感染严重时，可于结膜下注射抗生素。

(4)自身血清的应用：伤后 3 天开始应用，每 1~4 小时滴眼 1 次，每次 1~2 滴。它能起到稀释代谢产物，加速角膜周围血管网的恢复、改善角膜营养、促进组织再生的作用。

(5)1%阿托品液或油膏点眼散瞳，每日 3~4 次，防止并发虹膜睫状体炎。

(6)肾上腺素皮质激素可阻止血管新生，但对角膜溃疡愈合不利，应慎用。

(7)结膜深度烧伤者，应注意防止睑球粘连，每日用玻璃棒分离粘连处 2~3 次。

(8)维生素 A、C、D 滴眼或应用血管扩张剂减轻结膜缺血、改善角膜营养、减轻组织坏死。

(9)抑肽酶结膜下注射，每日 500~1000U，减轻蛋白溶解酶的损害，也可使用胶原酶抑制剂，可选择的胶原酶抑制剂有乙酰半胱胺酸、依地酸钠、10%枸橼酸滴眼液等。

（10）对于部分结膜坏死面积较大，虹膜血运较好的病例，可行自体结膜或羊膜移植或联合移植。

（褚志刚、王德运、张佳）

第四节　头面部烧伤

一、头皮烧伤

(一)概述

头皮较厚，血供丰富，加上皮肤附件密集而深，故生长能力强、愈合快。另一方面，细菌隐匿于附件，烧伤后极易感染，头发虽剪短，但仍不易引流通畅。头皮Ⅲ°烧伤治愈后必然造成秃发，而头皮Ⅱ°烧伤的治疗主要在于防治感染和保护毛囊，尽量避免治愈后出现秃发。

作为天然自体皮库的头皮供皮区，遭受烧伤与否，深浅度如何，还涉及大面积烧伤患者的植皮手术供皮区并影响到预后。因此，保护未被烧伤的头皮和使浅Ⅱ°烧伤头皮及时愈合，对患者的救治极为重要。

(二)临床表现及诊断

头皮烧伤的临床表现及诊断同一般热力烧伤。头部烧伤注意剃除头发后再行创面检查，以避免漏诊。

(三)创面治疗

（1）处理头皮烧伤的重点是创面的清洁，应及时剃净烧伤部位及其周围的头发，避免烧伤头皮长期受压。

（2）Ⅱ°创面，创面一般外用磺胺嘧啶银糊或其他外用药物，如生长因子凝胶等行暴露疗法，头部深Ⅱ°创面也可行早期薄层削痂后包扎治疗，避免感染，可加速创面愈合。

（3）Ⅲ°创面，单纯头皮烧伤，早期切痂植皮，创面局限者可行局部皮瓣转移，较小Ⅲ°创面经局部皮瓣转移后可直接闭合创面，较大者可取其他部位薄皮片移植于皮瓣供区。

（4）烧伤深达颅骨者：

①若外板裸露区面积较小，可直接行局部头皮瓣覆盖；

②外板裸露区面积稍大，而且周围头皮良好者，可做头皮扩张术，利用扩张后的头皮皮瓣，覆盖外板凿除后的颅骨创面，避免遗留秃发问题；

③头部大范围Ⅳ°烧伤致颅骨大面积暴露时，可早期行游离皮瓣移植，通常选用股前外侧皮瓣、背阔肌肌皮瓣或腹部皮瓣，Ⅳ°烧伤创面范围特别大时也可行大网膜游离瓣移植后再行植皮覆盖创面；

④如果外板裸露区面积过大，不适合行皮瓣覆盖创面，或者没有行游离皮瓣移植的

条件时，也可行颅骨密集钻孔，必要时结合局部负压引流术，等待创面长出肉芽组织后再植皮覆盖创面。

（5）若颅骨毁损达内板形成全层缺损，则视缺损面积大小、创面感染程度、技术与设备条件，酌情选用下述方法：

①直径5cm左右的全层缺损，无明显感染，可凿取或锯取邻近健康颅骨外板，带骨膜移植至内板缺损区，然后移转邻近头皮皮瓣覆盖植骨区。供瓣区皮片移植。

②全层缺损6cm以上，可选用邻近头皮瓣、带蒂下位斜方肌肌皮瓣或游离皮瓣覆盖。颅骨缺损区二期植骨修补或其他代用品修补。

③如果有感染或肉芽，可在硬脑膜上植皮，日后再考虑其他方法修复。

二、颜面部烧伤

（一）概述

颜面部血运丰富，Ⅱ°烧伤后只要采取适当的处理方法，多数能在2~3周内痊愈。Ⅲ°烧伤则需要经过焦痂清除和创面植皮阶段。

（二）临床表现及诊断

颜面部烧伤的临床表现及诊断同一般热力烧伤。

（三）治疗方法

（1）中小面积烧伤早期冷水湿敷，可用10℃以下的冷水持续湿敷1小时以上，可起到减轻疼痛和防止或减轻组织继续损害的作用。

（2）部位局限的面部Ⅱ°烧伤，如果方便包扎，可首选包扎疗法，清创后以凡士林油砂布、含银敷料等外敷包扎，也可加用生长因子凝胶以促进创面愈合，减少愈合后色素障碍及瘢痕形成的风险，一般每日或隔日更换一次敷料，后期若创面干燥，内层敷料紧贴，可改行半暴露疗法直至创面愈合，内层敷料自行脱落。

（3）创面较大时，可采用半暴露或暴露疗法，使用外用生长因子类药物促进创面愈合。因面部血运丰富，创面愈合相对较快，磺胺嘧啶银糊暴露有加深创面、致色素沉着的副作用，故一般不建议使用。同时要经常清洁五官，及时清除五官分泌物，防止创面感染，影响愈合。

（4）面部Ⅲ°烧伤，一般采用暴露疗法处理创面，伤后2~3周溶痂时，清创后行分区大张中厚或全厚皮移植术。面部Ⅳ°烧伤一般采用游离皮瓣移植覆盖创面。

（5）面部烧伤采用暴露或半暴露疗法时，可以表皮生长因子水剂，每1~2小时做一次外用喷洒以保持创面湿润，并促进创面愈合。

（四）注意事项

（1）不宜应用具有刺激性、带颜色的药物处理创面，以免引起疼痛、加深创面、影响诊断判断及引起色素沉着等。

（2）注意创面愈合前后不宜搔抓皮肤，否则易引起瘢痕增生。

（3）创面愈后早期要防止紫外线照射，炎热夏天避免强力日光暴晒。

三、耳廓烧伤

(一)概述

耳廓部位暴露,易遭受烧伤。耳廓位于人体表面,是影响美容的重要因素。耳廓皮肤薄嫩,皮下组织少,中间有弹性软骨,深度烧伤时常伴有软骨烧伤。因烧伤损害了耳廓的血液循环导致耳软骨血供减少,耳廓烧伤易并发化脓性耳软骨炎,可导致耳廓塌陷、畸形的严重后果。

(二)临床表现及诊断

耳廓烧伤的临床表现及诊断同一般热力烧伤。

(三)治疗方法

(1)剃净耳廓周围头发,经常清理积存于耳甲腔内的积液,保持干燥,防止感染。

(2)创面处理清创后一般采用暴露疗法,浅Ⅱ°及深Ⅱ°耳廓烧伤可酌情采用暴露、半暴露或包扎疗法,结合使用生长因子类药物,争取尽快自行愈合。深Ⅱ°创面也可外涂磺胺嘧啶银糊或用其他外用促成痂药物,保持创面干燥,争取痂下愈合。Ⅲ°创面一旦肉芽形成,应及时行薄皮片移植术,以免导致耳软骨炎,Ⅳ°耳廓烧伤可行颞筋膜瓣转移覆盖,其上行自体大张薄皮片移植。

(3)防止耳廓受压,可使用纱布垫圈等辅助工具。

(4)痂皮分离时,可用磺胺嘧啶银霜半暴露外敷促使其迅速分离脱落,要及时清除松动痂皮,引流痂下积液。痂皮脱落后,可采用油纱半暴露或局部使用异体皮、异种皮、生物敷料等覆盖,也可继续使用磺胺嘧啶银霜半暴露外敷处理。

(5)深度创面肉芽形成后,可采用自体薄层皮片移植覆盖创面。

四、化脓性耳软骨炎

(一)概述

化脓性耳软骨炎是耳廓烧伤的常见并发症。感染是导致化脓性耳软骨炎的直接因素。而烧伤后组织水肿及焦痂压迫影响耳廓血液循环、局部创面处理不当等是导致化脓性耳软骨炎的重要诱因。

(二)临床表现

(1)常发生在伤后2~3周。

(2)早期表现为外耳持续剧烈疼痛。

(3)局部红肿,压痛明显,随着病情的发展,局部变软,有波动感。

(4)常伴有发热、白细胞增高、精神差等全身表现。

(三)诊断

出现外耳肿胀、疼痛和压痛时结合病史即可诊断。

(四)治疗方法

关键在于早期诊断,早期处理。

(1)及时切开引流,切口保持足够大,防止切口过早封闭,保持引流通畅。

（2）耳软骨炎多由金黄色葡萄球菌感染引起，一般全身应用去甲万古霉素或其他敏感抗生素控制感染，也可根据药物敏感试验采用敏感抗生素。

（3）彻底清除坏死软骨，切除范围要超过坏死软骨区域，包括部分正常软骨，防止复发。

（4）如为全耳化脓性软骨炎时，沿耳轮纵行全长切开。伤口内可用碘伏或抗生素纱条引流，每日换药保持引流通畅。

（5）可配合微波治疗，改善局部血液循环。

（6）及时手术清除坏死耳软骨，缝合封闭创面，少量耳软骨暴露时清创后也可以薄皮片覆盖外露的耳软骨，有可能存活，及时封闭创面。

（五）注意事项

化脓性耳软骨炎一旦发生，治疗比较困难，极易遗留小耳畸形，影响患者容貌，因此需积极做好预防工作。

（1）注意防止耳廓受压，使受伤耳廓悬空。

（2）加强耳廓烧伤护理，保持局部干燥与清洁。

（3）保持焦痂完整，防止耳软骨暴露，Ⅲ°焦痂脱落后及时移植自体皮修复创面。

（4）创面分泌物较多或痂下有积液时，积极促使痂皮脱落。

（褚志刚、王德运、张佳）

第五节　消化道烧伤

一、概述

消化道烧伤以口腔、咽、食道、胃等上消化道烧伤为主，罕见下消化道烧伤。分热力烧伤和腐蚀性化学（强酸、强碱、百草枯、高锰酸钾等）烧伤，临床上较少见。临床上有时不能马上确认化学药品的性质，消化道又具有特殊性，存在急救措施不到位、专业救治力量薄弱等问题，烧伤的面积和深度往往无法评估，导致临床治疗较为棘手，易并发严重并发症，甚至危及患者生命。因此消化道烧伤治疗的关键在于早期诊断，早期处理。

二、临床表现

（1）疼痛：吞食腐蚀剂后会立即出现唇、口腔、咽部、胸骨后及上腹部疼痛。

（2）口腔、咽部症状：咽部、悬雍垂、会厌、两侧扁桃体可能充血、肿胀。

（3）吞咽困难及呼吸困难：烧伤处水肿和肿胀，会出现吞咽困难和分泌物集聚，可能会因水肿造成呼吸道梗阻。

（4）呕吐。

（5）黑便：消化道烧伤后易出现消化道黏膜炎症、糜烂及溃疡。

（6）中毒表现：有毒的化学制剂吸收可能出现特定的中毒症状。

（7）休克表现：化学药物吸收引起全身多系统功能受损。

（8）并发症：①继发感染；②在受伤1周后发生食道或胃穿孔，若穿向纵隔，发病急骤，出现严重胸痛；③窒息；④食道狭窄，幽门梗阻，消化道损伤后纤维组织增生，最终导致瘢痕性狭窄；⑤影响小儿生长发育。

三、诊断

消化道烧伤损伤程度、损伤性质不同，临床表现不一，诊断较为困难。

（1）询问病史：所有患者均应就诊，采集病史，包括所服腐蚀剂的种类、时间、浓度和量。

（2）体格检查：体检发现口咽部有烧伤表现，喉头水肿、休克、胃穿孔急腹症等。

（3）内镜检测：但有时口咽部有无烧伤表现不一定能证明食道有无烧伤，故需通过内镜检查损伤程度及范围。

（4）食管造影或吞食钡餐：晚期做食管造影能明确狭窄的部位和程度。

（5）生化检查：了解重要脏器损伤程度。

四、治疗原则

（1）判断患者一般情况，必要时行气管切开，尽快建立静脉通道。

（2）口服蛋白水、植物油稀释所吞咽的化学制剂，不能用弱酸或弱碱溶液进行中和，易造成二次损伤。对于幼儿，最好用有缓冲作用的牛奶，牛奶有包被和润滑黏膜的特点，还可代替组织蛋白来承受腐蚀剂的破坏作用，但服奶30分钟内会影响食道镜的检查结果，积极处理并发症，包括喉头水肿、休克、胃穿孔、纵隔炎。

（3）禁行洗胃，易造成穿孔。

（4）制酸治疗同时给予抗炎、补液、营养、对症、支持、促愈等综合辅助治疗。

（5）早期置管也是防止管腔狭窄的重要措施之一。腔内置管有助于食管腔内开放状态下上皮生长，利于创面修复，减少因进食、进药等对食管创面的二次损伤，增加患者的营养，进一步有利创面的修复。应尽早进行插管，据文献报道，消化道烧伤后尽早置管，避开坏死组织脱落期(伤后5~15天)，以免增加穿孔危险性。拔管时间以带管吞咽无症状为准。若发生食道狭窄，伤后2~3周行食道扩张治疗。严重的需手术治疗，以胃、空肠或结肠替代食管。

（6）激素：有食道损伤即开始给皮质类固醇治疗。如能口服，可口服强的松60mg/日，每日分4次，连用4日后减量。若炎症消退，2~3周后可停药。

（7）抗感染治疗：选用广谱抗生素。

（8）营养：留置十二指肠造瘘管，观察肠道病情变化并注入营养液，有利于食道功能的恢复并增强患者的抗病能力。

（余刚、王德运、张佳）

第六章 小儿及老年烧伤

第一节 小儿烧伤的特点

小儿烧伤,是指 12 岁以下的儿童烧伤。武汉市第三医院烧伤科的小儿烧伤患者占总住院烧伤人数的 44%~50%。1~5 岁的小儿最易受伤,占整个小儿烧伤的 2/3 左右。5 岁以后,烧伤的发生率明显减少。

一、小儿生理特点

掌握小儿的生理特点,对指导小儿烧伤的诊疗有重要意义。

(一)小儿皮肤特点

小儿皮肤嫩、薄且附件少,因此不能耐受烫伤,对成人不一定能造成损伤的热水,对小儿有可能造成烫伤。小儿Ⅱ°烧伤极易因感染而转变成Ⅲ°烧伤,切取皮片过厚也容易造成供皮区不愈合或者瘢痕愈合。

(二)小儿神经系统

小儿体温调节中枢发育不成熟,体表面积较成人相对大,皮肤较薄嫩而柔软,真皮层较薄但血管较丰富,皮肤的含水量较成人多,汗腺发育又不健全,故小儿体温易随环境温度改变而变化。因此,加强小儿烧伤病房和手术室的适度保暖非常重要。

(三)小儿体表面积与体重的比例

小儿体表面积与体重之比较成人的大,如新生儿体重是成人的 1/20,身高是成人的 1/3.3,体表面积是成人 1/7。如按千克体重计算,1 岁小儿体表面积为 $0.046m^2/kg$,13 岁以后则为 $0.032m^2/kg$。许多生理指标,如心输出量、基础代谢、潮气量、肾小球率过滤、血容量等都与体表面积关系密切。

小儿体表面积可按公式概略计算:小儿体表面积 = (年龄+5)×$0.07m^2$。

(四)小儿呼吸系统

小儿呼吸频率快,新生儿 40~48 次/分,1~5 岁为 25 次/分,8~12 岁为 20 次/分。1 岁以下为腹式呼吸;1 岁以后逐渐呈胸式呼吸;4 岁以后以胸式呼吸为主;7 岁以后才与成人一样。因此对小儿胸腹部创面的包扎不宜过紧。

小儿呼吸功能较成人差,肺泡发育至 2 岁才健全。若发生缺氧或其他特殊情况,只能通过加快呼吸频率来增加通气量,因此当呼吸增加到 60~80 次/分,较容易引起呼吸肌的疲劳而导致呼吸衰竭。

(五)小儿循环系统

新生儿全身血量约300mL,占体重的10%,2~3岁时占体重的8%。小儿总血量少,所以少量出血即可引起休克。新生儿血液分布表现为内脏多,躯干四肢少,肝脾较多。四肢遇冷容易发凉,手足呈青紫色。小儿心率快,安静状态下,新生儿心率是110~140次/分。恐惧、哭闹时,心率短暂达到180~194次/分钟,并不一定有特殊疾患。而作为休克的症状,心率增快仍应给予足够的重视。

(六)小儿细胞外液量

婴幼儿细胞外液量较大,占体重的25%~47%,并随年龄的增长而逐渐降低。小儿皮肤不显性失水量大,婴儿每天失水约30mL/kg,大汗时可达130mL/kg,因此小儿需水量较多。婴幼儿血清电解质和晶体渗透压大约与成人相同,但血清氯离子浓度较高,可达110mmol/L,容易发生高氯性酸中毒,也容易发生代偿性呼吸性碱中毒;婴幼儿对酸和碱的调节能力较差。

(七)小儿泌尿系统

小儿的膀胱容量为50mL,1岁时200mL,10岁时为750mL,15岁时能达到1500mL。男孩尿道在1岁时为5~6cm,性成熟期长约12cm。女孩出生数月时,尿道仅长1cm,以后增至3~4cm。小儿正常尿量,1岁以内为8~20mL/h,1~4岁为20~24mL/h,4到7岁时为24~28mL/h,7到12岁为28~33mL/h。

新生儿的肾脏浓缩和稀释能力较低,对水的负荷、利尿反应较差,尿浓缩只能到800mosm/kg·H_2O,而大龄儿童及成人尿量浓缩能达1200~1600mosm/kg·H_2O。当仅血液的晶体渗透压增加时,小儿血浆渗透压不能相应增高,输入过多的钠盐容易发生高血压、肺水肿和脑水肿。特别是新生儿肾脏排泄钠和氯的能力更差,仅为成人的1/5。同时精氨酸血管加压素分泌少,肾曲小管对其敏感性也差,排水多于排钠,所以婴幼儿在发热、呕吐、腹泻时易造成脱水。婴幼儿肾血流量低,肾小球滤过率也低,当血容量减少时,易引起肾脏损伤。1岁以内婴儿的肾脏回吸收葡萄糖的功能差,如输入葡萄糖过多过快可出现尿糖,而且易发生血液低渗。1岁以后肾功能才逐渐完善。

(八)小儿消化系统

新生儿胃贲门较大且括约肌不发达,而幽门及幽门括约肌发育良好,所以新生儿易呕吐。小儿肠壁薄黏膜血管丰富,渗透性高,吸收率也高。一旦胃肠道感染,毒素易进入血液循环引起中毒性腹泻和肠功能紊乱。小儿的消化系统对糖和蛋白质的消化较好,对脂肪处理能力较差,故不宜给予过多的脂肪。烧伤后需增加营养,倘若进食过多,则不能消化吸收,常导致腹泻。

(九)小儿免疫系统

新生儿的免疫系统发育不完善,包括调理素、补体不足,中性粒细胞对趋化反应微弱,细胞免疫发育不良等。所以新生儿易发生感染,并且炎症不易局限。新生儿只有IgG抗体,没有IgM抗体,因此对革兰氏阴性杆菌感染等无保护作用。小儿对细菌的易感性比成人高。

(十)小儿代谢率

小儿营养需要量大,每千克所需的热能和蛋白质均比成人高,1岁以内小儿每日需要热能 13.15kJ(55kcal)/kg 和蛋白质 2.37~3.59g/kg。

(十一)小儿药物耐受性

新生儿肾脏对药物排泄功能差,应用肾毒性抗生素时必须慎重,应勤查尿常规,并密切监测肾功能变化。由于婴幼儿尿多,药物自肾排泄也快,所以给药间隔时间较成人缩短。

氨茶碱很容易引起新生儿中枢兴奋,吗啡对婴儿呼吸中枢有明显抑制作用,婴儿对巴比妥的耐受性比成人好。因新生儿葡萄糖醛酸转移酶不足,不能和氯霉素接合,所以容易发生氯霉素中毒。

以往习惯按小儿体重计算剂量的用药方法,实际上不够准确。因为小儿每千克体重的体表面积大于成人,应当根据小儿体重体表面积和成人用药剂量的关系按下列公式计算较为合理:

小儿用药剂量=小儿体表面积/1.73(成人体表面积)×成人用药剂量

但是在实际临床中要依据药物说明书,以小儿体重计算药物剂量,给药方法。切记不能超剂量用药。

二、小儿烧伤的临床特点

(一)小儿烧伤的创面特点

(1)应该仔细询问病史,包括受伤经过及致伤源的性质,例如,同为热粥烫伤,其深度又可因热粥的温度、黏稠度、接触时间和部位的不同而有区别。

(2)由于小儿皮肤娇嫩,真皮层薄,故热力易穿透至深层组织,有时临床上开始时仅表现为Ⅰ°烧伤,但经过 6~12 小时后创面肿胀,随着渗出增加,出现水疱,即成Ⅱ°烧伤表现,故对小儿烧伤创面需做动态监测,核实面积、深度。

(3)同样临床表现的创面,小儿创面实际深度较成人的偏深,但愈合时间可能较成人短。

(4)寒冷和哭闹情况下,末梢血管收缩,可能影响创面的温度与色泽,容易使创面估计偏深。

(5)对较大年龄的儿童来说,也存在皮肤因部位不同而有厚薄不一的差异,如手掌、足底、背部、臀部等皮肤稍偏厚,肢体内侧、会阴、腋下的皮肤偏薄。

(6)对一些石灰或者强酸、强碱等烧伤,往往诊断开始时会对创面估计偏浅。

(7)接触高压电烧伤时,其潜在的实际烧伤面积和深度往往远较表面所显示的要大而深,在估计伤情和治疗上应注意。

(8)某些小儿的咽喉部的烫伤不一定同时具有体表烫伤,故对每个头、面、颈、前躯烫伤的患儿在估算面积和深度时应仔细检查口腔和咽喉。

(9)烧伤后即使是在同一条件、同一部位,其深度也不可能是很均匀一致的。如Ⅲ°中可能夹杂着深Ⅱ°,深Ⅱ°中可能夹杂着浅Ⅱ°。因此在创面处理,特别是在手术处理时要求全面考虑，以便选择最佳方案。

（10）所有创面均可因受压、感染而加深，最后均应根据实际情况修正深度诊断。

（二）小儿烧伤休克临床特点

小儿烧伤休克的发生率随烧伤总面积而增加；患儿的年龄越小，发生率增加；有头面部烧伤者更容易发生。休克有以下症状。

（1）口渴、呕吐、烦躁、尿少，常有面色苍白、高热、惊厥、抽搐、四肢冰冷、皮肤花斑状甚至发绀，毛细血管充盈、反应迟缓，甚至全身蜡黄，并间以青紫斑，脉快而细（可增至180~200次/分）。呼吸有时可达60次/分以上，血压降低（甚至测不出来）。严重者心音变钝，心率减慢，继而迅速出现呼吸循环衰竭而死亡。

（2）发展快，预后差，休克死亡率也较成人高。

（3）寒冷往往加重休克。

（4）哭闹严重，需与休克的烦躁不安鉴别。严重者发展至神志淡漠。

（5）尿量<1mL/（h·kg）。

诊断依据：尿量减少、烦躁不安及皮肤颜色的变化。

（三）小儿烧伤脓毒症的临床特点

（1）体温：体温骤然升高，或持续高烧40℃以上，或骤然下降至36℃以下者，则有诊断意义。持续低体温往往是严重脓毒症病情严重的表现，其致病菌以革兰氏阴性杆菌居多。

（2）呼吸：呼吸改变较体温、心率变化更有诊断意义，比心率改变早，开始浅而快，可达50~60次/分，进而为呼气延长性呼吸费力、呼吸窘迫或呼吸停顿等。点头呼吸、张口呼吸或抬肩呼吸则表示脓毒症已到了晚期。

（3）心率增快：患儿安静入睡时心率持续数小时达160次/分以上。

（4）精神症状：6个月以内的婴儿表现以抑制为主，有时也可表现为兴奋、烦躁不安、原因不明的哭闹、摸空、摇头、四肢乱动或持续不断的细微颤动、惊厥。3岁以上儿童则可出现幻觉、幻视、迫害妄想或者贪食等成人常见的脓毒症的精神症状；也有表现为持续癫痫状态者。

（5）消化系统症状：出现早，常见，初起多为腹胀、食欲缺乏、厌食、呕吐、腹泻，每天数次，甚至数十次，大便稀薄，含黏液较多，但多无脓血。镜检可见少量血细胞及吞噬细胞。肠鸣亢进，重症者可出现肠麻痹，腹胀如鼓，胃扩张，严重脱水与酸中毒。

（6）舌象：舌质红绛、青紫，舌苔黄焦、焦黑或光剥、少津、干裂芒刺。

（7）皮疹：皮疹、淤斑、出血点及荨麻疹等较成人烧伤脓毒症时常见。金黄色葡萄球菌感染还可引起猩红热样皮疹。

（8）创面变化：创面及创缘出现炎性水肿，脓疱疹，血管栓塞，肉芽创面污秽、暗晦或创面生长停滞，创面加深，坏死斑形成，坏死斑较成人多见。创面和邻近烧伤的皮肤均可出现出血性坏死斑，坏死斑中细菌密集在血管外膜和肌层中。临床上出现坏死斑，一般表示烧伤脓毒症晚期。

三、伤情估计及诊断

(一)烧伤面积及深度诊断

因为伦勃氏法计算烧伤面积更精确，故烧伤专科一般采用此方法，详见第一章。

(二)严重程度分类

小儿烧伤严重程度分类标准如下所示(为1970年全国烧伤会议通过)。

轻度烧伤：总面积为5%以下的Ⅱ°烧伤。

中度烧伤：总面积为10%~15%的Ⅱ°烧伤，或5%以下的Ⅲ°烧伤。

重度烧伤：总面积为15%~25%，或Ⅲ度烧伤为5%~10%的烧伤。

特重度烧伤：总面积为25%以上，或Ⅲ度烧伤为10%以上并有以下合并症的发生，包括吸入性损伤、营养不良、消化不良以及电烧伤、化学烧伤等。

此外，小儿若有以下情况，吸入性损伤，同时有其他合并伤、营养不良、消化不良、未成熟新生儿或发育不良者，伤时或者伤前1~2周健康情况不良者，某些接触毒性大、化学物有吸收中毒可能的化学烧伤，以及要害部位的电烧伤，或化学烧伤等，虽烧伤面积甚小，也应视为重度或特重烧伤。总之，对小儿的伤情应有充分估计，即使是中小面积的烧伤也不可忽视。

(刘淑华)

第二节　小儿烧伤的治疗

一、院前急救

(1)小儿发生烧伤后应立即脱离致伤源，伤后半小时内用清水局部冲洗或浸浴可减轻热力损伤深度，并且有良好的止痛、减轻水肿作用。

(2)了解伤情及受伤部位，全面检查受伤部位，对受伤情况进行初步诊断。

(3)就近急救。明确吸入性损伤的立即行气管切开。对烧伤面积超过5%TBSA的患儿，应尽早建立静脉通道，进行液体复苏。

(4)暂时不要去除烧伤创面疱皮或水疱(较大水疱可在基底处放液)，可以很好地覆盖、保护创面。

(5)对污染严重的创面，进行彻底清(冲)洗(清洗时用浓度较低的洗必泰液，可减轻患儿疼痛)。

(6)创面可暂时用纱布、干净衣物包裹保护创面。减少患儿哭闹，稳定情绪。

(7)创面尽可能保持清洁，做好正规治疗的准备，病情稍稳定后转入正规医院就诊。

二、院内治疗

(1)建立静脉通道，烧伤液体复苏(详见本章第三节)。

（2）保持呼吸道通畅，必要时行气管切开及机械通气。

头面部烧伤的患儿早期往往水肿严重，甚至可因肿胀压迫气管引起呼吸困难。特别是火焰烧伤时，患儿常因恐惧大声呼喊致使烟雾吸入较多，加重吸入性损伤。临床表现为烦躁不安，呼吸增快，40 次/分以上，氧饱和度低于90%以下，伴有呼吸困难者应立即行气管切开。胸部环形焦痂影响呼吸者，应及时行切开减张术，并注意防止镇静剂过量引起的呼吸抑制，影响呼吸交换。

小儿气管切开时应注意气管的解剖与生理特点：

①气管切开的位置应比成人低，以在第四、第五气管环之间为宜。

②气管套管的选择应根据患儿年龄，或参考患儿小指和小指指甲大小而定。根据患儿小指和小指指甲选择气管套管号的公式如下：

$$外套管号 = （患儿小指指甲宽度+1.4）mm$$

或

$$外套管号 = （患儿小指末节宽度-1.2）mm$$

当患儿出现呼吸困难，呼吸次数超过 35 次/分，出现低氧血症，PaO_2 低于 60mmHg 时，应尽早进行机械通气。

小儿气管切开后应注意：

①婴幼儿气道黏膜腺体因发育不完善而分泌不足，故在气管切开后可因气道干燥使分泌物变得更黏稠而致气道阻塞；

②目前临床常用的小儿气切套管均无内套管，因管径很细，如分泌物长期附着未清除，干燥后更易堵塞人工气道，造成窒息。故在气管切开后，需常规予以气道湿化，必要时行气道灌洗，定期更换气管套管。

（3）小儿创面处理：同成人，但应考虑以下 4 个特点。

①小儿体温中枢不稳定，对周围环境温度调节不如成人，高温季节如无空调时不宜大面积过厚包扎。

②创面用药浓度和用药面积不宜过大。

③小儿烧伤感染创面的处理，需及时清除坏死组织。

④小儿正处于生长发育阶段，相对来说生长能力强，其创面愈合能力较成人迅速。

创面治疗方法如下所示。

①暴露疗法：头面部及会阴部创面多采用暴露疗法，但注意保暖、制动、避免受压，使用"大字板"床或悬浮床。面部创面尽可能避免使用磺胺嘧啶银制剂，患儿搔抓创面有可能导致患儿角膜溃疡。

②包扎疗法：要注意对小儿包扎时的松紧度，不能影响呼吸及肢体的血运循环，勤于更换敷料，及时检查创面情况。

③手术治疗的适应证同成人，但是需注意：对明确诊断为Ⅲ°—Ⅳ°功能部位的创面，提倡早期手术；非功能部位的浅度与深度混合创面有时可采用保守治疗，待大部分创面愈合后，少数深度创面肉芽形成后再行植皮术，可减少植皮面积，对于新生儿及低幼儿童等手术耐受力差的较为合适；小儿头部供皮区应用较多，注意取皮的深度，行头

皮下充填，避免出血过多及取皮过深。

（4）小儿烧伤感染的处理。

①由于小儿发育不健全、抵抗力低，尤其烧伤后的合并损伤、气管切开、静脉导管而导致易感性增加。

②合理使用抗生素。对于烧伤面积较大，有明显创面感染以及延迟复苏等情况较差的患儿，可根据常见菌群给予抗生素预防感染，并及时根据细菌学结果调整抗生素。

③加强营养支持治疗。能进食者，日常饮食辅以少量高蛋白、高能量饮食；进食困难者，或大于20%者，需加以鼻饲甚至静脉营养支持治疗。

④正确处理创面，清除感染源，深度创面早期手术。后期可结合浸浴治疗清洁创面后换药。

（5）并发症的处理。

①高热的处理：

a. 病因治疗：应针对高热的原因进行治疗，最主要的是加强预防。

b. 降温处理，避免发生惊厥。初期物理降温，温水擦浴；口服布洛芬糖浆，赖氨匹林静脉用，反复高热也可结合应用肾上腺皮质激素，如地塞米松等。

c. 镇静止痉剂的应用。

②惊厥的处理：

a. 急救：保持呼吸通畅及施行人工呼吸，立即给氧。

b. 止痉：苯巴比妥钠8~10mg/（kg·次），肌注；地西泮0.3mg/（kg·次），肌注或静注，6~8小时可重复应用1次。

c. 窒息的处理：给氧，必要时行人工气道或机械通气。

d. 脑水肿的处理：给予20%甘露醇或呋塞米行脱水治疗。

e. 病因治疗：加强创面处理，引流扩创，及时纠正水、电解质、酸碱平衡紊乱。

③消化功能紊乱的处理：

a. 重在预防：积极控制创面感染，重视喂养，饮食的选择要注意营养价值、易消化并适应小儿的消化功能、肠道益生菌的应用。

b. 病因治疗：如系肠道感染，应给予敏感抗生素。如细菌交替症，则应当调整抗生素的应用。若是喂养不当，则应予以纠正。

c. 合理调节饮食：配方奶粉及食物。

d. 其他：注意隔离、清洁、腹部保暖及口腔护理，准确记录出入量，注意纠正水、电解质平衡紊乱。

④消化道出血的处理：

a. 镇静和输血。

b. 中和胃酸和保护胃黏膜：奥美拉唑（洛赛克）或恩他宁等辅助止血。

c. 止血药：维生素K、巴曲酶（立止血）、凝血酶等。可使用垂体后叶素0.5U/kg，加入5%葡萄糖溶液250mL中静滴，2次/天，大便转黄后继续用4~7天。

⑤脑水肿的处理：

a. 脱水疗法：20%甘露醇，25%人血清白蛋白静脉滴注与呋塞米联合使用。

b. 病因治疗：应纠正休克、酸中毒、缺氧、感染及水、电解质紊乱及毒物中毒等病因。

c. 激素治疗：地塞米松 1～2.5mg/次，1～2 次/天静注或肌注，或氢化可的松 5～10mg/kg 分两次静滴。

d. 维持呼吸道通畅，纠正缺氧。

e. 应用促进细胞代谢药物，改善和维持脑细胞代谢。可给予维生素、ATP、细胞色素 C 及葡萄糖等。

f. 对症处理：如烦躁、抽搐，予以镇静止痛药，常用安定、苯巴比妥钠(必要时予以冬眠合剂)。高热时给予物理降温等。

(6)小儿烧伤的康复治疗，详见第十章"烧伤康复与回归社会"。

(刘淑华)

第三节　小儿烧伤休克液体复苏

由于小儿处于生长发育阶段，各系统脏器功能发育不完善，机体调节和代偿能力差，其体表面积与体重的比例较成人大，血容量较少，对体液丢失的耐受性差，故烧伤面积超过 10%TBSA 或头面烧伤超过 5%TBSA 的小儿，都有可能发生休克，需要给予液体复苏治疗。

一、补液治疗

(一)补液公式

因小儿耐受力差，补液过多或不足都对小儿有严重影响，可发生肺水肿或休克，我们通常应用的烧伤输液公式如下：

(1)第 1 个 24 小时补液总量为：胶体和电解质溶液的总量+生理需要量，即Ⅱ、Ⅲ度烧伤面积×体重(kg)×2.0mL+生理需要量，晶胶体按(1～2)：1 分配。

(2)第 2 个 24 小时输液量：胶、晶体补给量为第 1 个 24 小时的 1/2；生理需要量不变。

(3)不同年龄的小儿每日生理需要量如表 6-1 所示。

表 6-1 　　　　　　　　　　小儿的每日生理需要量的体重计算法

体重(kg)	每日生理需要液体量
<10	100mL/kg
10～20	1000mL+(体重−10)×50mL/kg
>20	1500mL+(体重−20)×20mL/kg

(二)补液速度

按先快后慢的原则，其中液体总量的 1/2 于烧伤后第 1 个 8 小时内输入，第 2、第 3 个 8 小时内分别输入计算量的 1/4，如系大面积延迟复苏，应在患儿心肺能够承受的负荷下尽快输入累积损失量。

(三)复苏液的选择

1. 胶体液

胶体的分子量大，在血管中停留的时间长，有较明显的扩容作用。临床上常用的有血浆、聚明胶肽、低分子右旋糖酐等。

血浆是理想的胶体，能维持血管内有效循环血量，但由于血源有限及艾滋病等血源性传染病流行等问题，通常烧伤面积小于 25%，无明显休克症状的患儿可暂不输血浆。

2. 晶体液

晶体液即电解质溶液，常用的有生理盐水、平衡液、碳酸氢钠等，但晶体液需求较多时，避免单纯及过多输注氯化钠液，以免发生高氯性酸中毒。

3. 张力液体

在小儿烧伤休克复苏中，短时间内输注过多的葡萄糖液，可发生严重的低钠血症、脑水肿、肺水肿，故通常将 5% 葡萄糖溶液与晶体液配制成张力液体输入。张力液体配制见表 6-2。

表 6-2　　　　　　　　　　　　　张力液体配制

常用混合液	0.9%NaCl	1.4%NaHCO$_3$	5%~10%G.S
2:1(等张含钠液)	2 份	1 份	
3:2:1(1/2 张含钠液)	2 份	1 份	3 份
4:3:2(2/3 张含钠液)	4 份	2 份	3 份
1/3 张含钠液	2 份	1 份	6 份

张力液体简便配制方法：5% 葡萄糖 250mL 加入 10% 氯化钠溶液 10mL，即约为 1/2 张液体，根据需要量和张力分别配制 1/2、2/3、1/3 张液体。

(四)输液顺序

首先快速输入生理盐水或平衡液，按晶体、胶体、张力液体的顺序，先浓后淡的原则行补液治疗。

二、纠正酸中毒

患儿在休克状态下，由于组织灌注和细胞缺氧，常存在不同程度的代谢性酸中毒。

(1)改善血流灌注是纠正烧伤休克代谢性酸中毒的根本措施。

(2)常用的碱性溶液为 5% 碳酸氢钠溶液，可按下述公式补充：

$$5\%碳酸氢钠量(mL)=(-BE)\times0.5\times体重(kg)$$

一般先给计算量的一半，复查血气后调整剂量，也可按每千克体重给予 1mL 5%碳酸氢钠溶液。

三、维护脏器功能

(一)预防应激性溃疡

预防性抗酸治疗，加强黏膜保护，常用药物有如下 3 类。

(1)H2 受体阻断剂，如西米替丁等，其剂量为：新生儿，10~15mg/(kg·日)；1~12 月，20mg/(kg·日)；1 岁以上，20~40mg/(kg·日)。均分 2~3 次给药。幼儿容易出现中枢神经系统毒性反应，故而应该慎用。

(2)质子泵抑制剂，如泮托拉唑、奥美拉唑等，儿童胃液酸性不及成人，是否需要使用质子泵抑制剂还需商榷；使用质子泵抑制剂，对儿童消化功能是否有影响也不确定，故婴幼儿禁用。

(3)脱水利尿：

①甘露醇：充分补液纠正低血容量后，仍少尿、出现血红蛋白尿或补液过多时，可应用甘露醇，以预防肾功能受损，其剂量为 0.25~2g/(kg·次)。

②速尿：若血容量补足后，应用甘露醇后，尿量无明显变化，疑有肾功能障碍者，可使用速尿，起始剂量按 1mg/kg 静脉注射，必要时每隔 2 小时追加 1mg/kg。最大剂量可达 6mg/(kg·日)。

(二)氧自由基清除剂

氧自由基清除剂可以较好地预防组织细胞损伤，保护脏器功能，常用药物为维生素 C。

(三)激素

激素对严重烧伤休克的治疗可能有益，糖皮质激素一般使用冲击给药的方法，可使用氢化可的松 1~5mg/(kg·日)，分次给予，或地塞米松 0.2~0.3mg/(kg·次)。

四、抗生素的应用

(一)常用抗生素

半合成青霉素：哌拉西林等。

头孢菌素类：

一代头孢：头孢唑啉，头孢硫脒、头孢替唑等。

二代头孢：头孢呋辛钠、头孢美唑、头孢西丁等。

三代头孢：头孢噻肟、头孢曲松、头孢哌酮、头孢他啶、头孢甲肟、头孢克肟等。

四代头孢：头孢噻利、头孢吡肟等。

(二)小儿用药剂量

可根据小儿体表面积与成人体表面积的比值计算得出，如表 6-3 所示。

表6-3 小儿用药剂量与成人用药剂量的比值

年龄	占成人用药剂量
<4 月	1/6
4 月~1 岁	1/4
1~2 岁	1/3
2~7 岁	1/2
7~12 岁	3/4

五、监测指标

(1)尿量:是反应患儿血容量较为可靠的重要指标之一,在输液过程中维持尿量 $0.5 \sim 1 \text{mL/(kg·h)}$。患儿少尿时,除排除尿管因素外(尿管深度是否合适,尿管有无脱出或阻塞),需同时观察心率变化,若心率逐渐下降,可不急于加快输液速度。

(2)心率:休克期患儿心率一般较快,当血容量补足时,心率小于 140 次/分。心率大于 180 次/分时,除积极纠正休克外,必要时给予西地兰强心治疗:静脉滴注,儿童每日每千克体重 20~40μg,分 1~2 次给药。然后改用口服毛花苷丙维持治疗,口服时小儿饱和量:2 岁以下 0.03~0.04mg/kg,2 岁以上 0.02~0.03mg/kg。

(3)末梢循环:复苏成功后足背动脉搏动良好,肤色正常,外周静脉及毛细血管再充盈良好,肢端温暖。

(4)复苏成功后神志清楚、安静,无烦躁、躁动等脑缺氧症状。

(5)血压:小儿血压较成人略低,正常血压(收缩压)= 年龄×2+80mmHg,舒张压为收缩压的 2/3。

(6)中心静脉压(CVP):反映血容量与心功能等状况,小儿正常值为 $3 \sim 10 \text{cmH}_2\text{O}$。

(7)消化道症状:患儿有无呕吐、腹胀、腹泻表现。

(田晖、刘淑华)

第四节 老年烧伤的特点及治疗

一、概述

世界卫生组织(WHO),将"老年人"定义为:亚太地区和发展中国家年龄≥60 岁,其他地区年龄≥65 岁的人群。患者的身体状况及所处的社会环境是衡量老年人的合理方法,不应单纯将年龄作为划分标准。

二、老年人的生理特点

(一)体液成分的改变

全身含水量减少,细胞内水分减少,成人细胞含水量为42%,到75岁含水量为33%。蛋白质消耗多,肌肉萎缩。细胞内液是体内电解质改变及细胞外液的缓冲系统,细胞内液减少,调节水、电解质平衡的功能降低。

(二)神经系统功能减退

随着年龄的增长,脑血流减缓,脑代谢减慢,出现脑萎缩。常伴有神经递质的减少及破坏增加。感觉神经传导减慢,植物神经功能降低,导致对周围血管的收缩减弱。

(三)心功能降低

老年人动脉弹性减退,动脉壁变硬,心肌缺血及冠状动脉粥样硬化较常见,血管耐受力差,高血压较易发生。

(四)糖代谢异常

老年人随年龄增长,糖耐量减低,胰岛B细胞对葡萄糖的耐受性随着年龄的增长而降低,故老年人易患糖尿病。

(五)肾功能减退

肾小球滤过率及及肾小管的功能减退,易发生水、电解质平衡紊乱,严重时发生肾功能衰竭。免疫功能低下,对药物吸收与排泄均与青壮年不同。

(六)呼吸系统

老年人对缺氧及二氧化碳蓄积反应较差,麻醉及镇痛后尤为明显,故术后注意吸氧及呼吸支持治疗。老年人气管黏膜纤毛清除功能受损及保护性反射迟钝,容易发生吸入性损伤、误吸、窒息等严重损伤。

(七)肝脏

与其他器官一样,均发生退行性改变,药物在肝脏代谢的半衰期延长,故老年用药应注意剂量,防止药物蓄积中毒的发生。

(八)胃肠功能

老年人消化及吸收功能均减退,黏膜易发生出血、糜烂、溃疡及肿瘤。

(九)皮肤

皮肤薄,皮下脂肪少,皮肤附属器衰退,表皮细胞增殖力较差。

三、老年烧伤的临床特点

(1)老年人行动不便、反应较缓慢等因素,使之对于烧伤致伤因素的躲避较迟钝,容易烧伤,且因此接触致伤因素时间长,往往导致深度烧伤。

(2)老年人末梢循环较差、易怕冷,各种不当的取暖方式导致其易烧伤,且创面较深。

(3)烧伤后休克发生率高,发生较早,死亡率高。发生休克的时间较同等烧伤面积的青壮年者早。

(4)烧伤并发急性肾功能衰竭发病率高。因烧伤后肾脏的血流量减少，代偿能力较差，易发生肾功能衰竭。

(5)老年人消化功能减退，较大面积烧伤后出现胃黏膜缺血、缺氧而发生急性胃溃疡出血，早期即可出现咖啡色呕吐物和柏油样便。

(6)老年人免疫功能低下，细胞免疫功能减低，免疫监视功能减退。中性粒细胞的吞噬能力下降，故烧伤后即使合并感染，部分患者发热反应并不明显，甚至出现低体温。

(7)因老年人对药物的吸收及代谢能力下降，容易发生药物蓄积，且老年患者呼吸系统及循环功能较差，故手术患者麻醉风险较大。

(8)创面愈合较慢，浅Ⅱ°创面常需2周左右愈合，深Ⅱ°创面有时需长达4周方能愈合，供皮区也较容易出现愈合不良。

(9)老年人皮肤薄，皮肤附属器如毛囊、汗腺、皮脂腺均衰退，创面容易因受压而加深，末稍循环差，肢端创面容易出现坏死，创面愈合时间延长。

(10)老年人原发的基础疾病常影响创面的愈合，如糖尿病、脑梗塞等疾病。

四、辅助检查

(1)血尿常规，血生化：了解患者机体对烧伤后的反应，有无创面感染、有无肝肾功能损伤、有无电解质紊乱、有无营养不良等。

(2)创面分泌物培养：了解创面有无感染，并根据药敏结果指导抗生素使用。

(3)心电图，胸片：了解患者有无继发心肌损伤、肺部损伤，有无心肺相关基础疾病。

(4)下肢深度烧伤：下肢动静脉血管彩超探查，了解血管有无狭窄、有无血栓等，有利于治疗方案的确定及手术方式的选择，对预后的估计也有指导意义。

五、治疗

(一)液体复苏

当烧伤总面积>10%或Ⅲ°烧伤面积>5%，应酌情予以补液治疗；烧伤面积、深度小于上述，但合并有心、肺、肾功能障碍者，仍应给予补液，但注意要限量，老年患者补液不当，可引起心衰、肺水肿等并发症。

(二)抗感染及营养支持治疗

因老年患者的肝、肾等重要脏器功能均衰退，抗生素应选用副作用及毒性作用较小的类别，常规监测血常规、生化指标。老年患者因烧伤创面渗出，多合并低蛋白血症及贫血，应积极纠正，加强营养支持治疗。

(三)控制血糖治疗

老年患者烧伤后机体出现高代谢状态，血糖时有升高，有些患者也有糖尿病的基础疾病，采用药物干预控制血糖治疗并检测血糖变化可降低感染以及合并症的发生率，同时有利于促进创面愈合。

（四）保持呼吸道通畅

老年烧伤卧床患者可常规行吸氧及雾化治疗，避免或减少呼吸道疾病的发生。严重患者可行气道湿化，必要时行气管切开和呼吸机辅助呼吸。

（五）基础疾病的治疗

有文献报道，有 54.6% 的大于 60 岁的老年患者中合并糖尿病或心脑血管疾病。治疗烧伤创面的同时需积极治疗基础疾病，有利于创面愈合。

老年烧伤患者如不合并糖尿病及严重感染，可每日皮下注射重组人生长激素针（$0.2 \sim 0.4$ U/kg），促进创面愈合。部分老年烧伤患者因全身情况不佳，创面易转变为慢性难愈性创面，详见第十二章"慢性难愈性创面"。

（六）浅度创面治疗

保持创面清洁，防止局部受压，肢体部位以包扎为主，创面可用生物敷料覆盖，也可涂擦重组人表皮细胞生长因子类药物。

（七）深度创面治疗

早期行切/削痂、自体皮移植修复创面，深Ⅱ°创面削痂后可使用脱细胞真皮基质或异体皮覆盖，部分创面可自行愈合，从而减少手术创伤对老年患者的过度打击。

（八）其他

老年人的呼吸功能较青壮年人差，手术麻醉不宜过深，以免影响呼吸或导致术后不易苏醒。老年人对手术的耐受能力较差，单次手术面积不宜过大，尽量缩短并控制手术时间，降低手术及麻醉风险。

老年烧伤多合并不同程度的低蛋白血症，使用负压引流治疗时需注意创面蛋白的丢失，加强营养及支持治疗。

平日应加强老年烧伤患者的个人护理，适当肢体活动及翻身，避免压疮、坠积性肺炎及静脉血栓的发生。

（蒋南红、刘淑华、张佳）

第七章 烧伤复合伤

第一节 烧伤合并软组织损伤

一、概述

烧伤属意外伤，烧伤时常合并软组织切割、摩擦、撞击或挤压等，这些组织受到外来或内在的不同致伤因素的作用，造成组织急性破坏和组织生理功能的暂时紊乱而产生损伤。软组织损伤是指各种原因造成人体的皮肤、皮下浅深筋膜、肌肉、肌腱、腱鞘、韧带、关节囊、滑膜囊、椎间盘、周围神经血管等组织的病理损害。

二、临床诊断

除烧伤诊断外，应明确软组织损伤诊断，涉及损伤部位及分布、面积及范围、深度及其所导致的后果，如功能障碍、感觉异常、皮肤缺失或坏死面积、出血多少等。

(一)临床表现

1. 病史

有明确的外伤史，包括擦伤、扭伤、挫伤、跌扑伤或撞击伤，造成皮肤破损、软组织掀起或缺失、出血、渗出等，伴有或不伴深部组织结构外露。

2. 临床症状

(1)表现为疼痛、肿胀，损伤区域活动困难，损伤累积神经者可导致支配区域感觉异常，支配肌肉活动障碍，肢体功能受限，损伤血管可导致活动出血、肢体末端血运障碍等。

(2)疼痛与暴力的性质和程度，受伤部位神经的分布及炎症反应的强弱有关。

(3)肿胀因局部软组织内出血或(和)炎性反应渗出所致。

(4)功能障碍因疼痛肿胀或组织连续性断裂而引起肢体功能或活动的障碍。

(5)伤口或创面根据损伤的暴力性质和程度可以有不同深度的伤口或皮肤擦伤等。

(二)辅助检查

严重软组织损伤或者全身症状严重者，可检查血、尿常规，记录尿量，必要时做血、尿生化检验(包括肌红蛋白)，心电图及肾功能等，完成胸片、凝血功能等术前检查。根据病史及体检情况考虑受伤部位的 X 光片检查及 B 超检查，排除骨折及内脏出血。

三、治疗原则

(一)有无出血

如有出血，应立即止血。轻微或中度出血，可采用加压包扎或填塞法止血；四肢大血管出血，先上止血带并准备尽快手术止血，术前应每 30 分钟放松止血带 1 次。失血较多时，应及时输液、输血。出血不止时，应紧急手术止血。疼痛较重者，可给予哌替啶或吗啡，也可给予其他镇静剂、镇痛药。有骨折时，应适当固定伤肢。

(二)液体复苏

如出现休克应立即补充血容量，纠正酸中毒，碱化尿液。补液量在根据烧伤面积补液情况下，要考虑外伤面积导致的出血，适当增加补液量，必要时补充全血。

(三)判断有无筋膜间隙综合征和挤压综合征

有筋膜间隙综合征和挤压综合征者，应及时切开减张至深筋膜，甚至肌肉层。并注意保护脏器功能，防治肾功能不全。

(四)严重闭合性挫伤的治疗

(1)早期在肢体周围放置冰袋或做冷敷，待出血停止(一般在 24~48 小时后)，改用热敷，促进局部淤血吸收。必要时，严重者可给予抗生素防治感染。

(2)若水肿严重，影响肢体血液循环，或小腿、前臂严重挤压伤有肌肉功能障碍及动脉搏动减弱者，应早期切开减张，将皮肤、深筋膜和肌膜纵行多处切开，然后用生理盐水纱布条疏松填上引流。

(五)开放性创伤的治疗

开放性创伤，除表浅的擦伤及小的刺伤外，应尽早做初期外科处理(清创术)，具体步骤如下：

(1)麻醉后(小伤口可在局麻下进行，严重伤口或病情重者可在全麻下适时手术)，清除伤口内一切肉眼可见的异物，如致伤异物已进入深部组织，不宜寻找时间过长，以免损伤过多健在组织或扩大污染范围。

(2)彻底清创后，再用生理盐水冲洗创口，以清除一切微小异物、血块、组织碎片，并仔细止血。

(3)如发现神经或肌腱损伤，可根据具体情况考虑缝合或做定位缝合。

(4)创口缝合：按致伤原因、伤后时间、创口部位、污染程度及受伤时条件等，考虑创口应否做一期缝合：

①伤后 6~8 小时内经彻底清创后一般可行初期缝合。损伤 6~8 小时以后清创者，可不做初期缝合而用生理盐水纱布充填，待 3 天后无继发感染时再做延期缝合。但不应机械地受时间限制，应根据创伤部位及性质等酌情决定。如受伤后 24~72 小时内的头皮、颈部、颜面部损伤以及胸、腹、关节腔等，虽受伤时间较长，如无明显感染，清创后仍可考虑做初期缝合。若创面过大、组织破坏过多、污染严重或为战伤，虽早期施行清创术，也不应做初期缝合。

②头部损伤经彻底清创后，创口不应有颅骨暴露，应用松动的头皮覆盖。面部损伤

彻底处理后，争取初期缝合，如有感染可能，可将皮肤做定位缝合。

③手部伤不应使肌腱和神经暴露，须用肌肉和松动的皮瓣覆盖。如创口较大不能缝合时，宜及早植皮。

④较浅的贯通伤，如出入口接近，可将伤口表面的组织切开，变两个创口为一个，清创后可根据条件决定是否做初期缝合。伤口很深的贯通伤，需分别处理出入口，不应做初期缝合。

⑤缝合时，应注意消除死腔，逐层缝合，缝后创口应无张力。

(六)清创后的处理

(1)行初期缝合的创口，必要时可置橡皮片引流，术后24~48小时拔除；面部及手部创口不宜放置引流。

(2)缝合的创口，如有感染或出血现象时，应立即拆除缝线，以利引流或止血；如无感染的创口，可不更换敷料，待适当时间拆线。

(3)未缝合的创口，如无感染，可在术后3~8天做延期缝合；有感染者，应加强清创换药，必要时手术扩创，清除坏死组织，引流积液。

(4)创面深、血循环差者，可酌情采用高压氧治疗；久治不愈的创面，可用生长因子促进愈合；创面大、愈合困难者，视情况可选择负压引流或皮瓣转移术或植皮。

(七)预防破伤风常规处理

破伤风注射分为基础免疫、加强免疫与伤后免疫。烧伤合并软组织损伤多需伤后免疫。

伤后免疫：经全程基础免疫或加强免疫者，在末次注射1年半内受伤时，不需注射类毒素或抗毒素；超过1年半者，可注射破伤风类毒素0.5mL。开放性创伤或伤前未经全程免疫者，除注射破伤风类毒素外，可酌情在创口周围组织内或另一部位肌内注射精制破伤风抗毒素1500~3000U。

四、注意事项

(1)烧伤合并肢体挤压伤时，因大量肌肉等软组织挫伤、坏死，同时往往累及重要的神经、血管、肌腱，可造成大量失血，加重休克程度，并可引起急性肾功能不全。因此，入院时只能做一般的简单清创，待休克平稳后，再行二期手术，彻底清创，切除残余的坏死组织，尽量修复创面。

(2)烧伤部位伤口与以上外科伤口处理原则相同，但清创后伤口除面部、手等血循环较丰富的部位，深筋膜及浅组织不予缝合，以免创面感染或加重肢体水肿，导致循环不良，伤口可涂擦抗菌药膏，伤口较大可采用定位缝合及皮下引流，清创彻底的可用异体皮或自体皮覆盖。伤口周围深度烧伤创面在切削痂后可行自体皮或异体皮覆盖包扎。未经切削痂则不宜包扎，以免增加感染，或仅做短时间包扎达到止血或固定创口上覆盖物即可。

(3)肢体发生筋膜间隙综合征，若全身中毒症状严重，保留患肢将危及生命，应考虑截肢。

(宛仕勇、王德运)

第二节　烧伤复合颅脑外伤

一、概述

颅脑损伤为常见外伤，可单独存在，也可与其他损伤复合存在。烧伤复合颅脑损伤见多见于火灾高处坠落伤、交通事故伤、高压电击伤、爆炸性烧伤等。其中，颅脑可分为头皮损伤、颅骨损伤和脑组织损伤，三者可合并存在。闭合性颅脑损伤常被严重烧伤症状掩盖而易漏诊。因此，对可疑有颅脑损伤者，在不影响抗休克治疗的同时应进行严密观察和全面检查。

二、临床诊断及诊断依据

(一)临床表现

(1)病史：仔细询问受伤情况，明确有无头部受伤史；伤后有无神志、意识变化，是否出现昏迷，昏迷时间及相关伴随症状，有无清醒期或再次昏迷；有无头痛、头晕、恶心、呕吐、乏力、畏光、耳鸣等；有无缺氧及误吸等；瞳孔是否变化或不对称；对有明确脑外伤时，无论轻重，治疗中出现与烧伤面积不相符的烦躁及休克表现者，应予以重视。

(2)头部伤情：有无头皮血肿、裂伤、头皮大面积撕脱、活动性出血、颅内出血、脑脊液漏、脑组织溢出、颅骨骨折等。

(二)脑损伤的分级

脑损伤的分级便于评价疗效和预后，有利于对伤情进行鉴定。

1. Glasgow 昏迷评分法

13~15 分者为轻度，8~12 分者为中度，3~7 分者为重度。

2. 伤情轻重分级

(1)轻型：主要指单纯脑震荡，没有颅骨骨折和意识丧失不超过 30 分钟者，有轻度头疼头昏症状，神经系统，影像和脑脊液无明显改变，GCS 评分 13~15 分。

(2)中型：主要指轻度脑挫裂伤或颅内小血肿，有或无颅骨骨折及蛛网膜下腔出血，无脑受伤，昏迷在 6 小时以内。有轻度神经系统阳性体征，有轻度生命体征改变，GCS 评分 8~12 分。

(3)重型：主要指广泛颅骨骨折，广泛脑挫裂伤、脑干损伤或颅内血肿，昏迷在 6 小时以上，意识障碍逐渐加重或出现再昏迷，有明显神经系统阳性体征，有明显生命体征改变，GCS 评分 3~7 分。

(三)辅助检查

1. 影像学检查

(1)怀疑有颅、脑损伤者可考虑行头颅 CT，以除外颅内异常并经 CT 骨窗像，可明确骨折部位，对于 CT 检查无阳性体征患者，必要时根据病情 48 小时后或适时复查 CT，必要时行 MRI 检查。

(2)在无 CT 情况下行头颅 X 光片，包括正位、侧位平片，检查有无骨折。

2. 化验检查

(1)血常规：了解失血、失液及有无感染情况，可以了解应激情况。

(2)血生化及血气分析：了解颅脑损伤可能对全身伤情的影响，鉴别昏迷因素。

(3)腰椎穿刺：主要了解有无颅内感染和颅内压情况，但要慎重，把握适应证。

三、诊疗原则

(一)一般治疗

小面积烧伤患者应首先对颅脑外伤进行诊治处理。对于危重烧伤患者应在积极救治休克同时加强颅脑损伤监测，根据病情缓急，优先或同时救治。

(1)观察病情变化：密切观察患者意识、瞳孔、肢体运动和生命体征的变化。判断头痛、恶心、呕吐和意识障碍的病情进展。

(2)患者卧床为主，在未明确排除脑外伤病史前，慎用镇静治疗。

(3)进一步完善检查：如复查颅脑 CT，必要时行 MRI 或增强 MRI，对于外伤严重者给予告病危，必要时监测颅内压并行脑脊液检查。

(4)全身治疗：如吸氧、止血、改善脑血供，无出血风险患者可考虑使用扩血管药物改善脑部血供，对于可疑或明确脑组织挫伤、颅内出血等病变患者，治疗中应适时监测可能存在的脑出血、水肿、缺氧等并发症，可常规使用甘露醇 1~2g/kg 静滴，以减轻脑水肿，视情况使用利尿药物。对于有昏迷等意识改变、呼吸障碍、舌根后坠等患者及时行气管切开，必要时行机械通气。

(二)外伤创面处理

(1)头皮血肿：较小的头皮血肿在 1~2 周左右可自行吸收，巨大的血肿可能需要 4~6 周吸收。采用局部适当加压包扎，有利于防止血肿继续扩大。为避免感染，一般不采用穿刺抽吸。

(2)头皮裂伤：头部外伤撕裂清创缝合的时限允许放宽至 24 小时。采用一期全层缝合，其后注射破伤风抗毒素，并根据创伤情况应用抗生素、补液输血等。

(3)头皮撕脱伤：治疗上应在压迫止血、防治休克、清创、抗感染的前提下，行中厚皮片植皮术，对骨膜已撕脱者，需在颅骨外板上多处钻孔达板障，见骨质渗血，然后植皮。条件允许时，应采用显微外科技术，行血管吻合、头皮原位缝合术，若成活，可望头发生长。根据损伤情况，必要时可行游离皮瓣移植或大网膜移植修复骨外露。

(4)单纯性颅盖骨线状骨折本身无须特殊处理，但应警惕是否合并脑损伤；骨折线通过硬脑膜血管沟或静脉窦所在部位时，要警惕硬脑膜外血肿发生的可能。需严密观察或 CT 复查。开放性骨折可导致颅内积气，应预防感染和癫痫。不同颅骨骨折以及脑挫伤参考神经外科诊疗。

(5)神志不清、咳嗽或喉反射迟钝的患者可行气管插管或切开，保持呼吸道通畅。

(6)严重脑挫伴裂伤合并颅内出血、脑水肿或形成脑疝者，须与脑外科医师合作及时手术清除血肿及碎裂、液化、坏死的脑组织，彻底止血后再根据实际需要行减压术。

（三）其他治疗

外伤区域减少受压，观察渗液、肿胀、出血等情况变化，适时换药，必要时行手术清创术，以防止出血过多、血肿扩大或创口感染，甚至坏死范围扩大。

四、预后

根据颅脑损伤不同程度，其后期并发症可能包括：

（1）外伤后癫痫；

（2）交通性脑积水；

（3）外伤后综合征（或"脑震荡后综合征"）；

（4）促性腺激素减低性性腺机能低下；

（5）慢性创伤性脑病；

（6）Alzheimer's病（AD），颅脑损伤，尤其是重型颅脑损伤，促进淀粉样蛋白的沉积。

五、注意事项

（1）在接诊烧伤复合头部外伤患者时要判断有无脑外伤情况，并作出明确诊断，对不能排除脑外伤者要密切观察患者病情变化，复查头颅 CT。

（2）在烧伤与脑外伤同时存在情况，要先抢救危及生命伤情，维持生命体征，同时对烧伤创面给以保护，避免创面加深和感染。

（3）加强烧伤复合脑外伤患者的康复治疗，减轻患者的后遗症的发生，请脑外科协助治疗。

（宛仕勇、王德运）

第三节　烧伤合并胸腹部及内脏损伤

一、概述

烧伤合并胸腹部及内脏损伤常见于电烧伤、爆震伤、烧创复合伤、车祸伤等。特别是内脏损伤时，因大出血、气（血）胸、胸膜炎等，对呼吸循环的剧烈扰乱、加重及加速了烧伤病理生理的过程，致不仅迅速出现休克，而且非常严重。如不及时诊断与抢救，伤员往往迅速死亡。

入院时应迅速全面检查、评估损伤、分辨轻重缓急、多科室密切合作、优先手术控制危及生命的损伤。生命体征平稳后应根据烧伤及复合伤的解剖部位及损伤程度，把握全局，抓住主要矛盾，制订和完成不同时期手术计划，以此提高该类患者的救治成功率。

二、临床诊断及诊断依据

开放性损伤的诊断一般不难，而闭合性损伤的诊断，由于严重烧伤后剧烈全身反应以及局部焦痂的掩盖，易被漏诊。除详细询问病史及细致的全身检查外，关键在于随时考虑合并伤的可能性，仔细观察，必要时做一些辅助检查，如 X 光片、CT、胸(腹)腔穿刺等以辅助诊断；特别是对于伤情与烧伤严重程度不相称的患者，诊断者尤应提高警惕。

三、诊疗原则

合并胸腹部损伤的处理原则与无烧伤者基本相同。如果合并损伤危及生命时，应在积极抗休克的同时处理合并损伤；否则，一般应待烧伤休克被控制后，尽早处理。

(一)急救与初期处理

(1)同一般烧伤与胸(腹)部伤，应注意止血及维持气道通畅。合并严重胸部伤，尤其是有头颈部烧伤，如有气道梗阻征象时，宜尽早做气管切开或插管。需长途转运者，更应注意。

(2)怀疑合并胸(腹)部伤时，宜尽早进行抗休克治疗，不能因烧伤面积不大而忽视。

(3)如果有腹部、骨盆或下腹部穿透伤或严重挫伤，应避免下肢输液，以防同时有下腔静脉破裂。

(二)合并胸部伤

轻者可仅伤及胸壁软组织，重者可致肋骨、胸膜、肺、心脏及大血管。这些损伤常可同时存在，因而伤情更为复杂。但应注意以下 7 点。

(1)有胸壁烧伤的单纯胸壁软组织伤：待休克平稳后，争取早期清创缝合，但皮肤不缝合，争取做延期缝合；皮下置乳胶条引流 48 小时；创口周围焦痂可给予切除植皮(自体、异体或自异体皮混合移植)。

(2)无胸壁烧伤的开放性气胸：应立即清创缝合封闭。开放性气胸创面位于胸壁烧伤者，可先将烧伤焦痂切除，利用皮瓣、邻近软组织瓣(如肌肉)封闭创面，然后放置胸腔引流管；通过烧伤创面进行胸部手术的切口或开放伤，除均应放置胸腔闭式引流外，皮肤及皮下组织不给予缝合，其处理方法同合并软组织伤。切口周围切除焦痂后裸露创面，行自体或自异体混合游离皮植皮。

(3)少量的闭合性血(气)胸：一般可不做处理，任其自行吸收，以免穿刺时污染胸腔，大量闭合性血(气)胸影响呼吸交换时，可采用一次性穿刺抽尽血液(气体)的方法，尽量避免通过创面反复穿刺；如果气胸复发或为张力性气胸，应及早做闭式引流，不应反复穿刺，尤其穿刺点需通过烧伤创面者。

(4)单纯单根肋骨骨折：一般不做特殊处理，可行肋间神经封闭以止痛或使用镇痛剂。

(5)多根多处肋骨骨折(连枷胸)、肺挫伤、外伤性窒息(爆震伤)等的伤员，在严重烧伤病理生理紊乱的基础上，再加上反常呼吸运动、肺组织渗出增多、排痰不畅等，往往较单纯烧伤或胸部损伤者，更易并发肺水肿或肺不张，组织缺氧将更加严重。必须采取紧急措施，及早进行气管切开，经常吸痰，气管内灌洗，不利引流，并加压给氧，必要时应用呼吸机辅助呼吸，以防肺水肿或肺不张的发生，增加血氧饱和度，减少肺部感染。

（6）肺水肿的防治：为预防肺水肿的发生，烧伤抗休克的补液量以达到能控制休克为度，切勿过多。但也不要由于控制液体量而延误了休克复苏，因为长时间的缺血、缺氧也导致肺水肿的发生和发展。严重病例，如有条件可做中心静脉压检测（CVP）和（或）脉搏轮廓连续心排量监测（PICCO）、测定血管外肺水量，以了解肺水肿的消长情况，必要时应用血管活性药物，并经常进行肺部听诊，如有肺部湿啰音，应及时进行相应的处理，给予利尿剂。

（7）对于特殊原因造成的贯通伤可致巨大胸壁缺损及肺实质暴露，可行坏死肋骨截除术，坏死肺叶摘除术，扩创处脏层壁层胸膜粘连术，可在肺组织表面形成的肉芽组织上植皮修复，也可用局部、区域或游离皮瓣修复。

（三）合并腹部损伤

轻度烧伤合并腹部损伤处理的原则与无烧伤者同。如果大面积烧伤合并腹腔实质性脏器破裂，预计抗休克补液量时应将腹腔脏器损伤的出血量包括在内。对于腹壁有烧伤的伤员，应注意以下 5 点。

（1）如不妨碍手术进行，切口尽量选择在正常皮肤，经过烧伤创面的切口，创面如系深度烧伤，可将周围焦痂(皮)切(削)痂，进行自体或自异体混合游离移植，但皮肤与皮下组织一般不予缝合，放置乳胶片引流 48～72 小时，处理方法同合并软组织损伤者一致。

（2）必要时腹腔内放置引流物。放置引流与否依内脏伤情而定，原则同无烧伤者。如不影响引流目的，自腹腔引流出引流物的切口尽可能地选择在避免烧伤创面的部位；同时引流物也不宜放置过久，特别是通过创面引出体外者，一般为 48～72 小时，以减少腹腔感染的机会。腹腔宜用双套管引流，内管连接负压引流，以免影响腹腔分泌物刺激烧伤创面，加重感染。

（3）对腹部切口或开放性伤口，均应加用减张缝合及腹膜外引流，特别是通过烧伤创面者。腹膜外引流一般于 48 小时后拔除。

（4）手术选择应尽可能避免肠造口，如必须进行，造口也应尽可能选择正常皮肤上。此外，为避免粪便污染周围创面，引起感染，可应用双腔造口，近端放置粗大引流管，将粪便引致床旁引流瓶。

（5）腹腔抗感染能力较强，虽然有时切口经过烧伤创面进入腹腔，但只要止血彻底，病灶处理仔细彻底，腹腔感染的几率不高，但需注意腹膜炎与残余脓肿的发生，及时诊断与处理。

（栾夏刚、王德运）

第四节 烧伤合并骨与关节损伤

一、概述

随着突发事件日趋频繁，烧伤合并骨与关节损伤也时有发生。烧伤合并骨与关节损伤多见于电烧伤、坠落伤、车祸伤等，烧伤创面的修复及治疗和骨与关节损伤的愈合互为影响，给临床治疗带来极大的挑战。烧伤合并骨与关节损伤可分为烧伤时发生和后期继发性改变，本节重点介绍烧伤时合并骨与关节损伤，主要阐述烧伤患者创面存在的同时合并骨与关节损伤的诊治及注意事项。

二、临床诊断及诊断依据

根据骨与关节损伤的临床表现及特有体征(畸形、反常活动、骨擦感或骨擦音)，结合 X 光片检查可明确诊断一般骨与关节损伤。对不能确诊的患者，必要时可行 CT 或 MRI 检查。一般应维持生命体征平稳后再进行辅助检查。但有时由于烧伤后渗出导致软组织的肿胀更加显著，以及焦痂对肢体运动的限制，检查不便，使某些移位不明显的闭合性骨与关节损伤的早期诊断可能被贻误。特别是在大面积烧伤，医务人员的注意力有时完全集中在烧伤的严重性与抢救治疗上，更易忽视这些移位不明显的闭合性骨与关节损伤。

三、治疗原则

烧伤合并骨与关节损伤的治疗较单纯骨折或烧伤复杂，其主要问题有以下5点。

(1)由于同时有两种损伤，出血和渗出较多，特别是大面积烧伤合并严重开放性骨折、脱位等伤员，休克发生较早并且严重。

(2)由于骨与关节损伤部位的皮肤烧伤，感染机会增多，特别是开放性损伤。

(3)某些骨与关节损伤处理措施，如切开复位、骨牵引等，多需通过烧伤创面进行，感染概率增加，因而受到一定限制。

(4)骨折的固定将影响烧伤伤员的翻身、创面的暴露与处理。

(5)在局部烧伤水肿及焦痂缩窄的基础上，再加上骨折局部渗出及血肿，肢远端更易发生缺血坏死。

因此，在处理时必须全面考虑，抓住最主要的方面，兼顾其他。

(一)急救处理

急救处理与单纯性烧伤与骨关节损伤相同。但后送时一定注意肢体固定，不要因为烧伤而忽视。应及时输液及输血等防治休克的处理，输液量较单纯烧伤患者为多，尤其是骨折合并血管损伤者。

(二)骨关节损伤的处理

一般应待休克被控制，全身情况稳定后进行骨关节损伤处理。但大出血等紧急情况者，应立即手术，开放性骨关节损伤的手术应也尽可能争取早做。在抗休克处理的同时，应将骨关节损伤的肢体固定，防止进一步损伤，开放性损伤应牢靠固定并止血包扎。局部皮肤未烧伤的骨关节损伤的治疗与一般骨关节损伤相同。但在固定的方法选择上，注意不要影响烧伤创面。

局部皮肤烧伤的骨关节损伤的处理依情况而异，基本的治疗方法有 6 项。

(1) 闭合性骨关节损伤合并小面积浅度烧伤，如为稳定性骨折可考虑手法复位及牢靠的石膏托外固定，待血肿极化期过后考虑石膏管型，局部包扎宜厚，边缘超过创面 5cm 以上。如创面无感染表现，包扎可不打开，直至骨折愈合为止。如部分感染，可考虑改用石膏托或石膏管型开窗处理创面；如为不稳定性骨折，可先行骨牵引治疗，远离创面行外固定或内固定手术治疗。

(2) 闭合性骨折并合深度烧伤时，忌用包扎或石膏固定，以免引起烧伤创面的感染。创面严重感染时，通过淋巴管回流，可导致骨关节损伤处血肿感染，引起化脓性骨髓炎或关节炎，甚至严重的脓毒症。因此，不稳定的闭合性骨折在局部深度烧伤创面未清创覆盖之前，应慎重选择手术方式；如需做切开复位和内固定时，应有效清创并覆盖创面为基础，避免内固定合并感染导致严重的后果。

(3) 骨关节损伤合并小面积深度烧伤者可早期切除植皮(游离植皮或皮瓣)，若情况允许，可同时采用切开复位内固定或外固定支架治疗。

(4) 骨关节损伤合并大面积烧伤者，可采用骨牵引以利于创面暴露，争取创面早期愈合。如为深度烧伤，应及早切削痂植皮，待创面愈合后，视情况可进行切开复位或外固定支架治疗，如自体皮源充足，可行切削痂自体网状皮或游离皮移植，及时尽早覆盖创面，待皮片成活 1~2 周，可选择更可靠的固定方式。

(5) 开放性骨关节损伤者，原则上应争取早期清创(全身情况许可下)，彻底清除坏死组织与异物，并冲洗干净后，缝合关节囊和(或)分层缝合肌肉将骨折处骨骼尽量覆盖。但皮肤、皮下组织及筋膜不予缝合。周围深度创面可切除或削除，连同伤口一并覆盖(自体、异体移植)，对于四肢开放性骨折(股骨除外)可选择外固定支架治疗。此治疗方法的优点是既可固定骨折，又不影响创面的治疗。

(6) 骨关节损伤合并大血管损伤尽早手术行血管吻合或修补，以挽救肢体。除非烧伤肢体已毁损或坏死，否则不要轻易进行截肢。

(三) 注意事项

烧伤合并骨与关节损伤的处理应从整体出发，只要伤情许可，应力争及早给予适当处理。

(1) 对于稳定型的骨与关节开放性损伤，可选择外固定支架或开放复位内固定(脊柱、骨盆、股骨上端失血量较大部位除外)。如烧伤严重，不允许做过多处理时，闭合性骨折可暂不处理，避免骨折断端移位损伤血管神经。

(2) 如为开放性骨折，在清创后也可不做过多的处理，选择外固定支架固定，避免继发损伤失血，如术后发现骨折断端对合不理想，可随时调整外固定支架，待烧伤创面愈合后，再进行切开复位与矫形。但只要伤情许可，还应力争及早予以适当的处理，必要时可结合外固定或开放复位内固定和创面清创植皮。

（3）对于闭合性骨折也应区别对待。小面积烧伤在一次性切除焦痂植大张皮的同时，进行切开复位是可行的；而大面积烧伤必须待创面愈合后进行，因此骨折处可优先切痂植皮，争取早日愈合。

（4）对于大面积烧伤合并肢体开放性骨折时，应在考虑全身情况条件下，争取早日手术，手术时机越早越好，烧伤骨折固定方式应根据全身情况、烧伤严重程度、骨折部位等综合因素考虑。对于干骺端、近关节面、骨缺损严重、软组织烧伤严重的开放性骨折，应选用外固定支架，其他部位的骨折主张选择钢板及带锁髓内钉固定，特别是股骨、胫腓骨骨折应首选带锁髓内钉固定治疗。因其创伤小、耗时短、失血少、固定稳固，应力遮挡程度轻、骨折愈合率高、感染率低，术后无需任何外固定即可早期功能锻炼，非常适合应用于烧伤合并骨与关节损伤患者。而且烧伤合并骨与关节损伤的患者早期易发生骨筋膜室综合征，常需切开减压，这恰可与骨折内固定治疗同时进行。

（栾夏刚、王德运）

第八章 烧伤并发症

第一节 烧伤休克

一、概述

休克(Shock)是由于不同原因造成机体的有效循环血量减少、组织灌注不足、细胞代谢紊乱和功能受损的病理生理过程。而烧伤休克是因热力使皮肤组织受损，毛细血管渗透性增加，血浆外渗，有效循环血量减少，导致组织灌注不足、细胞缺血缺氧、器官功能受损的一种综合病征。烧伤休克的特点是休克时间长，低钠低蛋白及产生大量的炎性介质。

烧伤患者并发休克主要是烧伤早期创面大量体液渗出而引起，并有心功能受抑制，血管张力的异常改变。烧伤后热力直接损伤以及血管活性物质的释放，造成机体毛细血管通透性增高，大量血管内液外渗，导致有效循环血容量不足引起低血容量性休克，进而使冠脉灌流减少和心肌供血不足，心肌细胞能量代谢酶的活性受到抑制而影响心肌的舒缩功能。烧伤早期，在交感肾上腺轴、肾素-血管紧张素系统作用下，外周血管收缩，有助于组织液回吸收以及补充血容量，随着休克的进展，组织缺氧加重，酸性代谢产物堆积，舒张血管的物质增多，微血栓形成，血流滞缓，加剧了血管内液外渗，从而进一步加重休克。

二、临床表现

成人单纯烧伤面积大于30%，小儿烧伤面积大于10%或有头面部烧伤的，或烧伤面积较小但合并其他损伤的，既往体质特异者皆易发生休克。

(一)临床表现及辅助检查

(1)神志：早期表现为烦躁不安，是脑细胞因血液灌流不良后缺氧的表现，随病情恶化可转变为反应淡漠，甚至昏迷。

(2)口渴：为烧伤休克较早的表现，经补液治疗后，轻度烧伤患者多可缓解，而严重烧伤患者则难以消失，可持续到回吸收期以后。

(3)血压：烧伤早期，由于代偿的原因，血管收缩，周围阻力增加，血压往往增高，尤其是舒张压，故脉压差变小是休克期较早的表现。以后代偿不全，毛细血管床扩大、血液淤滞、有效循环血量明显减少，则收缩压开始下降。因此，收缩压下降不是烧伤休克的早期表现，如已下降，则提示休克较严重。一般收缩压下降（<90mmHg或较基础血压下降>40mmHg）或脉压差减少（<20mmHg）提示休克。

（4）脉搏（心率）增快：烧伤早期在动脉血压下降之前心率即明显增快，心率的变化可作为诊断烧伤休克的早期指标之一。烧伤后体液大量丢失，血管活性物质释放增多，使心肌收缩力增强和心率加快，以代偿性提高心输出量。大面积烧伤病人早期心率成人常超过120次/分，小儿常超过150次/分，脉搏细弱，听诊心音遥远，第一音减弱。

（5）尿量减少：成人尿量<0.5mL/（kg·h），尿少是烧伤休克的重要且较早的表现，如果肾功能无严重损害，尿少一般能反映组织血液灌流情况和休克的严重程度，主要原因是血容量不足，肾血流量减少。当然尚与抗利尿激素和醛固酮增多有关。如出现无尿，则收缩压多在10.7kPa以下。

（6）消化道症状：恶心，呕吐，出现也较早，如频繁呕吐常提示休克较重。其原因也是脑缺氧。

（7）末梢循环变化：较早的表现是浅静脉充盈不良，皮肤发白、肢体皮肤冰冷。严重时，可出现紫绀和毛细血管充盈不良。

（8）电解质、酸碱平衡紊乱：低钠血症，低蛋白血症，可伴有代谢性酸中毒，高钾血症。

（9）血流动力学紊乱：常见的有心排出量、心脏指数、左心室做功指数降低，肺血管阻力、外周血管阻力增高。

（二）其他辅助检查

白细胞，血红蛋白，血小板，血乳酸，红细胞压积等均能不同程度地反映循环容量及休克情况。

三、治疗原则

（一）早期一般处理

取头和下肢抬高位，吸氧，保暖，尽早建立静脉输液通道，保持呼吸道畅通。

（二）液体复苏

1. 常用烧伤休克期补液公式

Evans公式：补液量=2.0mL×烧伤面积（%TBSA）×体重（kg）+水分2000mL

其中，晶体补液量与胶体补液量比值1∶1。该公式存在明显不足，烧伤面积超过50%者，补液量仍按50%烧伤面积计算，因此该公式不适合烧伤面积为50%以上的患者。

Brooks公式：补液量=2.0mL×烧伤面积（%TBSA）×体重（kg）+水分2000mL
其中，晶体补液量与胶体补液量比值1.5∶0.5。

Parkland公式：补液量=4.0mL×烧伤面积（%TBSA）×体重（kg）
全部用Riger's液。第1个24小时只补给电解质溶液，不补给胶体和水分。第2个24小时不再补给电解质，每1% TBSA/kg补给血浆0.3~0.5mL，并适量补充等渗糖水。

第三军医大学公式：成人伤后第1个24小时补液量（mL）=烧伤面积（%TBSA）×体

重(kg)×1.5(胶体液和晶体液)+水分2000mL

胶体液和晶体液一般按1:2比例分配,补液总量的半量应在伤后8小时内补给,伤后第2和第3个8小时各补给补液总量的1/4量。

第2个24小时补液量:胶体溶液量和晶体溶液量按第1个24小时估算总量的半量补充,基础水分补液量不变。

目前武汉市第三医院对烧伤患者的补液量是按第三军医大学公式计算,对50% TBSA以下的烧伤患者,无严重吸入性损伤的,此补液公式基本是适用的。但对特大面积烧伤患者,以及伴有严重吸入性损伤或有严重胸腹部烧伤的患者,按此补液往往不足,一般应根据患者尿量、生命体征变化、脉搏轮廓连续心排量监测(PICCO)等指标,适当增大补液。

2. 延迟快速复苏补液公式和方法(第三军医大学)

第1个24小时预计补液量(mL)=TBSA(%)×体重(kg)×2.06,水分=2000mL,胶体液与电解质液比例为1:1。在血流动力学严密监护下,复苏的前2小时将第1个24小时液体总量的1/2快速补入,第2个24小时预计补液量(mL)=TBSA(%)×体重(kg)×1,水分=2000mL,胶体液与电解质液比例为1:1。

以上公式都是各单位在长期的临床实践中总结出来的经验,可为我们临床治疗提供帮助,但绝不能死套某一公式。每位患者的补液量要因人而异,包括根据受伤前及受伤后的情况不同而决定输液量的多少,需根据患者的年龄、健康状况、伤前疾病、伤后入院时间、面积的大小、深度、部位等来衡量,绝对不能死套公式,做到输液量心中有数,在详细了解病情的情况下制订适当的输液计划。

3. 液体复苏溶液

液体复苏常用的晶体溶液有生理盐水和乳酸林格氏液、碳酸氢钠溶液,常用的胶体溶液有白蛋白、羟乙基淀粉、明胶、右旋糖酐、血浆等。

(1)晶体溶液:是烧伤临床使用最多、用量最大的一类溶液。

①生理盐水:目前生理盐水仍然是临床最常用的晶体溶液,其成分接近人体体液的渗透压,同时价格低廉,易于配置,易于保存。但其具有过高的氯离子浓度以及缺乏钾、钙等其他人体中重要的离子,使得在大量输注时可导致体液酸碱平衡和电解质紊乱,故限制其大量使用。

②乳酸林格氏液:其中钠离子的2/3是来源于氯化钠,1/3来源于乳酸钠,同时还有少量的钾离子和钙离子,使其渗透压和各种离子含量更接近于人体细胞外液。因此,乳酸钠林格氏液应作为大量补液时的首选晶体溶液。

③碳酸氢钠液:快速发生的代谢性酸中毒可引起严重的低血压、心律失常和死亡。临床上使用碳酸氢钠能短暂改善休克时的酸中毒,但不主张常规使用。代谢性酸中毒的处理应着眼于病因处理、容量复苏等干预治疗,在组织灌注恢复过程中酸中毒状态可逐步纠正,过度的血液碱化使氧解离曲线左移,不利于组织供氧。因此,在失血性休克的治疗中,碳酸氢盐的治疗只用于紧急情况或pH值<7.20,并在明确存在代谢性酸中毒后保证通气良好的情况下使用。5%碳酸氢钠全天极量为500mL。根据"宁酸勿碱"的原

则，对于 pH 值≥7.30 的酸血症，可不使用。

（2）胶体溶液。

①人血白蛋白（Human Serum Albumin，HSA）：是血浆含量最丰富的蛋白质，约占血浆总蛋白含量的 60%，是血浆中最主要的胶体成分，血浆胶体渗透压的 70%～80% 是由白蛋白产生的。正常人的每升血浆中含 40g 左右的 HSA，它是循环系统中非常重要的一种蛋白质，除了维持人体胶体渗透压和维系人血液总量的水平外，它还是体内许多小分子的载体蛋白。胶体渗透压主要靠白蛋白维持。

②血浆：烧伤水肿液主要成分是血浆，血浆可作为较为理想的胶体补充。但血浆来源较困难，不宜长时间保存，也有传播疾病的风险。

新鲜冰冻血浆（Fresh Frozen Plasma，FFP）：烧伤早期抗休克治疗时，特别是在大面积烧伤患者，适量使用 FFP，能提高胶体渗透压来维持基本有效的血液循环，同时为早期患者切痂手术提供大量的凝血因子，对减少手术出血是有帮助的。大量长期使用 FFP 既不适合目前的状况（血源奇缺），也会产生许多副作用，如 IgAg 肾病等。FFP 保存 1 年以后即为普通冰冻血浆（Frozen Plasma，FP）。

③低分子右旋糖酐：常用剂型为 10% 浓度，其扩容效果为血浆的 1.8～1.9 倍（有研究认为是 1.5 倍）。低分子右旋糖酐能降低血液黏稠度，解除红细胞聚集，改善微循环，还有利尿作用，在体内维持时间为 3 小时，扩容效果不如中分子，所以主要用于改善微循环的灌流，用量小于 1g/kg，大量使用时可影响凝血功能，导致出血倾向。另外，低分子及小分子右旋糖酐通过肾小球进入肾小管时可造成肾小管阻塞，引起急性肾功能衰竭。

④羟乙基淀粉（Hydroxyethy Starch，HES）：羟乙基淀粉类血浆代用品是第三代人工胶体，它是一类由支链淀粉衍生出的高相对分子质量的复合物。在人和动物体内，天然支链淀粉被 α-淀粉酶快速水解而通过肾脏排泄，一旦支链淀粉的脱水基被羟乙基化后，则大大减慢了这个过程，使其延长了在血管内停留的时间，故其对肾功能以及凝血功能的影响也越大。

⑤动物明胶：扩容迅速，利于降低血液黏度，改善组织氧供，安全性较好，但可影响血浆蛋白溶度。

（3）水分：常用 5% 或 10% 的葡萄糖溶液作为基础水分的补充。若烧伤患者存在使用悬浮床、烧伤治疗仪、气管切开以及呼吸机辅助呼吸治疗时，则需额外补充一定量的水分。

（4）补液应越早越好，且需尽快建立有效的静脉输液通路。补液过程中，不可片面依赖公式计算值做机械性治疗，而应根据患者体质、年龄、烧伤程度，合并伤的治疗需要，环境的改变，患者病程中各项生理生化指标，治疗反映的病情变化适当调整治疗。常规体表输液影响输入速度及需要有创监测休克指标时，应尽早建立恰当的深静脉输液通道。

（三）综合治疗

1. 镇静镇痛药物

曲马多、布托啡诺、咪达唑仑、冬眠合剂等在武汉市第三医院的临床使用较为成熟,详见第十一章"烧伤的镇静镇痛"。

2. 抗生素的应用

根据患者收治单位细菌学流行病学特点,早期可按经验使用抗生素,对于特大面积烧伤,可先采用广谱抗生素;同时动态进行细菌学检查,根据细菌培养及药敏结果及时调整为针对性抗生素。

3. 血管活性药物

临床通常仅对于足够的液体复苏后仍存在低血压或者输液还未开始的严重低血压患者,才考虑应用血管活性药。

血管活性药物能帮助扩容,迅速改善微循环,升高血压。提高血压是应用血管活性药物的首要目标。理想的血管活性药物应能迅速提高血压,改善心脏和脑的血流灌注,也能改善肾和肠道等内脏器官的血流灌注。

(1)血管收缩剂:多巴胺、去甲肾上腺素和间羟胺等。

①多巴胺:是最常用的血管活性药,兼具有 α、β 和多巴胺受体作用,其药理作用与剂量有关。小剂量[<10μg/(kg·min)]时,主要是 β 和多巴胺受体作用,可增强心肌收缩力而增加心排出量,并扩张肾和胃肠道等内脏器官血管。大剂量[>15μg/(kg·min)]时,则为 α 受体作用,增加外周阻力,使外周血管收缩。一般抗休克时主要取其强心和扩张内脏血管作用。为提升血压,可将小剂量多巴胺与其他收缩血管药物合用,而不是仅增加多巴胺的使用剂量。

②去甲肾上腺素:主要激动 α 受体,具有很强的血管收缩作用,使全身小动脉与小静脉都收缩(但冠状血管扩张),外周阻力增高,血压上升。兴奋心脏及抑制平滑肌的作用都比肾上腺素弱。临床上主要利用它的升压作用,静滴用于各种休克,以提高血压,保证对重要器官(如脑)的血液供应。使用时间不宜过长,否则可引起血管持续强烈收缩,使组织缺氧情况加重。可用 1~2mg 加入生理盐水或 5% 葡萄糖 100mL 内静滴。对危急病例可用 1~2mg 稀释到 10~20mL,缓慢推入静脉,同时根据血压调节其剂量,待血压回升后,再静滴维持。

③多巴酚丁胺:对心肌的正性肌力作用比多巴胺强。小剂量有轻度的收缩血管作用,常用剂量为 2.5~10μg/(kg·min)。去甲肾上腺素与多巴酚丁胺联合应用是治疗感染性休克最理想的血管活性药物。

④间羟胺(阿拉明):间接兴奋 α、β 受体,对心脏和血管的作用同去甲肾上腺素,但作用弱,维持时间约 30 分钟,常用 2~10mg 肌注,也可 10~20mg 加入 5% 葡萄糖溶液 100mL 内静脉滴注。

(2)血管扩张剂:分 α 受体阻滞剂和抗胆碱能药两类。

①酚妥拉明、酚苄明等能解除去甲肾上腺素所引起的小血管收缩和微循环淤滞并增强左心室的收缩力。其中酚妥拉明作用快,维持时间短,剂量为 0.1~0.5mg/kg 加入 100mL 液体中静脉滴注。酚苄明是一种 α 受体阻滞剂,间接反映兴奋 β 受体能增加冠状动脉血流量。降低周围循环阻力,降低血压。作用时间可维持 3~4 天,用量为 0.5~1.0mg/kg 加入 200~400mL 液体中,1~2 小时输完。

②抗胆碱能药物有阿托品、山莨菪碱和东莨菪碱，临床上常用山莨菪碱（654-2），每次 10mg 静脉注射，或将其加入其他抗休克液体中缓慢滴注。

4. 其他治疗

（1）治疗 DIC（Disseminated Intravascular Coagulation，弥漫性血管内凝血）改善微循环：对诊断明显的 DIC，可用肝素抗凝，用量一般为 1mg/kg，6 小时一次，成人首次剂量为 10000 单位（1mg 相当于 125 单位），抗血小板聚集用阿司匹林、双嘧达莫、低分子右旋糖酐等。

（2）清除氧自由基：大剂量使用维生素 C、维生素 E、还原性谷胱甘肽、甘露醇等。乌司他丁具有清除自由基及调整炎性因子与抗炎因子的平衡作用，近年来运用较广泛。

（3）保护脏器功能药物：脑蛋白水解物、磷酸肌酸钠、辅酶 A 及还原性谷胱甘肽、西咪替丁及奥美拉唑、铝碳酸镁、枸橼酸莫沙必利等药物保护心、脑、肝、胃、肠。避免使用肾毒性药物，保证肾脏血流供应是保护肾脏功能的方法。

（4）皮质类固醇和其他药物的应用：皮质类固醇主要用于感染性休克和其他较严重的休克，其作用主要有：①阻断 α 受体兴奋作用，使血管扩张，减少外周阻力；②保护细胞内溶酶体，防止溶酶体破裂；③增强心肌收缩力，增加心排出量；④增进线粒体功能；⑤促进糖异生，使乳酸转化为葡萄糖，减轻酸中毒。一般主张大剂量一次使用，只用 1~2 次。

（5）体温控制：严重低血容量休克常伴有顽固性低体温、严重酸中毒、凝血障碍。严重低血容量休克伴低体温的患者应及时复温。但控制性降温对于颅脑损伤的患者可降低其病死率，促进神经功能的恢复。

（四）休克复苏的目标以及监测指标

1. 一般监测指标

（1）尿量：最低应维持在成人 >0.5mL/(kg·h)，小儿大于 1mL/(kg·h)。

（2）精神状态：患者神志清楚，安静。

（3）末梢循环：体表皮肤温暖，毛细血管充盈好，动脉搏动有力，皮肤黏膜色泽正常。

（4）血压和心率：收缩压维持在 100mmHg 以上，脉压大于 20mmHg，心率成人降至 100 次/分，小儿 140 次/分以下，平均动脉压 >65mmHg。

2. 血流动力学监测指标

（1）有创动脉血压监测（Arterial Blood Pressure，ABP）：较无创动脉血压高 5~20mmHg，可及时连续地观察血压变化。持续低血压状态时，无创动脉血压测压难以准确反映实际大动脉压力，而 ABP 测压较为可靠，可保证连续观察血压和即时变化。此外，ABP 还可提供动脉采血通道。

（2）中心静脉压（Central Venous Pressure，CVP）：是最常用的、易于获得的监测指标，代表了右心房或胸腔段静脉内压力的变化，可反映全身血容量与右心房功能之间的关系。CVP 正常值为 5~10cmH$_2$O，当血容量小于 5cmH$_2$O（0.4kPa）时，表示血容量不足。高于 15cmH$_2$O（1.47kPa）时，则提示心功能不全，静脉血管床过度收缩或肺循环阻力增高，若 CVP 大于 20cmH$_2$O 时，则表示充血性心力衰竭。动态观察 CVP 的趋势以准确反映右心前负荷的情况。

（3）肺动脉楔压（Pulmonary Artery Wedge Pressure，PAWP）：应用 Swan-Gan2 漂浮导管可测得肺动脉压（Pulmonary Artery Pressure，PAP）和肺动脉楔压（也称肺毛细血管楔压），可反映肺静脉、左心房和左心室的动态功能，PAP 正常值为 10~22mmHg，PAWP 的正常值为 0~15mmHg，与左心房压力相接近，PAWP 低于正常值反映血容量不足，高于正常值反映左心房压力升高，如肺水肿时。所以临床上 CVP 正常，PAWP 升高时主要限制输液量，但近年来有较多研究表明，受多种因素的影响，CVP 和 PAWP 与心脏前负荷的相关性不够密切。

（4）脉搏轮廓连续心排量监测（Pluse Indicator Continuous Cardiac Output，PICCO）：是目前较常用的血流动力学监测手段，是由德国 PULSION 公司推出的新一代容量监测仪器。由于便于操作、创伤小，仅通过一条中心静脉和动脉导管就能简便、精确、连续、床边化监测血流动力学变化，同时该技术可连续监测心排量指数、全心舒张末期容积指数及全身血管阻力指数、血管外肺水指数。其中，连续心排量指数和全身血管阻力指数对维持稳定的血流动力学具有很高的参考价值；而全心舒张末期容积指数和血管外肺水指数等定量指标对休克输液速度和输液量的调整也有很好的指导意义。同时为判断肺水肿程度和心脏前负荷状态提供宝贵资料，使危重症血流动力学监测与处理得到进一步提高。

众所周知，大面积烧伤休克的重要原因是由于毛细血管通透性增加，导致血管内大量液体渗透到组织间隙，有效循环血量减少。到目前为止，抗休克治疗的主要措施是补漏式的液体复苏治疗，并没有完善的方法和有效的药物阻止休克的发生和发展，唯有补液抗休克及综合治疗才能帮助患者渡过休克期。大量的临床实践表明，即使烧伤后立即按照补液公式进行复苏治疗，有时也难以纠正烧伤休克。其主要是大面积烧伤时早期的心脏功能和血管阻力在烧伤休克中的作用所致，通过 PICCO 检测来调整治疗措施可以更好地治疗烧伤休克。

①脉搏轮廓连续心排量指数（Pulse Contour Cardiac Index，PCCI）：推荐正常值 3.0~5.0L/（min·m^2）。烧伤休克是因为毛细血管通透性增加，大量液体外渗，有效循环血量显著下降，而且此时又因"心脏休克"导致心脏动力下降，心排血量（PCCI）减少。休克的 3 个因素中有两个因素加重了休克，机体为了维护重要器官功能，减少重要器官缺血缺氧的损害，通过一系列神经介质的传递，反射性地使全身血管阻力升高来维持有效的血压。当这些递质耗竭后全身血管阻力就会明显降低，此时维持血压的另外两个因素——血容量和心脏泵血功能就会弥补因全身血管阻力下降而造成的血压降低；由于机体对血容量调控范围有限，只有通过增加心脏泵血量而增加每分钟心排量来提升血压，维持机体有效的血容量灌注，所以在烧伤 72 小时后 PCCI 超过正常值。针对大面积烧伤早期的这些病理生理变化，临床上除有效地扩容抗休克外，还要在烧伤后即开始使用多巴酚丁胺对心脏进行动力支持，同时在受伤 24 小时后即开始使用小剂量的扩血管药物，如硝普钠等，降低血管阻力，减少隐匿休克发生；在伤后 72 小时开始使用小

剂量的去甲肾上腺素等提高血管阻力，维持有效的动脉血压，既减少心脏过度用功，也减少液体量的负荷过重，防止发生心衰。

②全心舒张末期容积指数（Global End-diastolic Volume Index，GEDI）：心脏四个腔室内血液的总量，前负荷是充是 CO 的必要前提，推荐正常值 680~800mL/m²。全心舒张末期容积指数（GEDI）伤后 24 小时内均低于正常值，12 小时最低，28 小时恢复正常，以后逐渐升高，于 36 小时达到峰值，后逐渐恢复到正常值。一般认为 GEDI 不超过 1000mL/m² 可以对输液速度不做调整，小于 600mL/m² 应加快输液速度。

③全身血管阻力指数（SVRI）：反映后负荷最重要的参数，推荐正常值 1700~2400dyn·s·cm⁻⁵·m²。全身血管阻力指数（SVRI）在伤后逐渐升高，到伤后 16 小时高于正常值，伤后 28 小时达到峰值，伤后 36 小时降至正常，后逐渐降低，72 小时低于正常值，76 小时达到最低，92 小时后恢复正常。这种大面积烧伤早期全身血管阻力升高，可能由于机体为了避免重要器官发生缺血缺氧损害而产生的一种反射机制。

④血管外肺水指数（Extravascular Lung Water，EVLW）：可以直接量化肺水肿，包括细胞内液，间质液以及肺泡内液（不受胸腔积液的影响），推荐正常值 3~10mL/kg。血管外肺水指数（EVLW）于伤后 16 小时超过正常值，以后逐渐升高，伤后 36~40 小时升至最高，以后逐渐降低至 7~8mL/kg。关于 EVLW，有学者认为 EVLW≥10mL/kg 可判断有肺水肿发生，需进行干预。

⑤肺血管通透性指数（Pulmonary Vascular Pemeability Index，PVPI）：反映右心室后负荷大小，判断肺水肿类型，推荐正常值 1%~3%。

⑥中心静脉氧饱和度（Central Venous Oxygen Saturation，ScvO₂）：通过标准中心静脉导管放置，SvO₂（混合静脉氧饱和度）目前只能通过高创伤性的右心导管获得，ScvO₂ 和 SvO₂ 之间有良好的相关性。正常值范围：ScvO₂ = 70%~80%，SvO₂ = 65%~75%。

⑦心脏作功指数（Cardial Performance Index，CPI），评估整个心脏的机能，CPI = MAP（平均动脉压）×CI（心脏指数）。CPI 是预测心源性休克患者死亡率的最佳指数，推荐正常值 0.5~0.7W/m²。

⑧心功能指数（CFI）：全心的心肌收缩力，CFI = CI/GEDI，推荐正常值 4.5~6.5/min。

⑨全心射血分数（GEF）：反映全心收缩力的参数，GEF = 4×SV/GEDV，推荐正常值 25%~35%。

⑩左心收缩力（dPmx）：主动脉的最大压力（P/Dtmax）和左心收缩时候的最大收缩压力有绝佳关联。在前负荷、后负荷以及心率稳定的前提下，因为心肌收缩力改变造成心脏工作的改变，主要观察其动态变化。

3. 血气分析

维持氧分压（80~100mmHg），二氧化碳分压 35~45mmHg，pH 值为 7.35~7.45 或略偏酸，碱剩余（BE）±3。根据动脉血气分析结果，可鉴别体液酸碱紊乱性质，及时纠正酸碱平衡，调节呼吸机参数。碱缺失可间接反映血乳酸的水平。当休克导致组织供血不足时碱缺失下降，提示乳酸血症的存在。碱缺失与血乳酸结合是判断休克组织灌注较好的方法。

4. 血乳酸

动脉血乳酸浓度是反映组织缺氧的高度敏感的指标之一，动脉血乳酸增高常较其他休克征象先出现。持续动态的动脉血乳酸以及乳酸清除率的监测，对休克的早期诊断、判定组织缺氧情况、指导液体复苏及预后评估具有重要意义。但是血乳酸浓度在一些特别情况下，如合并肝功能不全，则难以充分反映组织的氧合状态。复苏的第 1 个 24 小时，血乳酸浓度恢复正常（≤2mmol/L）极其关键。在创伤后休克的患者，血乳酸初始水平及高乳酸持续时间与器官功能障碍的程度及死亡率相关。

5. 胃肠黏膜内 pH 值监测

胃肠黏膜内 pH 值监测可反映胃肠黏膜局部组织灌注和供氧的情况，也可能发现隐匿性休克。正常值为 7.35~7.45。

6. 组织氧合情况

一般情况下可监测混合静脉血氧浓度，其变化反映了全身平均组织氧分压的改变，混合静脉、血氧分压降低一般表示组织缺氧。

(五) 实验室检查

(1)血常规监测：动态观察红细胞计数(Rbc)、血红蛋白(Hb)及红细胞压积(HCT)的数值变化，可了解血液有无浓缩或稀释，对低血容量休克的诊断和判断以及是否存在继续失血有参考价值。有研究表明，HCT 在 4 小时内下降 10% 提示有活动性出血。

(2)电解质监测与肝肾功能监测：对了解病情变化和指导治疗十分重要。

(3)凝血功能监测：在休克早期即进行凝血功能的监测，对选择适当的容量复苏方案及液体种类有重要的临床意义。常规凝血功能监测包括血小板计数、凝血酶原时间(PT)、活化部分凝血活酶时间(APTT)、国际标准化比值(INR)和 D-二聚体。此外，还包括血栓弹力描记图(TEG)等。

(4)心肌酶谱的检查及降钙素原(PCT)、C 反应蛋白(CRP)的检测，对预防和发现心肌受损情况、全身应激及感染的严重程度有重要参考意义。

应强调的是，任何一种监测方法所得到的数值意义都是相对的，因为各种血流动力学指标经常受到许多因素的影响。单一指标的数值有时并不能正确反映血流动力学状态，必须重视血流动力学的综合评估。在实施综合评估时，应注意以下 3 点：结合症状、体征综合判断；分析数值的动态变化；多项指标的综合评估。

（王维、王德运）

第二节　急性呼吸窘迫综合征

一、概述

急性呼吸窘迫综合征(Acute Respiratory Distress Syndrom，ARDS)是指在严重感染、

休克、创伤及烧伤等非心源性疾病过程中，肺毛细血管内皮细胞和肺泡上皮细胞损伤造成弥漫性肺间质及肺泡水肿，导致急性低氧性呼吸功能不全或衰竭。以肺容积减少、肺顺应性降低、严重的通气/血流比例失调为病理生理特征，临床上表现为进行性低氧血症和呼吸窘迫，肺部影像学上表现为非均一性的渗出性病变。严重烧伤可引起广泛肺泡毛细血管膜损伤，导致呼吸功能障碍，严重者发生 ARDS。其主要病因包括吸入性损伤、休克、严重创伤、大量输血输液、误吸、感染、氧中毒、弥漫性血管内凝血等。

二、临床诊断

（1）急性起病：常在直接或间接肺损伤后 12~48 小时内，最多不超过 1 周发病。

（2）氧合指数（PaO_2/FiO_2）≤200mmHg（1mmHg = 0.133kPa）［不考虑气末正压（PEEP）水平］。

（3）正位 X 光胸片显示双肺均有斑片状阴影。

（4）肺动脉嵌顿压≤18mmHg，或无左心房压力增高的临床证据。

三、治疗原则

（一）谨慎诊断 ARDS

目前，学者对 ARDS 的定义以及诊断标准有较大争论，其准确性和合理性存在一定问题。武汉市第三医院能够十分明确地诊断为 ARDS 的病例极其少见，严重烧伤患者并发 ARDS 诊断时应注意以下 4 点。

（1）严重烧伤患者存在发生 ARDS 的多种危险因素，追查危险因素应在发生 ARDS 的 1 周内。

（2）必须排除严重烧伤后液体负荷过多所致的肺水肿病症。

（3）X 光片提示两肺阴影要与酷似 ARDS 的其他疾病（如肺不张、严重肺炎、特发性肺间质纤维化等）相鉴别。

（4）氧合指数（PaO_2/FiO_2）≤200mmHg 是持续性的，且其应与肺阴影出现时间差小于 24 小时。

（二）正确治疗基础疾病，预防 ARDS 的发生

对可能导致 ARDS 的基础疾病应采取各种治疗措施积极治疗，如吸入性损伤尽早畅通呼吸道和机械通气，严重感染时应有效使用抗生素，创伤、休克、手术时应及时处理，尽早纠正。

（三）液体管理

液体正平衡使 ALI/ARDS（Acute Lung Injury，ALI，急性肺损伤）患者病死率明显增加。对于存在低蛋白血症的 ARDS 患者，在补充白蛋白等胶体溶液的同时联合应用速尿，有助于实现液体负平衡，并改善氧合。人工胶体对 ARDS 是否也有类似的治疗效应。允许适当的液体负平衡可以在一定程度上改善 ARDS 患者的氧合指数等呼吸功能生理参数。

（四）糖皮质激素

对于过敏原因导致的 ARDS 患者，早期应用糖皮质激素经验性治疗可能有效。此外感染性休克并发 ARDS 的患者，如合并有肾上腺皮质功能不全，可考虑应用替代剂量的糖皮质激素。肾上腺皮质激素的推荐用法是：甲泼尼龙（甲基强的松龙）每日 1~2mg/kg，分次静脉滴注。通常在用药 3~5 天后氧和改善明显，1~2 周逐渐减至 0.5~12mg/kg。不推荐常规使用糖皮质给予预防和治疗 ARDS。

（五）营养支持

在常规给予肠内肠外营养治疗时，额外补充 EPA 和 γ-亚油酸，有助于改善 ALI/ARDS 患者氧合，缩短机械通气时间。

（六）呼吸支持治疗

1. 吸氧和无创机械通气

在患者基本的氧合和通气需要得到满足的前提下，尽量避免呼吸机所致肺损伤。但仅有少量病情很轻的 ARDS 病例使用吸氧和无创机械通气可获得成功。

2. 有创机械通气

（1）机械通气的时机选择：ARDS 患者经高浓度吸氧仍不能改善低氧血症时，烧伤患者应优先考虑气管切开后进行有创机械通气。

（2）肺保护性通气：允许性高碳酸血症，小潮气量通气 4~8mL/kg，气道平台压不应超过 30~35cmH$_2$O。

（3）肺复张：肺复张手法促进 ARDS 患者塌陷肺泡复张，改善氧合。目前常用的肺复张手法包括控制性肺膨胀、PEEP 递增法及压力控制法。其中实施控制性肺膨胀采用恒压通气方式，推荐吸气压力 30~45cmH$_2$O，持续时间 30~40s。

（4）PEEP 的选择：应使用能防止肺泡塌陷的最低 PEEP。PEEP>12cmH$_2$O，尤其是 PEEP>16cmH$_2$O 时明显改善生存率。有条件的情况下，应根据静态 P-V 曲线低位转折点压力+2cmH$_2$O 来确定 PEEP。

（5）在循环功能稳定，人机协调性较好的情况下，自主呼吸 ARDS 患者机械通气时应有必要保留自主呼吸。

（6）通气体位若无禁忌证，机械通气的 ARDS 患者应采用 30°~45°半卧位，常规机械通气治疗无效的重度 ARDS 患者，若无禁忌证，可考虑采用俯卧位通气。严重的低血压、室性心律失常、颜面部创伤及未处理的不稳定性骨折为俯卧位通气的相对禁忌证。

（7）镇静镇痛与肌松机械通气的 ARDS 患者不推荐常规使用肌松药物。

（8）对于年龄<55 岁的患者，部分液体通气能改善 ALI/ARDS 患者气体交换，增加肺顺应性，可作为严重 ARDS 患者常规机械通气无效时的一种选择。

（9）体外膜氧合技术（ECMO）建立循环后可减轻肺负担，有利于肺功能的恢复，但并不改善 ARDS 患者预后。

（王维、王德运）

第三节　烧伤脓毒症

目前脓毒症仍是烧伤救治失败的最主要原因，越来越多的证据显示脓毒症具较高的长期致残率和致死率。以往描述全身性感染的常用术语有"败血症""菌血症""毒血症""脓毒血症"，直到1992年，由美国胸科医师协会/危重病医学会最早提出"脓毒症、严重脓毒症、脓毒性休克"的概念，这些概念的提出为烧伤危重患者的治疗带来了新的理论和方法，使得脓毒症与烧伤重症紧密结合，促进了救治水平的提高。本节主要阐述相关概念及诊断，有助于进一步理解并掌握烧伤脓毒症，更大限度地挽救烧伤危重症患者。

一、概述

脓毒症被定义为一种由感染引起的全身性炎症反应综合征（Systemic Inflammatory Response Syndrome，SIRS）；严重程度增加的脓毒症被定义为"严重脓毒症"（Severe Sepsis），指脓毒症并存器官功能障碍；"脓毒性休克"（Septic Shock），指脓毒症并存难治性低血压。2016年，脓毒症的新定义（Sepsis.3.0）是宿主对感染的反应失调引起危及生命的器官衰竭，"严重脓毒症"已经被移除，而脓毒症休克是属于脓毒症的一个子集，伴有液体复苏不能逆转的低血压。

二、诊断标准

（一）1991版脓毒症的诊断标准

自1991年至今，Sepsis被定义过两次，但基本核心不变，都是在感染基础上的全身炎症反应综合征（SIRS），也就是说以往Sepsis的诊断标准是感染的同时符合两项及以上的SIRS标准。

（二）2012版脓毒症的诊断标准

1. 一般情况

发热（核心温度>38.3℃）或低体温（核心温度<36℃）；心率>90次/分，或超过部分>2倍年龄正常值的标准差（SD）；呼吸急促；精神状态改变；明显水肿或液体正平衡（>20mL/kg持续24小时以上）；无糖尿病史，高血糖（血糖>7.7mmol/L）。

2. 炎症指标

白细胞增多（WBC>12×10⁹/L）；白细胞减少（WBC<4×10⁹/L）；白细胞计数正常，但幼稚细胞>10%；血浆C-反应蛋白超过>2SD；血浆降钙素原超过>2SD。

3. 血流动力学

低血压［收缩压<90mmHg（1mmHg=0.133kPa），平均动脉压（Mean Artery Pressure，MAP）<70mmHg或成年人收缩压下降>40mmHg］，或血压低于2倍年龄正常值的SD。

4. 器官功能障碍

动脉低氧血症（氧合指数<300mmHg）；急性少尿（即使经充足的液体复苏后，仍有

103

尿量<0.5mL·kg·h 且至少持续 2 小时）；肌酐增加>0.5mg/dL 或 44.2μmol/L；凝血异常（国际标准化比值>1.5 或活化部分凝血活酶时间>60s）；肠梗阻（肠鸣音消失）；血小板计数<100×10⁹/L；高胆红素血症（血浆总胆红素>70μmol/L 或 4mg/dL））。

5. 组织灌注

高乳酸血症（血乳酸>1mmol/L）；毛细血管再灌注不足或皮肤花斑。

三、新的脓毒症定义

脓毒症定义为机体感染后产生的失控反应所导致的危及生命的器官功能障碍。脓毒性休克的新定义为感染导致的心血管及细胞/代谢两种异常，这些患者与单一异常的患者相比，死亡风险明显升高。出于可操作性和一致性的目的，将脓毒性休克定义为经充分容量复苏仍持续存在的低血压和高乳酸血症。

随着对感染病理生理的深入认识，现在被广泛接受并应用的概念为脓毒症。烧伤脓毒症是严重烧伤的常见并发症，起病急，进展快，可诱发脓毒性休克和多器官功能障碍综合征，是烧伤死亡的主要原因之一，如何及时诊断及有效防治，是提高烧伤救治成功率的关键。

导致烧伤脓毒症的常见病因有创面感染、各类管道感染、不能平稳度过休克期、并发吸入性损伤、营养不良、机体免疫力低下等。总的来说，目前引起烧伤脓毒症的细菌以革兰阴性细菌为多，尤以铜绿假单胞菌最为常见，革兰阳性细菌中以金黄色葡萄球菌（金葡菌）最为常见，真菌中则以白色假丝酵母菌多见。值得注意的是，近年来各种耐药菌明显增多。

四、全身性症状或体征

全身性症状或体征包括：情绪突然改变，如兴奋、烦躁、易怒、易惊、淡漠、嗜睡、说胡话、幻觉、幻视等；食欲突然改变，厌食或贪食；体温突然改变，体温升高超过39℃或降低到35.5℃以下；呼吸浅促、窘迫；脉搏增快，与体温变化不成比例；无其他原因的少尿或多尿；舌震颤，无力伸出口外，舌质红绛、焦黄或灰黑，舌干少津，可有毛刺；局部肌肉震颤；明显腹胀，难以控制的不明原因腹泻。

创面变化主要是：创面变晦黯，分泌物增多伴臭味，痂皮变软潮湿，出现坏死斑或脓苔，创面或邻近健康组织出现出血点，后期创面溃烂，向深部侵袭；创缘红肿，肉芽暗无光泽，上皮生长停滞或新生上皮自溶。

控制感染的关键在于：明确病原学诊断、针对性抗感染治疗和预防继发感染。在诊断的最初 12 小时内，对感染源控制方法的选择，需要权衡利弊。细菌感染或脓毒症患者应尽量等待感染控制后再行择期手术。在识别严重脓毒症或脓毒症休克后 1 小时内，应尽快给予广谱抗生素治疗，在抗生素治疗之前还应留取病原学尤其是血培养标本。若选择急诊手术，应尽可能借助可靠的影像学检查排除其他潜在感染灶。在围手术期应及早给予足量有效的广谱抗生素或在术中应充分清除与引流感染灶，术后根据培养药敏结果调整为针对性地选择敏感抗生素，并在适当时机应每日重新评估抗生素治疗是否需要降阶梯。对重症脓毒症患者，控制感染来源的同时，还应适当纠正机体内环境紊乱，可有助于缩短患者的住院时间。

关于液体复苏的研究，所存在的争议主要围绕以下3点：复苏的目标、补液的量和速度、液体的选择。对于严重脓毒症和脓毒性休克患者，晶体液应作为液体复苏时的首选。液体复苏的初期目标是保证足够的组织灌注，应尽早改善灌注，可减少组织缺氧的时间。早期液体复苏，在脓毒症一系列综合治疗中尤为重要，尤其对于存在组织低灌注或是合并低血容量的患者。应尽量在起病最初6小时内完成，推荐以晶体液起始，晶体液用量至少达30mL/kg。

中心静脉压(Central Venous Pressure，CVP)至少达到8mmHg(机械通气患者需达到12mmHg)，若只有心脏充盈压(CVP或肺动脉楔压)增加而没有血流动力学改善时，应降低补液速度。应用血管活性药物维持MAP在65~90mmHg，维持尿量在0.5mL·kg·h以上，$SvO_2 \geqslant 65\%$或中心静脉血氧饱和度$ScvO_2 \geqslant 70\%$。

去甲肾上腺素作为维持最初的复苏目标MAP>65mmHg的首选血管活性药，必要时可联合使用肾上腺素以维持适当的血管张力。小剂量血管加压素(Vasopressin，VP)0.03U/min也可与去甲肾上腺素联用升高MAP，并且可以减少去甲肾上腺素的使用剂量，但其不应作为首选的血管活性药，也不应单独应用于升压。当VP的用量需要超过0.03~0.04U/min时，建议更改方案，选择其他方式升压。

对于存在心功能不全表现，如心脏充盈压力升高、心排出量降低，或是持续存在低灌注的患者，即使在血管内容量已恢复或是MAP尚可维持的情况下，应予试验剂量的多巴酚丁胺[最大量为$20\mu g/(kg·min)$]单独输注或是在原已使用血管活性药的基础上联合应用。但切勿将CI提升至过高的水平。

最初脓毒症和脓毒症休克患者应用激素治疗的研究显示，大剂量短疗程的类固醇并没有任何明显的益处。对于成年脓毒性休克患者，建议如果充足的液体复苏和血管活性药的治疗足以恢复血流动力学稳定性，无需应用静脉糖皮质激素治疗，否则可以尝试每日静脉给予小剂量氢化可的松200mg。疗程依病情而定，若已无休克征象，则无需再给予糖皮质激素治疗。

建议对于成年人患者，在血容量不足时应及时补液，以免微循环障碍，血流淤滞。当组织低灌注已改善，且没有心肌缺血、严重低氧血症、急性失血或是心脏缺血性疾病的情况下，如果血红蛋白低于7g/dL，可以适当输注悬浮红细胞，使血红蛋白的浓度可达到7~9g/dL。不推荐使用促红细胞生成素(Erythropoietin，EPO)，作为治疗脓毒症相关性贫血的特殊治疗方法。

机械通气采取肺保护性通气策略主要在于维持足够氧和，减少正压通气对肺的损伤和对静脉回流及心排出量的影响。建议采用小潮气量(4~6mL/kg)，并使吸气末平台压控制$\leqslant 30cmH_2O(1cmH_2O = 0.098kPa)$，预防肺损伤，避免肺泡过度膨胀；在最初1~2小时，可将机械通气潮气量应设置为6mL/kg。若此时平台压高于$30cmH_2O$，就将潮气量降至4mL/kg，并可采用呼气末正压($>5cmH_2O$)通气，防止肺萎缩，降低肺内分流和改善氧合功能。

对于已明确急性呼吸窘迫综合征（ARDS）的患者，如无明确的组织低灌注证据时，应采取相对保守的液体治疗策略。俯卧位可在具备一定开展经验的医疗机构中应用于脓毒症导致 ARDS 氧合指数≤100mmHg 的患者。而常规接受机械通气治疗的脓毒症患者，应将床头抬高 30°~45°，以降低返流误吸发生的危险，同时预防呼吸机相关性肺炎的发生。

危重患者实施血糖控制目标应放宽。对于严重脓毒症患者应每日接受药物抗凝治疗以预防深静脉血栓。通过每日皮下注射低分子肝素。低分子肝素，保留了肝素抗凝、抗炎作用，且极少发生肝素诱导的血小板减少，成为肝素理想的替代药物。如果肌酐清除率 30mL/min，可以使用达肝素钠（经肾脏代谢更少）或者华法林。严重脓毒症患者可以结合药物治疗和间断下肢静脉充气加压装置进行治疗。有肝素应用禁忌的脓毒症患者（如血小板减少症、严重的凝血障碍、活动性出血、近期颅内出血）不接受药物抗凝治疗。至于抗凝血酶Ⅲ，改善患者预后效果不明确，有增加出血的风险，且售价昂贵，已不再用于治疗严重脓毒症与脓毒性休克。

对于有发生应激性溃疡出血风险因素的严重脓毒症或脓毒性休克患者，应预防性给予 H 受体阻滞剂或质子泵受体抑制剂。目前广泛接受的观点是，对于脓毒症合并肾功能不全的患者，持续静脉-静脉血液滤过和间断血液透析基本等效。

加强护理对严重脓毒症患者具有重要意义，为减少呼吸机相关性肺炎的发生，有大样本研究将氯己定口腔清洁、选择性口腔去污染和选择性消化道去污染 3 种方式进行对比，发现只有选择性消化道去污染，包括肠内、肠外同时给予抗菌治疗，才能显著降低严重感染的发生率和死亡率。

营养支持方面，在诊断严重脓毒症或者脓毒性休克后的前 48 小时内，如果患者能耐受，应首选口服或肠内营养，而非完全禁食或是只提供静脉葡萄糖。

（栾夏刚、王德运）

第四节　多器官功能障碍综合征

一、概述

多器官功能障碍综合征（Multiple Organ Dysfunction Syndrome，MODS）是指机体在遭受严重创伤、烧伤、休克、感染、中毒、大手术和心肺复苏等急性应激性损害 24 小时后，同时或序贯发生两个或两个以上脏器功能障碍甚至衰竭的临床综合征。在烧伤领域 MODS 主要是由脓毒症引起，MODS 一旦发生，病死率极高。

二、病因及发病机制

（一）病因

烧伤后 MODS 是多因素诱发的临床综合征，其基本诱因是严重的烧伤及其继发的低血容量性休克、再灌流损伤、感染、脓毒症、过度炎症、蛋白质-热量缺乏和由于支持治疗本身引起的某些医源性因素。

(二) 发病机制

MODS 的发病机制十分复杂，曾有"缺血再灌流学说""二次打击学说""肠道动力学说"，目前广泛接受的观点是由创伤、休克、感染所致的"失控的炎症反应"可能是 MODS 最重要的病理学基础和形成的根本原因。

三、临床表现

MODS 临床表现的个体差异很大，一般情况下，MODS 病程为 14~21 天，并经历 4 个阶段。每个阶段都有其典型的临床特征，且发展速度极快，患者可能死于 MODS 的任何一个阶段(详见表 8-1)。

表 8-1 　　　　　　　　　　　　　　　**MODS 的临床特征**

	第一阶段	第二阶段	第三阶段	第四阶段
一般情况	正常或轻度烦躁	急性病容，烦躁	一般情况差	濒死感
循环系统	容量需要增加	高动力状态，容量依赖	休克，心输出量下降，水肿	血管活性药物维持血压，水肿，SvO_2 下降
呼吸系统	轻度呼吸性碱中毒	呼吸急促，呼吸性碱中毒，低氧血症	严重低氧血症，ARDS	高碳酸血症，气压伤
肾脏	少尿，利尿剂反应差	肌酐清除率下降，轻度氮质血症	氮质血症，有血液透析指征	少尿，血透时循环不稳定
胃肠道	胃肠胀气	不能耐受食物	肠梗阻，应激性溃疡	腹泻，缺血性肠炎
肝脏	正常或轻度胆汁淤积	高胆红素血症，PT延长	临床黄疸	转氨酶升高，严重黄疸
代谢	高血糖，胰岛素，需要量增加	高分解代谢	代谢性酸中毒，高血糖	骨骼肌萎缩，乳酸酸中毒
中枢神经系统	意识模糊	嗜睡	昏迷	昏迷
血液系统	正常或轻度异常	血小板降低，白细胞增多或减少	凝血功能异常	不能纠正的凝血障碍

在 MODS 发展过程中，由于肺解剖学的特点及易受打击、便于临床观察的因素，往往衰竭发生率最高、发生最早。由于胃肠道是人体最大的细菌和内毒素库，肠屏障受损能引起肠道细菌移位和内毒素血症，从而激活肝脏单核/巨噬细胞，启动全身炎症反应，肠黏膜屏障功能较早受损或衰竭，这在严重烧伤合并休克、再灌注损伤时表现得尤为突出。因此，肺和肠屏障功能的监测、保护对于 MODS 的早期诊断和防治具有特殊意义。随着 MODS 的进展，常可出现肝衰竭、胃肠道出血及血液系统紊乱，而心或肾

衰竭通常是 MODS 的终末表现。

四、诊断

完整的 MODS 诊断依据是诱发因素+SIRS+多器官功能障碍：①存在严重烧伤、休克、感染、延迟复苏及大量坏死组织存留或凝血机制障碍等诱发 MODS 的病史或病象；②存在 SIRS 或脓毒症的表现及相应的临床症状；③存在 2 个以上系统或器官功能障碍。

如何早期、准确地判断是否存在 SIRS 和器官功能障碍，成为 MODS 早期诊断的关键。

(一)全身炎症反应诊断标准

SIRS 的主要临床特征是继发于各种严重打击后出现的持续高代谢、高动力循环状态及过度的炎症反应(表 8-2)。

表 8-2　　　　　　　　　　　　　**SIRS 的临床标准**

项目	指　标
体温	>38℃ 或<36℃
心率	>90 次/分
呼吸	频率>20 次/分或高通气使 $PaCO_2$<4.3kPa
血象	白细胞计数>12×10^9/L 或<4×10^9/L，或不成熟白细胞>10%

(二)器官功能障碍评分标准

器官功能障碍评分标准，经危重病协会 1996 年庐山全国会议通过，如表 8-3 所示。

表 8-3　　　　　　　　　**MODS 病情分期诊断及严重程度评分标准**

受累脏器	诊　断　依　据	评分
外周循环	无血容量不足；MAP ≈ 8.0kPa；尿量 ≈ 40mL/h；低血压时间持续 4 小时以上	1
	无血容量不足；MAP6.7~8.0kPa；尿量 20~40mL/h；肢端冷或暖；无意识障碍	2
	无血容量不足；MAP<6.7kPa；尿量<20mL/h；肢端湿冷或暖；多有意识恍惚	1
心	心动过速；体温升高 1℃；心率升高 15~20 次/分；心肌酶正常	1
	心动过速；心肌酶(CPK、AST、LDH)异常	2
	室性心动过速；室颤，Ⅱ—Ⅲ度；A-V 传导阻碍；心跳骤停	3

受累脏器	诊断依据	评分
肺	呼吸频率20~25次/分；吸空气PaO_2 8.0~9.3kPa；$PaCO_2/FiO_2 \geq 39.9$kPa；P(A-a)DO_2(FiO_2 1.0)3.3~6.7kPa；X光胸片正常（具备5项中的3项即可确诊）	1
	呼吸频率>28次/分；吸空气PaO_2 6.7~8.0kPa；$PaCO_2<4.7$kPa；PaO_2/FiO_2 26.6~39.9kPa；P(A-a)DO_2(FiO_2 1.0)13.3~26.6kPa；X光胸片示肺泡实变$\geq 1/2$肺野（具备6项中的3项即可确诊）	2
	呼吸窘迫，呼吸频率>28次/min；吸空气$PaO_2 \leq 6.7$kPa；$PaCO_2>6.0$kPa；$PaO_2/FiO_2 \leq 26.6$kPa；P(A-a)DO_2(FiO_2 1.0)>26.6kPa；X光胸片示肺泡实变$\geq 1/2$肺野（具备6项中的3项即可确诊）	3
肾	无血容量不足；尿量$\approx$40mL/h；尿Na^+、血肌酐正常	1
	无血容量不足；尿量20~40mL/h，利尿剂冲击后尿量可增多；尿Na^+ 20~30mmol/L；血肌酐$\approx$176.8μmol/L(2.0mg/dL)	2
	无血容量不足；无尿或少尿(<20mL/h，持续6h以上)；利尿剂冲击后尿量不增多；尿Na^+>40mmol/L；血肌酐>176.8μmol/L。非少尿型肾衰竭者：尿量>600mL/24h，但血肌酐>176.8μmol/L，尿比重≤ 1.012	3
肝脏	ALT>正常值2倍以上；血清总胆红素17.1~34.2μmol/L(1.0~2.0mg/dL)	1
	ALT>正常值2倍以上；血清总胆红素>34.2μmol/L	2
	肝性脑病	3
胃肠道	腹部胀气；肠鸣音减弱	1
	高度腹部胀气；肠鸣音近于消失	2
	麻痹性肠梗阻；应激性溃疡出血（具备2项中1项者即可确诊）	3
凝血功能	血小板计数<100×10^9/L；纤维蛋白原正常；PT及TT正常	1
	血小板计数<100×10^9/L；纤维蛋白原2.0~4.0g/L；PT及TT比正常值延长3s左右；优球蛋白溶解实验>2h；全身性出血不明显	2
	血小板计数<50×10^9/L；纤维蛋白原<2.0g/L；PT及TT比正常值延长3s以上；优球蛋白溶解实验<2h；全身性出血表现明显	3
脑*	兴奋及嗜睡；语言呼唤能睁眼；能交谈；有定向障碍；能听从指令	1
	疼痛刺激能睁眼；不能交谈、语无伦次；疼痛刺激有屈曲或伸展反应	2
	对语言无反应；对疼痛刺激物反应	3
代谢	血糖<3.9mmol/L或>5.6mmol/L；血Na^+<135mmol/L或>145mmol/L；pH<7.35或>7.45	1
	血糖<3.5mmol/L或>6.5mmol/L；血Na^+<130mmol/L或>150mmol/L；pH<7.2或>7.50	2
	血糖<2.5mmol/L或>7.5mmol/L；血Na^+<125mmol/L或>155mmol/L；pH<7.10或>7.55 以上标准均需持续12小时以上	3

注：＊指修改Glasgow昏迷评分。

五、病因防治

保证防治休克质量是预防 MODS 发生最早措施之一。

（1）及时快速、充分的液体复苏：及时、有效的补液，以预防和纠止显性失代偿性休克，以保证组织氧供，是公认的治疗措施。

（2）重视胃肠道"隐匿性休克"的防治，迅速恢复肠道血供。

（3）防止氧自由基损伤：尽早手术清除坏死组织和感染灶，清除感染根源，从源头上防治 MODS。对坏死组织要及早、彻底清除，若保留间生态组织则需密切观察，一旦发现继续坏死，即及时清除。大面积烧伤在休克期即施行切痂，减少坏死组织对机体的毒性作用，能提高治愈率，减少内脏并发症的发生。

（一）控制感染、减轻过度炎症反应，防治脓毒症及 MODS

（1）合理使用抗生素。感染需使用有效的抗生素予以控制，但对肠道厌氧菌需注意保护，因为这是一道有效抑制肠道需氧致病菌粘附黏膜并获得入侵位点的生物学屏障。一般不宜随便使用有抗厌氧菌活性的抗生素，尤其是主要经胆道排泄的抗生素。

（2）抗炎药物的使用。过度的炎性反应可造成组织细胞的进一步损伤，引起一系列并发症。乌司他丁具有清除自由基及调整炎性因子与抗炎因子的平衡作用，近年来运用较广泛。中药制剂血必净有拮抗内毒素的作用，在脓毒血症的防治上有一定效果。

（3）重视早期免疫调理治疗。丙种球蛋白、胸腺肽等对有效防治感染、脓毒血症和 MODS 大有益处。

（4）把握血液滤过和血液透析时机，防治脓毒血症和 MODS。

（二）凝血功能紊乱的防治，重视早期抗凝治疗，预防 DIC

早期抗凝治疗可能是预防 DIC 的重要措施之一。在监测到血浆 D-二聚体、指标异常的基础上，使用低分子肝素钙 5000~10000U/d 抗凝治疗是安全的。

（三）代谢调理，防治并发症

生长激素可促进蛋白质合成，加速创面的愈合以及胰岛素泵配合控制血糖水平的稳定，都对防治 MODS 起到一定的作用。

六、器官功能的保护与支持

（一）心功能的保护与支持——营养心肌，减轻前后负荷

（1）对严重烧伤患者，主张在患者心脏前负荷增加，大量快速输液时，适当给予利尿剂，如速尿、低浓度甘露醇等以降低心室充盈压力。容量充足，心肌无力，心率快者为加强心肌收缩力使用洋地黄类药物（如西地兰），而心率不快者可选用非洋地黄类药物，如多巴酚丁胺等。使用能量合剂 1,6-二磷酸果糖（FDP）、参脉等以加强心肌保护。

（2）对后负荷过重者，减轻后负荷，血压过高者可给予硝酸甘油、硝普钠等往往可获得理想的效果。对于窦性心动过速的患者，在查明无液体量不足、发热、疼痛等影响因素后，可适当给予 β 受体阻滞剂，如倍他乐克；或药物半衰期更长的药物，如比索洛尔等，以减少心脏作功、静息能量消耗和心肌蛋白分解等，防治心衰。

(二)重视吸入性损伤的诊治

应重视吸入性损伤的诊治尽快纠正低氧血症，防治缺氧性损害，促进损伤黏膜的恢复。

吸入性损伤所致早期缺氧性损害是诱发 MODS 的重要因素之一，也是烧伤患者死亡的重要原因之一。

(1)重度吸入性损伤，特别是合并颈部皮肤环形深度烧伤时，气管切开越早越好，可有效阻止上呼吸道梗阻，通畅气道，保证氧供。早期即行气道灌洗，清除原发性烟雾颗粒、脱落上皮和继发性炎性渗出物等，防治肺部并发症。

(2)纤维支气管镜检查能准确判断吸入性损伤的严重程度，及时发现、取出痰痂及坏死脱落的黏膜，防止窒息的发生，也有助于判断吸入性损伤修复进程，指导了气管套管拔管的时机，尽早封闭气道，防治肺部并发症。

(3)通过雾化、人工鼻湿化气道，定时翻身，振动排痰引流，全身静脉使用沐舒坦促进痰液排出、雾化表皮细胞生长因子，有利于气道损伤黏膜的修复，早期给予小剂量肾上腺皮质激素等也有助于吸入性损伤的治疗。

(三)早期肠道喂养——保护胃肠结构与功能，预防应激性溃疡

(1)改善肠道血供：严重烧伤休克时，胃肠道的血流量明显减少，而且复苏后其血供恢复滞后于其他组织。肠缺血可造成肠源性介质释放及肠道细菌毒素移位，被视为脓毒症及 MODS 的重要根源。可应用多巴胺及山莨菪碱增加胃肠道血供。

(2)应激性溃疡的预防：在早期、快速、有效、充分的液体复苏的基础上，及时给予抗氧自由基治疗，并及早预防性应用抗酸药物提高胃液 pH 值，减轻 H^+ 对胃黏膜细胞的进一步损伤，可选用 H 型组胺(N2)受体阻滞剂(如西米替丁等)和质子泵抑制剂(如奥美拉唑等)。

(3)早期肠道营养：早期喂养不但可为机体提供必需的营养，还可以促进烧伤后肠道生理功能的恢复，改善肠道血运，增加肠蠕动，降低肠黏膜通透性，减少内毒素移位及内源性感染的发生。

(四)肾脏的保护与支持——碱化尿液，防治肾衰

肾脏功能损伤是大面积烧伤后常见的并发症之一，其损伤机制与烧伤应激、休克等因素所致的肾脏血管收缩及肾小管堵塞有关。为预防急性肾功能衰竭的发生，应快速、充分、有效地纠正休克，使血流动力学指标尽快恢复正常，并在休克期维持尿量在80~100mL/h。对出现血红蛋白或肌红蛋白尿的患者，有效复苏的基础上，应及时给予碱性药物(如1.25%的碳酸氢钠)，以碱化尿液，并适当给予甘露醇等药物，防止肾小管堵塞，同时避免使用对肾脏有毒性的药物。如在补足液量以及给予速尿等利尿剂后，尿量仍小于30mL/h，可考虑使用小剂量多巴胺血管扩张剂。急性肾衰患者对速尿的反应性可作为判断急性肾衰预后的一项重要指标。

(五)加强肝功能保护——防治肝衰

烧伤早期应用还原型谷胱甘肽抗氧自由基损伤，可明显改善烧伤后受损肝脏功能，还原型谷胱甘肽还可以通过保持红细胞膜上硫基的还原状态，保护红细胞膜，防止溶血。烧伤后应用的抗生素尤其是抗真菌药物，容易加重肝功能的损害，还原型谷胱甘肽可与药物代谢后的毒性产物直接结合，或毒物经羟化后，灭活有害物质。

（李鸿翔、王德运）

第五节　腹腔间隔室综合征

一、概述

腹腔间隔室综合征（Abdominal Compartment Syndrome，ACS）是因腹部创伤、感染、烧伤等引起腹内高压，导致心血管、肺、肾、腹腔内脏、腹壁和颅脑等功能障碍或衰竭的综合征，其以腹内高压、严重腹胀为特征。烧伤患者并发严重腹腔高压/腹腔间隔室综合征多与液体负荷过多、革兰氏阴性杆菌所致的脓毒症相关，烧伤患者肠道功能障碍是其发生基础。

二、临床诊断

（1）腹胀：是最主要的临床表现，为渐进性急性发展的严重腹胀，常难以忍受，可伴有腹痛。

（2）呕吐：是 ACS 的早期症状之一，若为肠梗阻本身引起的 ACS，呕吐很频繁。

（3）多器官功能障碍：早期常有呼吸道阻力增加，呼吸次数加快，缺氧伴有少尿，晚期可有呼吸衰竭，进行性少尿或无尿，肠道与肝血流量降低及心排出量减少等多器官功能障碍或衰竭。

（4）体征：对称性全腹膨胀和腹肌紧张，测量腹内压力明显升高。

（5）腹内压（Intra-Abdominal Pressure，IAP）> 20mmHg（伴或不伴腹腔灌注压 <60mmHg），并有新发生的器官功能不全或衰竭。

三、治疗原则

将腹腔高压分为四级，具体如下。

Ⅰ级：10~15mmHg（13.6~20.4cmH$_2$O）。

Ⅱ级：16~25mmHg（21.8~34.0cmH$_2$O）。

Ⅲ级：26~35mmHg（35.4~47.6cmH$_2$O）。

Ⅳ级：>35mmHg。

一般而言，腹内压Ⅰ级时无须处理；Ⅱ级时进行严密监护，结合临床表现酌情处理；Ⅲ级时需要手术减压；Ⅳ级时则需立即行腹腔减压术。

（一）非手术措施

（1）增加腹壁顺应性：镇静，使用神经肌肉阻滞剂，避免床头抬高大于30°。

（2）清空脏器内容物：鼻胃管减压，直肠减压，促胃肠动力药物。

(3)清除腹腔积液:腹腔穿刺,经皮穿刺置管引流。

(4)纠正液体正平衡:避免液体过度复苏,利尿,使用胶体液或高渗液,血液透析/超滤。

(5)脏器功能支持:优化通气,肺泡复张。

(二)手术方法

1. 经皮插管腹腔减压治疗

在 B 超或 CT 的引导下经皮插管减压术被证实能有效降低 IAP 和纠正 IAH/ACS 导致的器官功能衰竭,避免外科开腹减压术,已成为治疗游离性腹腔积液、积气、脓肿或积血等导致的 IAH(Intro-Abdominal Hypertension,早期腹腔高压征)或继发性 ACS 的微侵袭减压疗法代表。

2. 腹腔减压术

外科腹腔减压术作为 ACS 的标准疗法,可有效缓解药物治疗无效且伴有明显器官功能不全的 IAH,而开腹减压术后应使用保护物覆盖或暂时关腹(Temporary Abdominal Closure,TAC),如筋膜开放法、巾钳关闭法、采用真空膜或硅橡胶袋缝合等,但上述疗法未见前瞻性比较研究。故建议对其他疗法无效的 ACS 患者行手术腹腔减压术;对具有多种 IAH/ACS 危险因素的患者行剖腹术时,应考虑实施预防性减压术。

3. 最后完全关腹

在外科腹腔减压术缓解 ACS 后,最后完全关腹成为下一个治疗目标。如手术减压早于明显器官功能衰竭之前,多数患者在术后 5~7 天内实施暂时性一期腹部筋膜闭合术。假如患者过了这个时期仍病情危重,且腹壁区域明显缺失,需要行分层皮片移植术以及 9~12 个月后的后续筋膜闭合术,或者进行表皮前后瓣缝合。但迄今尚未见最佳最后关腹方案的前瞻性研究报告。

(王维、王德运)

第六节 烧伤后水、电解质与酸碱平衡紊乱

烧伤后,由于机体产生大量的炎性介质作用于微血管,使血管扩张和通透性增加,大量体液外渗和转移,在烧伤早期,尤其是大面积烧伤早期,需要补充相应液体以维持体内环境稳定,早期复苏的目的之一就是维持机体正常的水、电解质与酸碱平衡。休克期后,创面继续丢失水分,加之机体高代谢、反复手术、长时间静脉营养等,都会造成水、电解质与酸碱平衡紊乱。因此,在中重度烧伤尤其是大面积烧伤治疗中应定期检测血常规、血生化及血气分析等,了解水、电解质及酸碱平衡变化,以便及时处理。

一、水平衡紊乱

(一)容量不足(脱水)

1. 定义

在身体丢失水分大于摄入水分时,当体液容量减少超过体重 2% 以上时,这个现象

称为脱水。脱水往往伴有失钠，因水钠丢失比例不同，按照脱水时细胞外液渗透压不同，分为高渗性、低渗性、等渗性脱水。烧伤早期丢失的细胞外液是等渗性的，因而被看作等渗性脱水。其结果是细胞外液减少，引起血浆容量不足，待血浆容量减少超越血循环代偿功能时，血流动力学有明显的改变，临床就会出现低血容量性休克，此时有微循环灌流不足和细胞代谢障碍。

2. 临床表现及诊断要点

(1)病史：烧伤后大量液体丢失未及时补充液体或补充不足导致失水。

(2)临床表现：在体液丢失量不及体重 2% 时，临床可无明显的表现。当失液量超过体重 2% 时，会逐渐感到口渴，并伴有尿量减少。严重时会有呼吸深快、脉搏细数无力，无尿，血压下降。

(3)实验室结果：血液浓缩表现如尿比重、血红蛋白量、血细胞比容升高等。

3. 治疗原则

(1)处理原则：根据具体情况以"缺什么、补什么"为原则，及时正确补液，减少体液继续丧失。

(2)补液种类：按照症状、体征和实验检测结果判断，以及把握脱水性质并给予治疗。在严重烧伤早期，可先在补液公式的指导下进行补液，给予晶体、胶体、水分的补充。

(3)补液量：早期参照烧伤补液公式指导，可参照休克期补液。后期根据 24 小时尿量结合创面丢失量[30~40mL/(1%TBSA·24h)]、环境温度、有无使用悬浮床(使用时增加 1500~2000mL/24h 水分)、气管切开水分损失(500mL/24h)。

(二)容量过多

1. 定义

容量过多指体内总水量过多，常伴高钠，但循环血容量可能正常或降低。

2. 病因及发病机制

(1)细胞外液再分布异常：在烧伤后，由于体液丢失过多，循环血容量可降低，刺激口渴中枢促进抗利尿激素分泌过多，特别是大量无节制地饮水和(或)静脉补给大量的等渗葡萄糖溶液等，加重水钠潴留。

(2)水钠排泄减少：如肾功能衰竭等。

3. 临床表现及诊断要点

(1)轻者主要表现为乏力、恶心呕吐、腹泻、皮肤苍白、体重增加、创面肿胀加重、渗出增多等。

(2)重者会出现肺水肿表现，如呼吸困难、缺氧、双肺呼吸音粗糙或有水泡音等。甚至因脑细胞水肿及颅内压升高，出现精神及神经系统症状，如精神错乱、神志障碍、定向力丧失、嗜睡、躁动、抽搐、昏迷等。

(3)实验室检查：水过多造成体液容量增大和有关成分被稀释，在实验检测可见血细胞比容降低(但因红细胞有水肿而不很明显)，血清钠和血浆渗透压降低。

4. 治疗原则

轻度水中毒仅需限制饮水和输注葡萄糖溶液，同时可以给予溶质性利尿剂，以利于水的排出。如属重症，除限制给水和使用溶质性利尿剂外，应根据全身情况进行治疗。如出现肺水肿，行气管插管，必要时应行人工通气。应用肾上腺糖皮质激素可有助于改善脑水肿和肺水肿。并发少尿型急性肾衰竭者，应给予透析治疗。

(1)限制水钠摄入：钠摄入控制在 5~6g/天，水少于前日出水量 500mL。

(2)增加水钠排出。

呋塞米：20~40mg/次，静注，必要时可继续加大剂量。每天不超过 400~600mg。

甘露醇：20%甘露醇 250~500mL 静脉滴注，增强利尿效果和消除组织水肿。

(3)增加组织间液回流：血浆白蛋白低于 30g/L 时，可适当补充白蛋白，10~40g/天，但半衰期短(4~6 小时)，提高胶体渗透压有限，当毛细血管通透性增高时蛋白可进入组织间隙，导致组织水肿加重，甚至造成蛋白的沉积，输注需慎重。

(4)连续性血液净化治疗(CBP)：可通过调节超滤量有效控制液体平衡，控制输入量同时加大超滤量，增加体内过多体液排出，减少心肺负荷。

二、电解质平衡紊乱

(一)低钠血症

1. 定义

低钠血症是指血钠浓度<135mmol/L，伴临床症状者，是烧伤患者最常见的电解质紊乱，可发生烧伤病程的任何时期。

2. 病因及发病机制

主要原因是丢钠多于失水，或者补水多于补钠，钠体内分布异常，丢失途径有两种。

(1)肾外丢失：烧伤早期补充钠过少而水分过多，大量口服不含钠的水分，创面丢失，钠向第三间隙和细胞内转移等。

(2)经肾丢失：频繁或过多使用利尿剂，多尿，烧伤休克、缺血缺氧、再灌注损伤、细菌毒素、抗生素等导致肾小管损害，使肾小管对钠的回吸收能力下降，尿钠排出增多。

3. 临床表现及诊断要点

低钠血症的临床表现以抑制为主，如精神倦怠、无神、神志淡漠，可有恶心、呕吐、乏力，甚至意识改变、昏迷等。诊断要点是化验检查血钠降低，并结合上述临床表现。

4. 治疗原则

应停止或减少摄水，给予等渗的平衡盐溶液，使用溶质性利尿剂。重症者，必要时用3%~5%氯化钠溶液，目的是改善血浆晶体渗透压，进而缓解脑水肿，而不是立即纠正低血钠。治疗中应注意以下 4 点。

(1)成人氯化钠摄入每日不得超过 20g。

(2)输注速度先快后慢，总量分次给予。

(3)补钠估算公式：

补钠量(mmol)= 0.6(女性 0.5)×体重×[血钠正常值 142−血钠实测值(mmol/L)]

(4)低钠血症治疗中最重要的是避免纠正过快导致的渗透性脱髓鞘作用，出现瘫痪、失语等。多发生于纠正速度超过 12mmol/(L·d)，少数即使在 9~10mmol/(L·d)也有可能发生。

(二)高钠血症

1. 定义

高钠血症是指血钠浓度>145mmol/L，分低血容量、正常血容量和高血容量高钠血症。

2. 病因及发病机制

(1)水摄入不足或丢失过多：持续发热；因吸入性损伤行气管切开；因应激、分解代谢增强、给予高热量营养等，使体液中的溶质过多；过多使用溶质性利尿剂；长期使用悬浮床。以上多种因素都可使水分丢失过多，造成体液浓缩，引起高钠血症。

(2)钠盐摄入过多：由于给钠过多而引起的情况并不多见，早期使用高渗电解质溶液复苏者较易促成，但多在上述补水不足的情况下发生。

(3)严重感染：危重烧伤并发脓毒血症、创面侵袭性感染等可导致器官功能损害和机体代谢紊乱，也可引起体内钠的分布异常。高钠血症往往是全身严重感染的一个信号。

(4)肾功能损害：体内大量溶质从健全的肾单位滤过而发生溶质性利尿，排除大量的水分，诱发和加重高钠血症。

3. 临床表现及诊断要点

(1)烦渴、乏力、肌张力增高，可有少尿、尿色加深、皮肤干燥等水分不足的表现。严重者还会有烦躁、恍惚、嗜睡、谵妄和昏迷等中枢神经异常的表现，是脑细胞脱水的症状，甚至可出现蛛网膜下腔出血和颅内出血。

(2)根据临床表现，血生化检查高钠高于 145mmol/L 即可诊断。

4. 治疗原则

(1)若有有效循环血量不足或低血压，予以生理盐水、乳酸林格氏液、右旋糖酐扩容，血流动力学稳定后补 0.45%氯化钠。

(2)排除易导致水分丢失的治疗措施：如温度过高的烤灯，悬浮床等。

(3)纠正高渗状态：

①停用一切含钠液。水补充量(mL)= 4×体重×[血钠实测值−血钠正常值]。一般分为 2~3 天给予，口服补充水分或静脉输入 5%葡萄糖溶液。

②在高钠血症纠正过程中应注意血清钠降低不宜过快。如过快地降低血清钠浓度，可导致脑水肿，昏迷，抽搐甚至死亡。

③急性高钠血症(起病数小时内)可以稍快，以每小时 1~2mmol/L 的下降速度。

④而对于发生时间较长或病因不清楚的患者，血清钠降低速度最高不能超过每小时 0.5mmol/L，一般控制在每天下降 10~12mmol/L。

⑤边补边利：在补充水分的同时可合用袢利尿剂，促使排钠。

（4）对于保守治疗难以纠正的高钠血症，可使用床旁连续性血液净化治疗。

（5）监测血钠水平，早期2~4小时一次，临床症状消失后4~8小时一次，直至血清钠降至145mmol/L。

（三）低钾血症

1. 定义

低钾血症是指血清钾浓度<3.5mmol/L，一般<3.0mmol/L的患者可出现严重临床症状。

2. 病因及发病机制

烧伤后低钾血症比较常见，主要原因有以下4点。

（1）钾摄入不足：包括禁食或厌食、偏食。

（2）钾排出增多。

①创面丢失：伤后4天内，每天创面丢失约15mmol/m^{2}的K$^+$，创面外用硝酸银或新霉素可增加钾的丢失。

②消化液丢失（呕吐、腹泻、胃肠负压引流等）。

③肾脏丢失：烧伤后醛固酮分泌增加、水中毒倾向、袢利尿剂以及肾功能衰竭多尿期等都会促使钾从尿液中丢失。

（3）钾分布异常：常见输注葡萄糖与胰岛素，蛋白质合成代谢（每合成1g蛋白需要0.45mmol的K$^+$），任何原因引起的碱中毒等都能促进细胞外钾进入细胞内。

（4）临床上缺镁常伴有缺钾。

3. 临床表现及诊断要点

低血钾的临床症状不仅与血钾浓度有关，更重要的是与缺钾发生的速度和持续时间有关。

（1）血钾浓度小于3mmol/L，可引起肌肉无力、抽搐、甚至麻痹，特别是伴有心脏病的患者，可出现心律失常。

（2）血钾浓度小于2.5mmol/L可出现肌肉软瘫，还存在腱反射减退，严重者可出现呼吸困难。

（3）胃肠道方面可表现食欲不振、便秘、肠梗阻、腹胀、肠麻痹等。

（4）中枢神经系统轻则烦躁不安、倦怠，重则精神不振、嗜睡、昏迷。

（5）患者可出现心律紊乱、心脏扩大、心力衰竭，严重低钾还可发生心脏性猝死。

（6）典型的心电图表现是P波平坦、S—T段下降、QRS波增宽和T波倒置。

（7）实验室检查：可检测到血清钾小于3.5mmol/L，动脉血气分析常有代谢性碱中毒的有关指标的变化。尿液可查到蛋白质，并可查出肌红蛋白尿、氨基酸尿及高磷酸盐尿。还可能检测出与糖代谢异常有关的指标，如血糖增高等。

4. 治疗原则

对病情要有预见性，重视预防，即做到先期预防和主动治疗，以达到防中有治和防治结合。严重烧伤患者创面的修复需要大量的 K^+，所以休克期后往往就开始静脉补钾，且常口服补钾至创面基本愈合，否则就有发生低钾的风险。

(1)补钾量：血钾每降低 1mmol/L，体内钾缺失 100~200mmol。

(2)药物种类：

①氯化钾(补钾常用剂型)：含钾 13.4mmol/g，刺激性大，可导致高氯血症。氯化钾的配制及输注要求：缺钾严重时可用微量泵由中心静脉泵入，配制氯化钾 1.5~3g 溶入葡萄糖或生理盐水溶液至 50mL，持续泵入 10~20mL/h，同时每小时检测一次血钾水平，如外周静脉补氯化钾浓度应<0.3%。口服补钾片较多，且较为安全，可每日 3~4g，分 2~4 次口服。

②枸橼酸钾：含钾 9mmol/g，肾小管酸中毒者宜用。

③门冬氨酸钾镁：含钾 3.0mmol/g，镁 3.5mmol/g，需要同时补钾和镁时可用。

④谷氨酸钾：含钾 4.5mmol/g，肝功能衰竭所用。

(3)用药浓度：静滴氯化钾的合适浓度是 20~40mmol/L，即 1.5~3g/L。

(4)输注速度：经中心静脉补钾时补钾速度为，氯化钾<20mmol/h。特殊需要提高浓度和加快速度时在心电监护下进行。肾功能障碍的患者补钾速度减为正常者的 50%。

(5)输注条件：尿量>30mL/h，肾功能不良、无尿或少尿者不能补钾或减慢补钾速度，动态监测血钾，行持续心电监护，密切观察心电图变化。

5. 注意事项

(1)轻度低钾尽量采用口服途径。

(2)严重低钾血症、胃肠吸收障碍或出现心律失常，甚至呼吸肌无力，应该尽早静脉补钾，大量补钾后心电图无改变时要考虑可能低镁。

(3)细胞内外钾平衡约需 15 小时，注意一过性高血钾。

(四)高钾血症

1. 定义

高钾血症是指血钾浓度>5.5mmol/L，并有一定的临床表现。一般高血钾比低血钾更危险，多见于大面积电击伤、挤压伤及严重感染患者。

2. 病因

(1)摄入增多：一般口服大量的钾只会引起血钾浓度暂时升高，多见于静脉补钾时浓度过高或输注速度过快，大量输注库存时间较长的血液等。

(2)排出减少：主要是肾脏功能障碍导致的排钾减少，另外还有限制肾脏排钾的药物，如保钾利尿剂(螺内酯、氨苯蝶啶等)。

(3)钾离子向细胞外转移：应激状态时蛋白质、糖原大量分解，代谢性酸中毒、溶血、电击伤、挤压伤时红细胞及组织损伤分解，使用阳离子氨基酸或琥珀酰胆碱等。

3. 临床表现及诊断要点

(1)临床症状可有全身软弱、感觉异常、四肢麻痹和上行性瘫痪。胃肠道症状有恶心、呕吐、肠绞痛等。心血管的症状和体征可先有心率增快，严重时可出现致死性的心律失常或心脏骤停。

(2)心电图主要能反映血钾的快速增高。高血钾时，T波高而尖耸，Q—T间期变短，P波的波幅逐渐变低，而且P波和QRS波都变宽，R波降低，S波加深，而S—T段压低，S波与T波相连几乎成直线；当传导进一步变快时，P波可完全消失。此外，心电图还会出现完全性传导阻滞、室性心动过速、心室扑动或心室颤动，甚至会发生心脏停搏。

(3)实验室检查：血钾>5.5mmol/L，如血钾快速增加，>7mmol/L，则为危急情况。

4. 治疗原则

(1)轻度高钾血症(血钾<6mmol/L)。

①减少钾的摄入。

②停用保钾利尿剂、β受体阻滞剂、非甾体类解热镇痛药(NSAIDs)或血管紧张素转化酶抑制剂(ACEI)。

③加用袢利尿剂增加钾排泄。

(2)严重高钾血症(血钾>6mmol/L)。

①应首先考虑采取血液净化治疗，置换液、透析液中可不加钾剂。

②立即停止补钾。

③应用10%葡萄糖酸钙10~20mL，静脉滴注2~5分钟，立即起效，作用持续10~30分钟。

④应用5%碳酸氢钠溶液125~250mL，静脉滴注，5~10分钟起效，作用持续约2小时。

⑤应用50%葡萄糖溶液100~200mL，加普通胰岛素(4∶1)静滴15~30分钟以上，30分钟起效，作用可持续4~6小时。

⑥利尿剂：速尿20~40mg，缓慢静注，5~15分钟起效，作用持续4~6小时，必要时可重复使用。

(五)钙代谢异常

1. 低钙血症

低钙血症是血钙小于2.25mmol/L，多见于烧伤早期及面积较大的氢氟酸烧伤。

(1)烧伤早期发生低钙的主要原因：钙离子和与蛋白结合的钙直接从创面丢失；由于应激，肾上皮质腺素分泌增多或急性肾功能损害使$1,25-(OH)_2-D_3$合成减少，从而降低小肠对钙的吸收；长期禁食钙剂摄入不足；大量输注库存血，枸橼酸保存液结合钙；碱中毒等。氢氟酸烧伤是由于氢氟酸与钙结合，导致血循环及组织间隙中钙离子下降。

(2)临床表现为神经、肌肉兴奋性增高，易激动，口周和指尖麻木，手足抽搐，腱反射亢进。

(3)治疗原则：处理原发病，如积极处理覆盖创面等，及时补钙。钙制剂禁忌肌肉注射。

低钙血症，补钙方案见表 8-4。

表 8-4　　　　　　　　　　　　　　　　　　补钙方案

低钙严重程度	补钙量
低钙血症，无临床症状	30~60 分钟静脉补葡萄糖酸钙 1~2g，若需要，6 小时后重复
低钙血症，有临床症状，如手足抽搐	10 分钟静脉补葡萄糖酸钙 3g，若需要可重复
低钙血症，致命临床症状，如室速等	剂量不确定，10 分钟静脉补葡萄糖酸钙 3g，监测血钙水平，随时给予

2. 高钙血症

高钙血症是血钙>2.75mmol/L，表现为便秘和多尿，4~5mmol/L 可危及生命。烧伤患者很少发生高钙血症。

（六）镁代谢异常

烧伤后早期由于组织损伤释放镁，血清镁会暂时升高，伤后 3 天大多恢复正常，烧伤后期以低镁为主，原因是丢失镁未及时补充。

（1）低镁血症：Mg^{2+}<0.75mmol/L，表现为神经肌肉系统功能亢进。治疗可补充镁剂。

（2）高镁血症：Mg^{2+}>1.25mmol/L，高镁少见，一般发生在急性肾功衰少尿期，偶见补镁过量。表现为中枢和周围神经传导障碍，肌肉软弱无力，可应用 Ca^{2+} 剂对抗。

（七）磷代谢异常

（1）低磷血症：<0.96mmol/L，神经肌肉症状如头晕，厌食，肌无力等。

（2）高磷血症：>1.62mmol/L，低钙表现为主。

三、酸碱平衡失调

（一）代谢性酸中毒

1. 定义

代谢性酸中毒（Metabolic Acidosis）是指细胞外液 H^+ 浓度增加和（或）HCO_3^- 丢失而引起以血浆 HCO_3^- 减少为特征的酸碱平衡紊乱。代谢性酸中毒分 AG（阴离子间隙）正常型代谢性酸中毒和 AG 增高型代谢性酸中毒。

2. 病因

（1）代谢性产酸太多：烧伤早期组织缺血、缺氧-乳酸性酸中毒。

（2）急性肾功能衰竭：排 H^+ 过程受阻。

（3）高氯性酸中毒。

（4）机体丧失碳酸氢根：胃肠道丢失如腹泻、呕吐、胃肠引流等。

（5）治疗中使用碳酸酐酶抑制剂：如乙酰唑胺，创面大面积外用磺胺米隆，干预肾的排酸保碱,导致酸潴留。

3. 临床表现及诊断要点

(1)代谢性酸中毒临床表现:一般无特异性表现,易被烧伤本身和并发症的临床表现所掩盖,随着病情的发展会逐渐出现疲乏、嗜睡、面潮红、呼吸加深加快、心率加快、血压偏低等。

(2)代谢性酸中毒实验室检查:动脉血气分析 pH<7.35;HCO_3^-<22mmol/L;碱剩余(BE)<-3mmol/L;$PaCO_2$ 正常或轻度下降。

4. 治疗原则

(1)紧急处理:严重代谢性酸中毒(pH<7.1,心血管功能严重障碍,出现循环衰竭)处理,给予呼吸循环支持,防治严重心律失常。

(2)治疗原发病:烧伤早期积极补液复苏,防止休克;对于延迟复苏者,除积极补液的综合复苏外,停用酸性药物,制止分解代谢。

(3)纠正酸中毒。

①补充 HCO_3^-:多主张 pH<7.2 时使用。

根据补充 HCO_3^- 决定:5% $NaHCO_3$(mmol) = [HCO_3^- 的正常值(mmol/L) - 测定值(mmol/L)]×体重(kg)×0.4。

根据 BE 负值决定:每负一个 BE 值,补充 0.3mmol/kg $NaHCO_3$,分次补给。

无限液者补 1.25% $NaHCO_3$,以避免高渗透压和高血钠。

②其他措施。

11.2%乳酸钠:输注后需肝脏转化后提供碱储备,作用不如碳酸氢钠直接,休克及肝功能不全者不宜使用。

三羟甲基氨基甲烷(THAM):既能提高碱储备又可结合氢离子,适用于酸中毒,尤其是呼吸性酸中毒,由于不含钠,也适用于限制水钠者。

③剂量:一般主张每次补充碱性药物 30~75mmol,相当 5% 碳酸氢钠溶液 50~125mL。

④补碱时需注意:补碱过多易导致碱中毒,还要注意防止纠酸后低血钾与低血钙的发生。

(二)代谢性碱中毒

1. 定义

代谢性碱中毒(Metabolic Alkalosis)是指细胞外液碱增多或 H^+ 丢失而引起以血浆 HCO_3^- 增多为特征的酸碱平衡紊乱类型。

2. 病因

(1)H^+ 丢失过多:烧伤后急性胃扩张或幽门梗阻导致持续性呕吐、长期胃肠减压、胃酸丢失,二氧化碳潴留引起高碳酸血症,使肾排 H^+ 过多。

(2)H^+ 向细胞内转移:低血钾性碱中毒时,H^+ 和 K^+ 交换促使 H^+ 向细胞内转移。

(3)药物:烧伤病程中过多使用利尿剂,纠酸过程中过多使用碱性药物,引起医源性碱中毒。

3. 临床表现

呼吸变浅变慢；神志谵妄，精神错乱，嗜睡；腱反射亢进，手足抽搐。

4. 治疗原则

（1）治疗原发病：停止使用碱性药物，减少胃肠引流，补充生理盐水和氯化钾；水肿明显者可使用乙酰唑胺 250～500mg，每日 4 次，也可创面外用磺胺米隆，以抑制碳酸酐酶的作用，增加碱的排出。

（2）纠正碱中毒。

①低氯性碱中毒：输注 0.9%生理盐水溶液，补充血容量。

②低钾性碱中毒：补钾。

③严重者：用精氨酸溶液。

④血液净化治疗：用低 HCO_3^- 和高 Cl^- 透析液。

（3）处理并发症：低钾、低钙、脱水（低渗）等。

（三）呼吸性酸中毒

1. 定义

呼吸性酸中毒（Respiratory Acidosis）是指二氧化碳排出障碍或吸入二氧化碳过多而引起以血浆 H_2CO_3 浓度原发性增高（$PaCO_2$ 升高）为基本特征的酸碱平衡紊乱类型。失代偿时 pH 值下降。

2. 病因

多为呼吸功能障碍、通气不足引起二氧化碳潴留所致，烧伤后多有吸入性损伤及呼吸道、肺部并发症，易引起呼吸道梗阻、支气管痉挛、急性肺水肿；使用呼吸机不当也可引起呼吸性酸中毒。

3. 临床表现

与起病速度和严重程度、原发病密切相关。急性呼吸性酸中毒临床表现：胸闷、气促、呼吸困难、紫绀等缺氧表现，$PaCO_2$ 持续升高可表现持续性头痛，甚至昏迷。

4. 治疗原则

（1）保持呼吸道通畅，治疗原发病（如胸痂减张、气管切开），必要时用纤维支气管镜清除气道坏死黏膜、痂膜，黏稠脓痰等，改善通气功能，增加二氧化碳排出。

（2）给氧：纠正缺氧。

（3）机械通气：保证给氧和促进二氧化碳排出。

（四）呼吸性碱中毒

1. 定义

呼吸性碱中毒（Respiratory Alkalosis）是指肺通气过度引起以血浆 H_2CO_3 浓度原发性减少为特征的酸碱平衡紊乱。

2. 病因

（1）烧伤后感染、发热、呼叫、哭闹等致通气过度，二氧化碳丢失过多。

（2）人工呼吸机辅助呼吸时，通气过度。

（3）烧伤时合并有头部、胸腹部复合伤时由于缺氧引起过度换气。

3. 临床表现

胸闷，呼吸急促；手足、口周麻木感，手足抽搐，肌腱反射亢进；头晕、意识障碍-脑缺氧。

4. 治疗原则

主要是治疗原发病和适当镇静抑制呼吸，使其自行缓解。可使用吹纸法重复呼吸，减少二氧化碳的丢失；严重者可应用呼吸机，增加呼吸无效腔，减少二氧化碳的排出。

(五) 混合型酸碱平衡紊乱

1. 定义

同时存在两种或两种以上的单纯性酸碱平衡紊乱，称混合型酸碱平衡紊乱。

2. 病因及分类

(1) 二重性混合型酸碱平衡紊乱分类：

①酸碱一致型，又叫相加型酸碱平衡紊乱，两种酸中毒或两种碱中毒合并存在，使 pH 值向同一方向移动。

②酸碱混合型，又叫相消型酸碱平衡紊乱，是指一种酸中毒与一种碱中毒合并存在，使 pH 值朝相反方向移动。

(2) 三重性混合型酸碱平衡紊乱，分呼酸型和呼碱型。

3. 临床表现及诊断要点

(1) 根据 pH = 7.40，判断偏酸或偏碱。

(2) 使用预计代偿公式计算代偿范围。

(3) 如有电解质紊乱计算 AG(阴离子间隙)。

(4) 目测法：

①根据 pH = 7.40，判断偏酸或偏碱。

②看 $PaCO_2$ 与 HCO_3^- 变化，判断酸碱失衡。

③观察代偿变化与代偿极限距离。

④接近代偿极限使用预计代偿公式(表 8-5)。

表 8-5　　　　　　　　　　　常用单纯性酸碱失衡预计代偿公式

原发失衡		原发性变化	继发性代偿	预计代偿公式	代偿时限	代偿极限
代酸中毒		$[HCO_3^-]\downarrow$	$PaCO_2\downarrow$	$\Delta PaCO_2\downarrow = 1.2\Delta[HCO_3^-]\pm2$	12~24 小时	10mmHg
代碱中毒		$[HCO_3^-]\uparrow$	$PaCO_2\uparrow$	$\Delta PaCO_2\uparrow = 0.7\Delta[HCO_3^-]\pm5$	12~24 小时	55mmHg
呼酸中毒	急性	$PaCO_2\uparrow$	$[HCO_3^-]\uparrow$	$\Delta[HCO_3^-]\uparrow = 0.1\Delta PaCO_2\pm1.5$	数分钟	0mmol/L
	慢性			$\Delta[HCO_3^-]\uparrow = 0.35\Delta PaCO2\pm3$	3~5 天	42~45mmol/L
呼碱中毒	急性	$PaCO_2\downarrow$	$[HCO_3^-]\downarrow$	$\Delta[HCO_3^-]\downarrow = 0.2\Delta PaCO_2\pm2.5$	数分钟	18mmol/L
	慢性			$\Delta[HCO_3^-]\downarrow = 0.5\Delta PaCO_2\pm2.5$	3~5 天	12~15mmol/L

注：Δ 代表同一变量前后增值或差值。

4. 治疗原则

参照单纯性酸碱平衡紊乱的治疗方法和措施，选出主导的变化进行集中和首先治疗，把复杂的变化转变为单纯性的，治疗的目的是尽量使 pH 值接近正常。

（杨仁刚、王德运）

第九章　烧伤营养支持

烧伤，尤其是大面积烧伤，往往造成机体严重的应激反应，此时机体处于高代谢和高分解状态，加之创面水分蒸发、丧失热量，能量消耗急剧增加，组织分解，蛋白质、脂肪、碳水化合物以及水电解质等代谢紊乱，且持续数周或更长时间。若并发感染，消耗则更大，同时机体及创面修复也需要大量营养底物。正确的营养治疗及调理，可以及时、合理地补充营养物质，有利于纠正伤后代谢紊乱，维护脏器功能，增强免疫机制，预防和控制感染，促进创面愈合，改善临床预后。

第一节　烧伤患者营养状况评价

一、营养筛查

适应证：全体烧伤住院患者。

通过对烧伤住院患者进行风险筛查，根据筛查所得分值进行评估，若存在营养风险，则对患者予以制订后续详细的营养治疗计划。目前在住院患者营养风险筛查中，以下几种工具应用最为广泛。

（一）营养风险筛查（NRS 2002）

NRS 2002 由丹麦肠外肠内营养学会制定，欧洲肠外与肠内营养学会推荐发行（详见表9-1）。

表9-1　　　　　　　　　　　　　**营养风险筛查 NRS 2002**

1. 疾病状态	评分
●髋关节骨折，慢性疾病有急性并发症者：肝硬化，COPD，血液透析，糖尿病，一般肿瘤患者	1分
●腹部大手术，脑梗，重度肺炎，血液恶性肿瘤	2分
●颅脑损伤，骨髓移植，ICU 患者	3分

续表

2. 营养状况		
• BMI	<18.5，伴一般临床状况差(3分)； 若严重胸腹水、水肿得不到准确 BMI 值时，用白蛋白替代，即<30g/L(3分)	
• 在最近 3 个月是否有体重减轻?	体重下降>5%是在：3 个月内(1分)；2 个月内(2分)；1 个月内(3分)	
• 在最近一周内有膳食摄入减少?	较从前减少：25%~50%(1分)；50%~75%(2分)；75%~100%(3分)	
3. 年龄≥70 岁，加算 1 分		
营养风险筛查总分		

总分≥3.0，有营养不良的风险，需营养支持治疗；

总分<3.0，若将接受重大手术，则每周重新评估其营养状况

(二)微型营养评定(Mini Nutritional Assessment, MNA)

MNA 是适用于评价患者(特别是老年人)营养状况的方法，内容包括人体测量、整体评价、膳食问卷及主观评价等(详见表9-2)。

(三)患者主观整体营养评估(Patient-Generated Subjective Global Assessment, PG-SGA)

主观整体评估(Subjective Global Assessment, SGA)最早是 1982 年由加拿大多伦多大学 Baker J P 及 Detsky A S 等建立的一种简单而有效的临床营养评估工具，出现后迅速得到了美国、加拿大，乃至世界其他国家与地区的广泛应用，得到美国肠外肠内营养学会(American Society for Parenteral and Enteral Nutrition, ASPEN)专家的高度认可与专门推荐，是目前临床上使用最为广泛的一种通用临床营养状况评价工具，广泛适用于门诊及住院、不同疾病及不同年龄患者的营养状况评估。

患者主观整体评估 PG-SGA 是在主观整体评估 SGA 的基础上发展起来的。最先由美国 Ottery F D 于 1994 年提出，得到美国营养师协会(American Dietetic Association, ADA)等单位的广泛推广与应用。

PG-SGA 是指全面收集主观资料(或信息)，对患者营养状况进行评估。PG-SGA 由患者自我评估及医务人员评估两部分组成，具体内容包括体重、进食情况、症状、活动和身体功能、合并疾病、应激、体格检查 7 个方面，前 4 个方面由患者自我评估，后 3 个方面由医务人员评估，详见附录。评估对象应符合下列条件：年龄 18 岁以上的成年人，神志清楚，无交流障碍，愿意接受评估，非濒临死亡。PG-SGA 是一种特异性肿瘤患者营养状况评价工具，但是临床上它的应用不仅仅局限于肿瘤患者。

表 9-2 微型营养评定（MNA）

项目	评分标准	得分	项目	评分标准	得分
1. 体重指数（kg/m²）	<19，0 分；19~21，1 分；21~23，2 分；≥23，3 分		10. 皮肤溃疡	1 分=否，0 分=是	
2. 上臂肌围（cm）	<21，0 分；21~22，0.5 分；≥22，1 分		11. 每天几餐	0 分=1 餐；1 分=2 餐；2 分=3 餐	
3. 小腿周径（cm）	<31，0 分；≥31，1 分		12. 蛋白质摄入指标：是否至少奶制品 1 次/日；是否豆类或蛋类至少 2 次/周；是否每日摄入肉鱼类	0 分=0~1 个是；0.5 分=2 个是；1 分=3 个是	
4. 近 3 个月来体重减少	>3kg，0 分；不知道，1 分；1~3kg，2 分；无减少，3 分		13. 每天 2 次或以上食用蔬菜或水果	0 分=否，1 分=是	
5. 生活自理	0 分=否，1 分=是		14. 近 3 个月是否因厌食或消化咀嚼致摄食减少	0 分=严重；1 分=中度；2 分=轻度	
6. 每天服用 3 种以上处方药	1 分=否，0 分=是		15. 每天饮水量（杯）	0 分≤3 杯；0.5 分=3~5 杯；1 分≥5 杯	
7. 近 3 个月来心理疾患或急性疾病	1 分=否，0 分=是		16. 进食情况	0 分=完全需要帮助；1 分=进食困难但需帮助；2 分=进食困难	
8. 活动能力	0 分=卧床或坐椅子；1 分=能离床或离椅子但不能出门；2 分=能出门		17. 是否自认为营养有问题	0 分=严重高；1 分=中度或不知道；2 分=轻度	
9. 神经心理问题	0 分=严重痴呆或抑郁；1 分=轻度痴呆；2 分=无心理问题		18. 与同龄人相比较自身的营养状况	0 分=不很好；0.5 分=不知道；1.0 分=一样好；2.0 分=更好	
MNA 评分（30 分）	MNA≥24，营养状况良好；17≤MNA≤24，存在营养风险；MNA≤17，营养不良				

二、营养评价

适应证：由于烧伤伤情的特点，复苏阶段的组织水肿以及上臂烧伤限制了体重、上臂周径、上臂肌围、三头肌皮脂厚度等常用体格指标的测量，体格测量用于烧伤者时多有限制。在营养状况评估时应当进行综合分析。

营养风险筛查后存在营养风险患者；老年患者（60 岁以上）；成人烧伤面积在 31%~50%TBSA 之间（小儿 16%~25%TBSA 之间）或Ⅲ°烧伤面积在 10%~20%TBSA 之

间(小儿 10%TBSA 以下),或成人烧伤面积不足 31%TBSA(小儿不足 16%TBSA),但有下列情况之一者:①全身情况严重或有休克;②复合伤(严重创伤、冲击伤、放射伤、化学中毒等);③中度、重度吸入性损伤;④婴儿头面部烧伤超过 15%TBSA。

(一)病史

了解患者的病史,烧伤的严重程度,烧伤部位对进食有无影响,烧伤前摄食、体重、营养状况,以及有无其他疾病、水肿、腹水及营养素缺乏等。有无恶心、呕吐,腹痛、腹泻、腹胀、黑便、血便等胃肠道症状。

(二)体重

烧伤患者早期大量补液、水肿、体液回吸收、创面大量渗出与蒸发、敷料包扎创面以及切/削痂手术去除坏死皮肤及皮下组织等,都会影响到体重测定结果。故在营养评估及后期能量计算中,最好参照伤前的体重以及复苏后的体重进行连续观察,卧床患者可用卧床患者专用人体成分分析仪测量体重。体重是营养监测评价中一项重要的指标(表 9-3)。

表 9-3　　　　　　　　　　体重变化评定标准

时间	中度体重丧失	重度体重丧失
1 周	1%~2%	>2%
1 月	<5%	>5%
3 月	<7.5%	>7.5%
6 月	<10%	>10%

(三)血清蛋白

血清蛋白目前常用的包括白蛋白、前白蛋白、转铁蛋白及视黄醇结合蛋白。注意这些蛋白的半衰期所影响到营养监测的敏感性,详见表 9-4。

表 9-4　　　　　　　　　　血清蛋白半衰期及临床意义

血清蛋白名称	半衰期	意义
白蛋白	20 天(分解代谢期可适当缩短)	维持胶体渗透压,其减少与创伤愈合和疾病预后有关
转铁蛋白	8~10 天	对血红蛋白合成和铁代谢有重要作用
前白蛋白	2 天	蛋白质营养状况的敏感指标
视黄醇结合蛋白	10~12 小时(受维生素 A 缺乏影响)	反映膳食中蛋白质摄取最敏感的指标
纤维连接蛋白	12 小时	短期应用全肠外营养不良患者的评价营养状况指标

但是，由于烧伤后液体复苏中晶胶体补液，体液在间隙间变动，另有创面渗出液中蛋白丢失，均可影响血浆或血清蛋白浓度用作营养监测的正确性，应综合考虑。

（四）氮平衡

24 小时氮平衡（g 氮）=［24 小时摄入蛋白/6.25］-尿、粪和创面排氮

方法：搜集 24 小时尿测定尿氮，粪氮通常以 1.5g 估算。

创面丢失氮可参考以下公式。

（1）烧伤 1~3 天后，0.3g 氮×体表面积（m^2）×烧伤面积（%）。

（2）烧伤 4 天后：

Ⅱ°烧伤：0.1g 氮×体表面积（m^2）×烧伤面积（%）

Ⅲ°烧伤：0.2g 氮×体表面积（m^2）×烧伤面积（%）

体表面积（m^2）=0.0061×身高（cm）+0.0128×体重（kg）-0.1529

（3）以尿氮排出量的 1/3 估算。

伤后时相不同、深度不同，以及感染与否，都会影响创面的氮损失，以上可为估算作参考，结合其他指标进行评定。

（五）免疫指标

免疫功能不全是脏器蛋白质不足的另一指标，如总淋巴细胞计数（TLC），TLC 是反映免疫功能简易指标，在细胞防御功能低下，或是营养不良 TLC 降低。但多种原发性疾病如心衰、尿毒症及使用免疫抑制剂，尤其是肾上腺皮质激素，均可使 TLC 降低，判断时要结合临床。

评价标准：$(2.5~3.0)×10^9/L$ 为营养正常，$(1.8~1.5)×10^9/L$ 为轻度营养不良，$(1.5~0.9)×10^9/L$ 为中度营养不良，低于 $0.9×10^9/L$ 为重度营养不良。

另外，免疫球蛋白中的分泌型免疫球蛋白 A（IgA）亦可予以关注，众多文献资料显示分泌型 IgA 是肠道黏膜表面的第一道免疫防线，主要由肠黏膜中的 IgA 浆细胞分泌，能抑制肠道内的细菌粘附肠道黏膜表面，中和肠道内的毒素、酶和病毒，对肠道菌群中的 G^- 杆菌具有特殊的亲和力，并对一些抗原物质具有封闭作用。分泌型 IgA 可作为免疫功能评定的参考指标之一。

（六）其他生化指标

综合谷丙转氨酶（ALT），谷草转氨酶（AST），血尿素氮（BUN），血肌酐（Cre）、红细胞数或血红蛋白、血脂指标等生化指标评估肝肾功能、脂肪负荷、贫血等，据此个性化去调整营养治疗方案。

（七）人体成分分析仪或代谢测定

可测出人体蛋白质、脂肪、无机盐含量及比例、基础代谢率等指标的测定。

三、营养途径的评估

根据患者胃肠道功能及实际病情进行评估，选择合适的营养治疗途径，详细流程如图 9-1 所示。

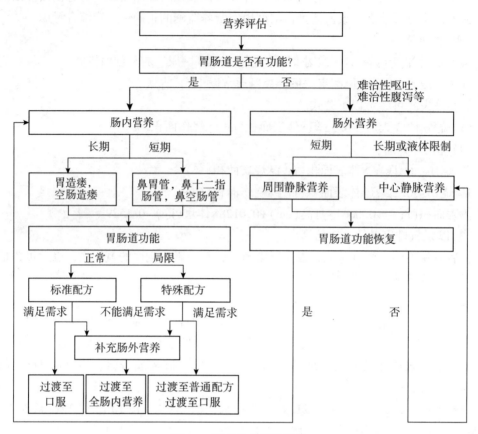

图 9-1 营养途径评估流程

第二节 烧伤营养治疗原则

一、总能量

烧伤患者喂养不足和过度喂养同样有害,因此准确评价基础代谢率(Basal Metabolic Rate,BMR)具有重要意义,尤其对于时间长、病程复杂的患者。可参考人体成分分析仪和代谢车测量结果,并结合以下 3 个目前应用最为广泛的公式进行计算,但要注意在实施过程中,须结合患者营养状况进行连续评估以确定能量给予是否合适。在大面积烧伤患者早期营养支持过程中,从小剂量开始给入,每日的能量给入达到标准量的 80% 即可。

(一)Curreri 公式

该公式是目前应用最广泛公式,但估算大面积烧伤患者的能量需求比实际偏高。

成人:25kcal×体重(kg)+40kcal×烧伤面积(%)

8 岁以下儿童：能量需要量(kcal) = (40~60)kcal×体重(kg)+35kcal×烧伤面积(%)

(二) 第三军医大学烧伤能量计算公式

1000kcal×体表面积(m²)+25kcal×烧伤面积(%)

其中，体表面积(m²) = 0.0061×身高(cm)+0.0128×体重(kg)-0.1529，或简化公式，体表面积(m²) = [身高(m)-0.6]×1.5。

由于不计算体重，若患者体重偏离标准体重较大时，则简化公式计算的体表面积有一定偏差，若患者体重偏离不大，则简化公式对能量需要量估算影响不大。

第三军医大学热量供应公式对烧伤面积为30%~70%的患者能量需要量的估算是比较准确的，但对总烧伤面积大于70%的患者应该适度降低单位烧伤面积的能量估算值。

(三) Harris-Benedict(HB)公式

男性基础能量消耗(kcal/d) = 66.5+13.8×体重(kg)+5×身高(cm)-6.8×年龄(岁)

女性基础能量消耗(kcal/d) = 655.1+9.6×体重(kg)+1.8×身高(cm)-4.7×年龄(岁)

注：1kcal = 4.184kJ。

总热能需要 = BMR×活动系数×应激系数

活动系数：卧床为1.2，轻度活动为1.3，中度活动为1.5，恢复期或激烈活动为1.75以上。

应激系数：外科手术，小型为1.0~1.1，大型为1.1~1.2；感染或应激，轻度为1.0~1.2，中度为1.2~1.4，重度为1.4~1.8；烧伤面积达体表面积20%者为1.0~1.5，20%~40%为1.85~2.00，40%~100%为1.85~2.05。据此来估算烧伤患者的总能量需求。

以上3种常用公式普遍存在一个问题，即未考虑时间因素，而烧伤患者能量消耗存在由低到高、进入平台期后缓慢下降的趋势，即可将创伤后代谢反应分为3个阶段，即代谢低潮期、代谢高潮期、恢复期。

(1)代谢低潮期：创伤后即刻表现为血液动力学不稳定，组织充盈减少，儿茶酚胺大量释放。此期可持续极短暂，或数小时或数天。

(2)代谢高潮期：此时机体耗氧量增加，静息能量代谢增加，底物利用率提高，钾、氮盐丢失加速。有文献报道显示烧伤患者的实际能量消耗值是REE(静息能量消耗)理论预计值的1.5~2.0倍，且与烧伤严重程度和烧伤面积大小成比例。

(3)恢复期：此时机体烧伤表面逐渐愈合，此期的能量需要量很高，用于机体恢复和伤口愈合(比开始的2~6周少)。严重烧伤患者的这一时期甚至需要持续两年。

能量估算公式在指导烧伤患者营养治疗中具有重要价值，我们在临床应根据患者实际情况灵活运用。

二、蛋白质

烧伤患者的蛋白质消耗严重，需额外补充。成年烧伤患者每日摄入蛋白质所提供的能量应占总能量的 20% 左右，最好维持在 100~200g 或 2g/kg，且保证优质蛋白质占 70%。若烧伤后并发肾功能不良，则应适当地减少蛋白质摄入量。

烧伤后蛋白质需要量的补充公式：

成人：蛋白质需要量(g)= 1.0×体重(kg)+3.0×烧伤面积(%)

儿童：蛋白质需要量(g)= 3.0×体重(kg)+1.0×烧伤面积(%)

另外，某些氨基酸具有特殊作用，可适量补充。

谷氨酰胺是应激状态下小肠黏膜的唯一能量来源，对于维持胃肠道黏膜完整性及其正常功能、预防肠源性感染具有重要作用。目前临床常用谷氨酰胺的二肽制剂，浓度一般为 20%，规格有 10g/50mL、20g/100mL，每日供给量一般为 0.4~0.5g/kg(1.5~2mL/kg)。

其他多种氨基酸如蛋氨酸可转变为半胱氨酸，而具有解毒作用，可保护肝脏。蛋氨酸的甲基可用于合成胆碱，有抗脂肪肝作用。色氨酸、苏氨酸、胱氨酸和赖氨酸也都有抗脂肪肝作用。精氨酸代谢后在肠道内产生较多的氮气，可抑制肠道细菌的生长繁殖，预防患者发生肠源性感染。最近的研究认为，使用高浓度支链氨基酸溶液可改善能量供应不足，减轻分解代谢反应，促进蛋白质合成，恢复免疫功能。

三、碳水化合物

碳水化合物是能量最丰富而经济的来源，还具有保护肝肾功能、预防代谢性酸中毒和减缓脱水的作用。每日应供给糖类 400~600g(包括静脉输注糖在内)，或者占总能量的 40%~60%。静脉输注糖包括葡萄糖、果糖、木糖醇、山梨醇等。静脉输注葡萄糖时速度不要超过 5mg/(kg·min)，且应和胰岛素、氯化钾一起输注，以保证葡萄糖可以充分转化为糖原。目前临床应用很多的转化糖注射液为葡萄糖与果糖的混合物，比例为1∶1。

四、脂肪

脂肪要选择含必需脂肪酸、磷脂丰富的食物，如鸡蛋、大豆及其制品等，以满足组织细胞再生的需要。每日脂肪供给量可占总能量的 20%~30%。成年患者每日供给量通常按 2g/kg 计，重度烧伤者增至 3~4g/kg。在急性期，脂肪应零摄入或仅少量摄入，以尽可能减少感染，并降低住院时间。并发胃肠功能紊乱及肝脏损害时，需适当减少脂肪供给量。

五、维生素

维生素的需要量，约为正常供给量的 10 倍，烧伤面积越大、程度越重，需要量越多，具体需要量见表9-5。

表9-5 **烧伤患者的每日主要维生素需要量**

维生素	正常膳食 需要量	烧伤后需 要量	主要功能
A	男 800μg RE 女 700μg RE	25000IU	促进表皮生长与创伤愈合，1IU = 0.3μg RE（视黄醇当量）
D	300~400IU	400IU	为钙与磷正常代谢所必需
E	成人 14mg α-TE 生育酚	200mg	有抗氧化作用，防止烧伤疤痕形成，缺乏维生素 E 可引起溶血性贫血，还可引起核酸代谢紊乱，并影响胶原代谢
K	2000mh	1.0mg	合成多种凝血因子
B$_1$	男 1.4mg，女 1.2mg	60~90mg	促进糖代谢正常。缺乏影响氮平衡，并使机体合成脂肪能力降低
B$_2$	男 1.4mg，女 1.2mg	30~60mg	是机体许多重要辅酶的组成成分，可加速烧伤创面愈合
B$_6$	男 2.2mg，女 2.0mg	10mg	参与氨基酸及不饱和脂肪酸的代谢，止吐
烟酸	男 15mg，女 14mg	100mg	减少烧伤后血容量的丧失及水肿
泛酸	5mg	20mg	是辅酶 A 的组成部分，与物质代谢过程中的酰化作用密切相关
叶酸	400μg DFE	1500mg	与核酸血红素的生物合成有密切关系
B$_{12}$	2.4μg	400μg	促进核酸与蛋白质的合成，促进红细胞的成熟
C	100mg	600~2000mg	促进烧伤创面愈合，加速药物代谢，减少药物毒性，增强抗感染能力

六、无机盐和微量元素

(一)钠

血清钠在烧伤后常出现波动，休克期钠离子浓度下降，以后逐渐升高，伤后 10 天左右达到平衡。但也有患者在并发高渗性脱水或败血症时，出现高钠血症。如果患者不发生水肿及肾功能障碍，可以不限制钠盐，每日从膳食中摄入食盐 6g 左右即可。

(二)钾

在烧伤早期血钾升高，但在整个烧伤病程中，由于尿中和创面渗出液均丢失钾，故较多出现低钾血症，常与负氮平衡同时存在。在供给大量蛋白质的同时需补充钾，以促进机体对氮的有效利用。每 1g 蛋白质分解代谢放出 0.5mg 钾。钾（mmol）与氮（g）的比最好为(5~6)：1。豆类、瘦肉、乳、蛋、香蕉、马铃薯等含钾丰富。

(三)锌

机体含锌总量约20%分布在皮肤，多与蛋白质结合。烧伤时皮肤损害不仅直接丢失锌，蛋白质分解代谢也丢失锌。烧伤后尿锌排出量增加，甚至可持续 2 个月。口服硫酸锌可提高血清锌水平，缩短创面愈合时间，锌对创伤愈合具有明显的促进作用。口服补锌量一般应达到正常人推荐量的 10 倍。食物中海产品、肉类、肝脏、蛋类含锌较高且吸收率高。

（四）磷

磷可使二磷酸腺苷（ADP）进一步磷酸化为三磷酸腺苷（ATP），对能量代谢很重要。血清磷降低时，应立即补充。食物中肉、鱼、牛乳、乳酪、豆类和硬壳果等含磷较多。

（五）镁

烧伤后尿中镁排出量增加。如患者有腹泻、呕吐、胃肠减压、血镁含量下降，应补充镁。镁主要存在于绿叶蔬菜、谷类、干果、蛋、鱼、肉乳中。谷物中小米、燕麦、大麦、豆类和小麦含镁丰富，动物内脏含镁亦多。

另外，对铁、铜、碘等容易缺乏的元素也应及时补充。

七、水

烧伤早期，大量水分从创面丢失，约为正常皮肤水分丢失量的 4 倍。长期发烧进一步增加水分丢失。对于严重烧伤患者，每日应供给 2500~3500mL。一般肥胖者比瘦者水分蒸发量更多。烧伤患者长期发热也蒸发很多水分。在给予高浓度的营养液时，更应多给患者饮水，以免引起高渗性脱水。另外，若运用悬浮床及烤灯，应酌病情及尿量进行水分的补充。

第三节　烧伤肠内营养治疗

肠内营养（Enteral Nutrition，EN）是指经胃肠道采用口服或管饲等方式给予患者营养治疗，提供机体需要的能量和营养物质的营养治疗方式。自 20 世纪 80 年代以来，肠内营养较于肠外营养的优势重新受到大家的重视，也得到绝大多数专家学者的承认，"只要肠道有功能，就使用它"。

一、肠内营养的适应证与禁忌证

尽管肠内营养优势显著，但应注意实施前判定烧伤患者的肠道功能能否耐受，若在肠道功能有障碍情况下盲目进行肠内营养治疗是危险的，尤其对于严重烧伤患者首次使用更应慎重。早期以适应性喂养进行过渡，此时主要目的不是营养物质的给予多少，而在于其适度刺激肠道，帮助肠道功能逐步恢复。

目前医学界对肠内营养的使用取得以下共识如下：

（1）只要肠道有一定功能就应采用肠内营养；

（2）哪一段肠道有功能就使用该肠段；

（3）即便胃肠道短期内无法耐受肠内营养，在给予肠外营养的同时应注意肠道功能的维护。

而若出现以下情况，则不宜采用肠内营养：

(1)胃肠道完全梗阻；

(2)消化道溃疡、出血、穿孔；

(3)持续呕吐、腹泻；

(4)胃肠功能衰竭；

(5)严重的不可控制的碳水化合物、电解质等代谢紊乱。

二、肠内营养途径及输注方式

肠内营养途径包括口服、鼻胃管、鼻十二指肠管、鼻空肠管、胃造瘘、空肠造瘘、经皮胃或空肠造瘘等。由于烧伤患者创面的存在和供皮区的保护，对于烧伤患者大多采用口服、鼻胃管、鼻空肠管和鼻十二指肠管的途径，或上述途径的混合喂养，极少采用造瘘的方式。

(一)肠内营养途径

(1)口服：口服营养是最主要的途径，不仅经济，而且营养素完全。面部深度烧伤结成焦痂，口周围植皮影响进食者，口唇周围烧伤后，疤痕挛缩的小口畸形，有的仅容一指通过，以及口腔面部烧伤、口腔牙齿固定等妨碍进食，对于这些特殊部位烧伤患者，食物均应用高速捣碎机打碎或煮烂，不经咀嚼即可下咽，以改善消化条件。

(2)经鼻胃管：适用于消化功能良好，但有口腔烧伤，其他原因进食困难(如颜面、口周严重烧伤张口困难)，或老人、小儿进食不合作者。如遇持续呕吐、胃反流、食管炎和食管狭窄的患者，则不适用。

(3)鼻十二指肠管和鼻空肠管：同经鼻胃管的不能经口喂养或经口喂养不足的烧伤患者，适用于胃蠕动不佳，胃内喂养反流有吸入气管危险者。不适用于远端肠道梗阻，小肠吸收不良或者肠道内细菌过度生长，小肠运动障碍的患者。

(二)管饲输注方式

(1)一次性输注：少量多餐，每日3~6次，每次200~350mL，温度以37~38℃为宜，输注时用注射器缓慢经鼻饲管推入胃肠内，量由少到多，浓度由低到高，给患者逐步适应的过程。

(2)间歇重力滴注：每日3~6次，每次200~350mL，温度以37~38℃为宜，将营养液经输注管借重力缓缓滴入胃中，100~125mL/h。

(3)经泵持续泵注：经泵持续匀速注入胃肠道，温度以37~38℃为宜，连续输注16~24h/d，开始时由30mL/h开始，实时观察据患者实际反应逐步增加至120~150mL/h。

三、肠内营养时机

对烧伤危重病患者来说，首要维持机体水、电解质平衡以挽救生命，此时营养治疗不是急诊治疗，应当在生命体征稳定[血流动力学、呼吸功能稳定(包括药物、呼吸机等治疗措施控制下)]的情况下才进行。但2013年《欧洲肠内肠外营养指南》中ESPEN

(欧洲临床营养和代谢学会)建议严重烧伤患者应当在烧伤后 12 小时开始肠内营养治疗
(B 级)。

开展早期肠内营养,主张先从小剂量开始,根据患者的实际耐受情况逐渐增加肠内
营养摄入量,而一旦早期肠内营养(EN)不能改善营养不良,即可于 3~5 天起添加肠外
营养(PN),并最终过渡到全肠内营养支持。在医用营养品的选择上,可选择氨基酸型
过渡到短肽型,再过渡到整蛋白型。另外,通常需 6 小时抽吸 1 次胃残留量,如潴留量
≤200mL,可维持原速度;如潴留量≤100mL,可增加输注速度,为 20mL/h;如潴留
量>200mL,则应暂时停止输注或降低输注速度。

四、肠内营养并发症及预防措施

(一)机械性并发症

(1)误吸,防治措施:检查管端位置,重新置管;检查胃潴留量;减少一次性灌
注量。

(2)鼻、咽、食道损伤,防治措施:选择细软管。

(3)鼻饲管堵塞,防治措施:将膳食稀释,碾碎药品;输注完毕,用水冲管。

(二)胃肠道并发症

(1)腹泻,防治措施:采用低脂、无乳糖配方;从氨基酸型过渡到短肽型,再过渡
到整蛋白型;稀释膳食;减慢输注速度;保持温度适宜;停用或改用抗生素,或用益
生菌。

(2)恶心、呕吐,防治措施:控制配置环境无菌;减慢输注速度,降低浓度和液
量;保持适宜温度;用胃动力药物,或改用小肠喂养。

(3)倾倒综合征,防治措施:避免使用高渗液体,并降低输注速度。

(4)便秘,防治措施:补充水分,选择含膳食纤维丰富食物,如粗粮、蔬菜水果、
芝麻等。

(三)代谢性并发症

(1)脱水,防治措施:监测出入量,及时补充水分。

(2)高血糖,防治措施:消除引发应激因素,注射胰岛素,调整摄入脂肪与碳水化
合物比例。

(3)低血糖,防治措施:增加碳水化合物摄入。

(4)高钠血症,防治措施:监测出入量,补充水分,减少钠摄入量。

(5)低钠血症,防治措施:应用利尿剂,补充氯化钠。

(6)低钾血症,防治措施:应用利尿剂,补充钾盐,控制腹泻。

(7)CO_2 生成过多,防治措施:减少膳食中碳水化合物量,调整脂肪与碳水化合物
比例。

第四节 烧伤肠外营养治疗

由于肠内营养的诸多优点,肠外营养(Parenteral Nutrition,PN)并非烧伤患者首选。

但烧伤后早期患者常常出现轻者无食欲、腹胀，重者胃部轻瘫或肠麻痹，甚至发生应激性溃疡和胃肠功能障碍，因此在休克期和感染期很难通过肠内营养达到喂养的目标值。此时，肠外营养是非常必要的补充，在实际运用中，应视患者实际情况进行肠内、肠外配合选择。

一、烧伤肠外营养适应证和禁忌

主要适用于严重消耗而又不能采用经口/经肠营养的患者。

（1）如对于肠内营养有禁忌证；

（2）3~5天内不能满足能量需求；

（3）严重口腔和消化道化学烧伤患者；

（4）颈前部等严重烧伤致咀嚼或吞咽困难者；

（5）其他原因不能进食或拒绝进食的烧伤患者以及烧伤面积超过40%的患者需要给予肠外营养。

对于烧伤重症患者，不应当在急诊液体复苏抗休克的治疗中进行肠外营养，而应在血容量得到维持，血液动力学平衡，组织氧合得到了保障，机体内环境相对稳定之后才实施。

进行肠外营养时应经常测定血糖和尿糖，以确定胰岛素的用量，并加强护理。定期查尿氮及血尿素氮、血清电解质、血糖、尿糖、肝功能及其他有关化验。注意感染。

二、烧伤肠外营养的支持途径

(一) 中心静脉置管法

烧伤患者建议采用上腔静脉插管。相较于上腔静脉，下腔静脉管径较细，血流量更少，容易导致静脉炎和静脉血栓，且插管部位皮肤相对不易清洁、易被污染，导管口敷料导致患者活动不便，不适宜于烧伤患者。

(二) 经外周静脉途径中心静脉置管法 (PICC)

PICC是目前最常用的肠外营养支持途径：留置导管时间长，便于长期使用；置入部位安全，导致机械损伤并发症少；比其他中心静脉导管法的感染率低。

(三) 外周静脉置管

对于严重烧伤患者常用外周静脉置管法，此法穿刺置管部位选择多，比较适用于烧伤患者，但是若输液渗透压过高，易发生静脉炎或局部皮肤软组织坏死。

注意，肠外营养若采用深静脉置管，同一部位置管时间不得超过7天（PICC除外）；如通过无感染创面置管，则不得超过3天。

三、烧伤肠外营养液的配方与制剂

（1）氮与非蛋白能量比为1g∶120kcal~1g∶150kcal，即每1g氮相应匹配120~150kcal热量。严重烧伤后蛋白质需要量增加，比值可达1g∶100kcal。

（2）采用葡萄糖和脂肪乳剂双能源，非蛋白热量中糖脂比为1∶1~1∶1.5较宜。

（3）脂肪乳剂占总能量比例应为≤30%。

（4）水溶性和脂溶性维生素及微量元素的长期补充。

（5）根据生化指标供给电解质。

以上配比后最好采用"全合一"混合液形式，其中对大面积烧伤患者的肠外营养能量需求，建议采用"允许性低摄入"，即 25~30kcal/（kg·d）的原则，对机体代谢更有利。若合并肝功能不全者，可选择富含支链氨基酸注射液，如 3AA，或者支链氨基酸与芳香氨基酸比值高的 20AA；若合并肾功能不全者，可选择仅含必需氨基酸的 9AA。在脂肪乳选择上，推荐中长链混合制剂或含 ω-3 鱼油脂肪乳。

四、肠外营养的并发症及防治

（一）静脉穿刺置管相关的并发症

（1）气胸：常见的置管并发症，近年来因技术改进，其发生率已明显下降，用胸部 X 光片检查可明确诊断。

（2）血管神经损伤：锁骨下静脉穿刺可刺伤臂丛神经及其分支。深静脉穿刺时可能误入动脉。在同一个部位反复穿刺，可导致血管破裂、损伤、出血或血肿。

（3）胸导管损伤：左侧锁骨下静脉穿刺时，易损伤胸导管，偶可发生乳糜瘘。

（4）纵膈损伤：导管误入纵膈时，可出现纵膈血肿或积液，严重者出现上腔静脉压迫症状，胸片或 CT 有助诊断。

（5）空气栓塞：静脉穿刺置管时连接输液管道过慢或导管封管帽（塞）脱落可致空气栓塞，严重者可致死。为预防空气栓塞，锁骨下静脉穿刺前，使患者处于头低位，从而使上腔静脉充盈；穿刺时，嘱患者屏住呼吸；置管过程迅速，及时连接输液管道；仔细检查导管连接部位和封管帽（塞）是否旋紧。一旦发现患者出现空气栓塞，应立即使患者处于左侧卧位，并嘱患者平静呼吸，密切观察生命体征，随时采取心肺复苏措施。

（6）导管内血栓形成：为常见的置管并发症。启用导管输液时未能回抽到血液，且轻轻推注有阻塞感时，即可能是导管内血栓形成。

预防方法：封管时先用 3~5mL 肝素稀释液（25U 肝素/mL 生理盐水）冲洗导管后再封闭；或用带有硅胶的封管帽（俗称肝素帽，但不含肝素）连接导管后，经硅胶缓慢注入 3~5mL 生理盐水封管。

（7）导管错位或移位：经锁骨下静脉或头静脉置管时，导管可能进入同侧颈内静脉或颈外静脉；患者不断改变体位时，也可能致导管移位，X 光片透视可确诊。

（8）静脉内血栓形成：为较严重的并发症，多见于长期肠外营养、血液黏度增加、血流缓慢的患者，尤其是长期卧床或制动患者。血栓可围绕导管壁逐渐形成，并沿血管延伸，甚至到达上腔静脉。

预防方法：①选择质地柔软、组织反应小、可抗血栓的导管；②用肝素稀释液封管；③避免经股静脉穿刺置管。

（9）血栓性浅静脉炎：常见于周围静脉营养治疗时，出现于肠外营养当日或数日后，静脉呈条索状变硬、触痛、红肿，一般无发热。

相关影响因素有：①营养液的组成、渗透压、pH 值；②静脉导管的材料和直径；③血管管径。预防方法：①选用适当长度和直径、柔软且具有较好抗血栓性能的导管；②选择较大管径的静脉；③以全营养混合液的方式输注。

(二)感染性并发症

(1)导管性感染：为常见的严重并发症，表现为发热，插管部位炎症，拔出导管后感染症状消失以及感染转移表现。

预防方法：①选择正常皮肤插管并局部使用消毒剂，可以减少插管部位皮肤的细菌数；②银浸透的皮下套囊；③采用抗凝和抗菌药物冲洗导管；④抗菌药物包裹导管；⑤置管时消毒；⑥由有经验的输液治疗人员置管及护理；⑦限制导管留置时间，中心静脉置管同一部位留置时间不得超过 7 天(PICC 除外)，通过无感染创面置管，则置管时间不得超过 3 天。

(2)肠源性感染：全肠外营养患者胃肠道黏膜萎缩变薄、绒面变短，腺体分泌减少，黏膜屏障和结构功能受损，通透性增加，进而导致肠道菌群移位，甚至并发全身性感染。

防治方法：①对全肠外营养患者而言，可添加谷氨酰胺；②尽可能肠内营养治疗，或在肠外营养治疗时增加口服摄食或辅以小剂量肠内营养。

(三)代谢性并发症

(1)高血糖、高渗性非酮性昏迷：为烧伤患者肠外营养常见的严重并发症。

处理措施：①立即停止输注葡萄糖；②输入添加胰岛素的等渗或低渗氯化钠溶液；③动态观察血糖、电解质、尿糖及中心静脉压等指标，及时修正处理措施。

(2)低血糖性休克：多见于肠外营养液中胰岛素用量过大，或突然停止输注高渗葡萄糖。

防治措施：①以全营养混合液方式输注；②单瓶输注高渗葡萄糖时，应缓慢减速直至停输；③在输注高渗葡萄糖后以等渗葡萄糖过渡。

(3)高血脂及脂肪超载综合征：脂肪乳输入过多或速度过快时，可引发高脂血症。当患者出现发热、急性消化道溃疡、血小板降低、溶血及肝脾肿大等症状时，即可能为脂肪超载综合征。

防治方法：①立即停止输注脂肪乳；②定期监测血脂。

(4)氨基酸代谢障碍：输注氨基酸剂量较大时，个别患者血氨可轻度升高，对于已有肝功能不全的患者而言，高氨血症可致氨中毒。

(5)水、电解质代谢紊乱：危重烧伤患者易出现高钠、低钠、高钾、低钾、低钙、低磷、低锌、低镁等电解质紊乱，出现后应予以相应治疗。

(6)肝胆系统损害：①肝脏毒性反应，肠外营养治疗中，可出现转氨酶、碱性磷酸酶及胆红素升高等肝脏毒性反应，可能与复方氨基酸溶液中的稳定剂、长期应用高糖及脂肪乳等相关；②胆道疾病，长期全肠外营养时，胆盐吸收不良，易引起胆汁淤积、胆泥形成，进而导致胆囊结石、胆囊炎。预防措施是尽可能早期开始肠内营养。

五、肠外营养的停用指征

（1）肠功能恢复，且经肠内营养能够满足患者对能量、氮量及其他营养素的需求。

（2）出现肠外营养的禁忌证：①肠外营养并发严重胆汁淤积；②高甘油三酯血症。

六、肠外营养的监测

肠外营养期间应监测的内容见表9-6。

表9-6　　　　　　　　　　　　　　肠外营养期间监测内容

项目		第1周	稳定后
摄入量	能量[kcal/(kg·d)]	qd	qd
	蛋白质[g/(kg·d)]	qd	qd
体液平衡	体重	qd~qod	biw~tiw
	水肿、脱水表现	qd	qd
	出入液量(胃肠减压、引流、尿量等)	qd	qd
其他临床体征	体温	依病情定	依病情定
	其他生命体征	依病情定	依病情定
	皮肤黄疸、淤点淤斑	qd	qd
实验室检查	血气分析	必要时	必要时
	血常规	biw~tiw	qw~biw
	血钠，钾，氯	biw(或调整电解质用量后第1天)	qw(或调整电解质用量后第1天)
	血钙	qd~biw	qw
	血磷，镁	qd~qw	prn
	凝血功能	必要时	必要时
	肝功能	qw	qw~q2w
	肾功能	qw	qw~q2w
	血浆总甘油三酯，总胆固醇*	qw	prn
	血糖	依病情定	依病情定
	尿糖(无法监测血糖时)	依病情定	依病情定

注：＊血脂测定标本采集前6小时内，应暂停输注含脂肪乳剂营养液。

（崔蔚、王德运）

第十章 烧伤康复与回归社会

第一节 烧伤康复概述

一、烧伤康复的概念

烧伤往往导致不同程度的瘢痕、色素、功能及心理障碍，即使是中小面积烧伤，其创面愈合后遗留的色素障碍和瘢痕也可对患者产生很大的困扰。而大面积深度烧伤及电烧伤等毁损性深度烧伤患者，则可导致患者生活质量低下，很多患者因此难以参与正常社会生活，甚至完全脱离社会，成为家庭和社会的负担。烧伤治疗的目标不仅是救治生命和修复创面，而且让患者重新回归正常的社会生活，才是烧伤治疗的终极目标。烧伤康复是指综合采用各种康复治疗手段，消除或减轻患者因烧伤所致容貌破坏、功能障碍，以及心理和社会适应能力等方面的问题，帮助患者恢复生活、学习和工作能力，从而重回社会。

二、烧伤康复的主要内容

全面的康复治疗包括 4 个方面的内容。

（1）医学康复：是指通过各种医学治疗手段帮助患者恢复身心健康，对烧伤患者而言，主要包括生命救治、创面修复、功能康复、容貌康复及心理康复。

（2）教育康复：是指通过教育与训练的手段，提高患者的素质和能力，包括智力、生活、工作及社会适应能力。

（3）职业康复：通过为患者提供职业培训、就业指导及其他相关帮助，帮助患者重返或胜任适当的就业岗位，获得劳动报酬并实现自我的社会存在价值。

（4）社会康复：指采取各种有效措施帮助患者适应社会，不仅能生存，而且能够学习和发展，全面参与正确的社会生活并得到社会认同。康复治疗的常用方法主要有：①物理治疗，包括运动疗法和物理因子治疗；②作业治疗；③心理治疗；④康复工程。

三、烧伤康复治疗的时机

国内传统上将烧伤治疗划分为早期救治和后期康复两大部分，伤后早期主要注重生命救治及创面修复，待创面基本修复后才考虑功能锻炼及瘢痕治疗，但此时多已形成明显的功能障碍，康复治疗效果往往不理想。而国际上早已将康复作为烧伤治疗的重要组成部分，康复治疗贯穿于烧伤治疗全过程。临床上将烧伤患者的治疗过程分为休克期、感染期和创面修复期，烧伤康复治疗不是等待患者创面愈合之后再开始，此时可能错过最佳干预期，影响患者的康复治疗效果。烧伤康复治疗应从患者受伤后即开始，贯穿整个治疗过程，并延续到出院以后。

重症期患者可进行适当的被动活动和康复知识宣教，防止因长时间水肿和制动引起关节的僵化和挛缩；稳定期患者可逐渐增加治疗时间、运动强度，诱导患者主动运动；创面愈合后应给患者制定出院后的全面康复计划。烧伤康复治疗应采用"全程介入，分段治疗"，使患者最大限度地恢复伤前外形与功能。

四、烧伤康复治疗团队

由于烧伤治疗包括全身治疗、创面处理、并发症、康复等多个领域，涉及多个学科和专业的人员参与，包括烧伤外科医师、护士、康复医师及康复治疗师(康复治疗师还可以细分为运动治疗师、物理治疗师、作业治疗师、假肢矫形器制作师)、心理医师及心理治疗师、营养师及社会工作者等，此外还包括麻醉师、呼吸治疗师、药剂师，对于儿童患者，往往还需要教育和儿童生活专家参与；广义的烧伤团队还包括患者的家庭成员及社会志愿者等。各专业人员自患者入院时就从各自专业角度对患者情况作出评定并制订相应治疗计划，早期介入康复治疗。多学科协作治疗模式使整体治疗水平得到明显提高，包括生命救治、创面处理、外貌及功能恢复、镇痛、心理及社会康复在内的全面康复水平得到最大程度的保证。

第二节 烧伤康复评定

烧伤康复评定是对烧伤患者的病情、身体功能、心理状态，以及生活、工作、学习和社会适应等能力进行评定，从而针对存在问题制定合适的康复治疗方案。康复评定是康复治疗的基础，没有评定就无法规划治疗和评价治疗效果。康复评定不是寻找疾病的病因和诊断，而是客观地评定功能障碍的性质、部位、严重程度、发展趋势、预后和转归。康复评定采用的手段包括体格检查、仪器检测、问卷调查等。康复评定不仅需要在康复治疗前进行，还应该在康复治疗的过程中及结束后进行，以不断了解患者的康复治疗效果，并据此调整康复治疗方案，以期达到最佳治疗效果。

一、烧伤康复评定的目的

康复评定贯穿于烧伤康复治疗的全过程。治疗过程中，不同时期的评定有着不同的目的。从总体来讲，烧伤康复评定的目的可以归纳为以下6点。

(1)发现和确定容貌、功能和心理障碍的部位、性质和程度。

(2)寻找和确定障碍发生的原因。

(3)指导制订康复治疗计划。

(4)判定康复疗效。

（5）判断预后。

（6）为残疾等级的划分提出依据。

二、烧伤康复评定的主要内容

（1）基本病情评定：详细了解烧伤部位、深度、面积及前期治疗的经过，还应了解患者是否患糖尿病、高血压、心肺疾病和精神性疾病等既往病史。

（2）意识及心理功能评定：包括意识障碍评定、简明精神状态检查、认知功能障碍评定及情绪-情感障碍的评定。认知功能障碍评定常用认知功能筛查量表。焦虑是对外部事件或内在感受的一种不愉快体验，包括主观紧张不安的体验、运动性不安以及植物神经唤起症状。临床常用焦虑评定量表包括宗氏焦虑自评量表、状态-特质焦虑量表、汉密尔顿焦虑量表和社交焦虑量表等。抑郁的评定较焦虑复杂，不同的抑郁量表的设计所依据的抑郁概念并不一致，有的侧重心境，有的侧重认知，有的侧重生理症状如食欲、性欲、睡眠紊乱等。现行大多数量表都以抑郁症状为评定的主要内容，主观痛苦体验是评定的核心。临床上常用的主要评定抑郁的量表包括宗氏抑郁自评量表、汉密尔顿抑郁量表、蒙哥马利抑郁量表、医院焦虑、抑郁量表等。

（3）生活质量评定：生活质量即 QOL（Quality of Life），是在不同的文化背景和价值体系中，生活的个体对他们的目标、愿望、标准以及自身相关的事物的生存状况的认识体验。QOL 评定量表包括以下 3 种：①普适性生存质量评定量表，如 SF-36，WHOQOL-100，WHOQOL-BREF，SCL-90；②针对原发病的生存质量评定量表，如日常生活活动能力 Barthel 指数量表；③改进的生存质量量表，如生活质量定量观察量表。而针对烧伤患者的专用生存质量量表有中文版精简烧伤健康量表（Burn Specific Health Scale 2 Brief，BSHS2B）。

（4）关节活动度评定：关节活动度分为主动活动度（Active Range of Motion，AROM）和被动活动度（Passive Range of Motion，PROM），AROM 考察被检者肌肉收缩力量对关节活动度的影响，PROM 考察关节活动终末感的性质，从而确定是否存在限制关节运动的异常结构变化。关节活动度是患者活动能力的基础，可以反映瘢痕挛缩的严重程度。

（5）神经肌肉评定：肌肉力量评定最常用徒手肌力检查法，通过被检者自身重力和检查者用手施加阻力而产生的主动运动来评定肌肉或肌群的力量和功能的方法。虽然随着科学技术日新月异的发展，测量肌力的仪器设备不断问世，但徒手肌力检查法仍因其简单、科学、实用，而成为临床工作中无以替代的评定方法，适用于烧伤后长时间制动引起的肌力降低以及周围神经损伤、截肢、骨折后的各种肌力的评定。神经肌肉的电生理检查常用的有肌电图、表面肌电图、神经传导测定等。

（6）手功能评定：手是人体重要的功能部位，其功能评定具有特殊的重要意义。手功能评定包括运动功能、感觉功能、关节活动度、灵巧度及手的整体功能评定。整体功能评定法包括 Carroll 手功能评定法、Jebsen 手功能测试及 Sollerman 手 ADL（Activities of Daily Living，日常生活活动）能力测试等。

（7）感觉与疼痛的评定：常见的感觉障碍包括感觉过敏、感觉过度、感觉异常及感觉缺失等。感觉功能评定包括浅感觉评定、深感觉评定及复合感觉评定，其中，手的感觉功能评定又包括触觉、痛觉、温度觉，两点辨别觉和实体觉。疼痛是烧伤患者普遍的症状，对疼痛的评定有助于临床治疗参考。

（8）残肢：假肢的评定，了解截肢原因及是否患有其他系统的疾病。目的是判断患者能否承受装配假肢后的康复训练和有无终身利用残肢活动的能力。假肢的评定还要包括其他肢体的评定，其他肢体的状况直接影响截肢后的康复过程。残肢的状况对假肢的安装和假肢的代偿功能有直接的影响，残肢的评定包括以下内容：残肢外形、关节活动度、残肢畸形、皮肤情况、残肢长度、残肢痛、幻肢痛。

三、瘢痕的评定

烧伤瘢痕是导致容貌和功能障碍最重要的原因。瘢痕评定是烧伤瘢痕治疗的基础。目前瘢痕的评定是以主观评定为主，关于瘢痕测量的客观工具还没有达成共识。

（1）综合量表：包括温哥华瘢痕评定量表（Vancouver Scar Scale，VSS）、患者和观察员瘢痕评定量表（POSAS）。VSS表采用色泽（Melanin，M），厚度（Height，H），血管分布（Vascularity，V）和柔软度（Pliability，P）4个指标对瘢痕进行描述性评定。VSS不需要借助特殊的设备，仅依靠测试者的肉眼观察和徒手触诊对增生性瘢痕进行评定，具有操作简单、内容较全面的特点，在国内外应用广泛。VSS是依据测试者肉眼观察、徒手触诊的结果进行评分，具有较大的主观性，所以亦有学者认为VSS缺乏客观性和可重复性。

（2）瘢痕面积评定：可参考烧伤面积评定的九分法及手掌法，而直接测量瘢痕面积常会产生较大误差，因瘢痕很少是矩形或方形。客观测量包括计算机图像自动扫描法、胶片瘢痕边缘示踪法和摄影测面法。在比较平坦、面积较大的部位（如背部和腹部），摄影测面法比较准确、可靠；而在四肢表面，示踪法则优于摄影测面法。瘢痕的表面轮廓通常高低不平、形态不一，通过仪器可直接或间接地重建皮肤的外形轮廓，再采用光学和/或力学面形测量仪进行分析。

（3）瘢痕颜色：烧伤后瘢痕组织与周围正常组织的颜色常不一样，颜色是影响疤痕美观的主要因素。瘢痕色素异常主要由两种因素引起：黑色素（由活化的皮肤黑素细胞生成的棕色色素）和红斑（由膨胀/充血的皮肤血管中的血红蛋白引起的红肿）。瘢痕颜色变化主要与血管形成或/和色素沉着或脱失有关，判断瘢痕颜色可采用的方法有目测、Fitzpatrick分型皮肤颜色评定法和色标对比等。此外，还有数码图像分析方法，采用各种不同的色彩分析仪、分光光度计、计算机（相应的软件），定量分析皮肤的颜色，也可评定瘢痕组织颜色及治疗情况。

（4）瘢痕厚度：瘢痕厚度可分为总厚度和表面厚度，表面厚度是指突出正常皮肤表面部分的厚度，通常可通过肉眼进行主观测量分析，但准确率仅为67%，也有人用牙科印模材料制成阴模和阳模，然后用计算机计算出瘢痕组织的三维结构和平均厚度。瘢痕总厚度是指瘢痕组织的实际厚度，包括表面厚度和未突出正常皮肤表面的瘢痕厚度，通常运用超声波技术进行测量。此外，游标卡尺、倒模法的准确性也很低，因为无法测量皮肤下的瘢痕；超声波测量，优点是可以实时测量压力作用下瘢痕厚度的变化，此外，高频超声系统还可识别瘢痕内可能影响治疗的异常结构。

(5)瘢痕硬度：瘢痕硬度是反映瘢痕严重程度和治疗效果的另一个重要指标，瘢痕硬度越接近正常皮肤，说明瘢痕严重程度越轻、治疗效果越好。比较常用的是采用邵氏硬度计评定瘢痕硬度。

(6)瘢痕伸展性：轻度增生的瘢痕的张力测定计原理十分简单，在两点皮肤之间进行牵拉就可测量出这两点之间的皮肤张力。

(7)瘢痕温度：红外线温度扫描仪、半导体温度计。瘢痕疙瘩血液灌流丰富的区域表面温度较周围皮肤明显升高。

(8)瘢痕感觉异常的评定：大多数烧伤患者的瘢痕皮肤会有感觉变化，如瘙痒、疼痛、感觉过敏等感觉异常。目前临床上常用的疼痛评定方法有视觉模拟评分法(Visual Analogue Scales，VAS)、McGill 疼痛问卷(McGill Pain Questionnaire，MPQ)、数字评分法(Numerical Rating Scores，NRS)和 Wong-Baker 面部表情评分法等。临床应用较多的瘢痕瘙痒程度评定方法为瘙痒语言评分量表(Verbal Rating Scale，VRS)。

(9)其他仪器测定：血、尿羟脯氨酸，反映增生性瘢痕生长代谢的情况，可作为评价瘢痕治疗效果的参考指标；血氧测定，通过经皮氧分压测定可反映瘢痕的代谢状况；瘢痕的血流状况可通过激光多普勒成像(LDF)、激光散斑成像(LSI)和激光散斑灌注成像(LSPI)等方法测定。

第三节　烧伤治疗不同阶段的康复治疗

一、危重期的康复治疗

重症烧伤患者早期面临休克、感染、吸入性损伤所致呼吸功能障碍甚至衰竭，以及肝、肾、心等重要脏器功能损害，需要在重症监护环境中接受治疗并处于加强监护之中。在重症监护阶段积极开展床旁康复训练，对于预防并发症，改善功能状况并缩短ICU 停留和住院时间等都具有重要作用。危重期的康复治疗主要包括以下内容。

(一)维持功能位及对抗挛缩的体位摆放

(1)伤后 48 小时之内应平卧。休克期后若头面部有烧伤，床头应抬高 30°左右，有利于头面部消肿。

(2)颈前部烧伤：去枕保持颈部中立位，预防颈两侧瘢痕挛缩畸形。或枕垫于后项部使颈后伸位，以预防前颈部瘢痕挛缩。

(3)腋部、胸背部、两侧胸壁、上臂烧伤：上肢充分外展 90°。

(4)肘部烧伤：如上肢屈侧烧伤或环形烧伤，肘关节应置于伸直位。背侧烧伤，一般保持肘关节屈曲 70°~90°，前臂保持中立位。

(5)手烧伤：手背烧伤，腕关节置于掌屈位；手掌或环形烧伤，腕关节以背屈位为主；全手烧伤，将腕关节置于微背屈，各指蹼间用无菌纱布隔开，掌指关节自然屈曲

$40° \sim 50°$，指间关节伸直，拇指维持外展对掌位。

（6）臀部、会阴部烧伤：保持髋伸直位，双下肢充分外展。

（7）下肢烧伤：若膝前侧烧伤，膝部微屈 $10° \sim 20°$；若膝后烧伤，膝关节保持伸直位。

（8）小腿和踝部烧伤：小腿保持中立位，踝关节背伸位。

（二）心肺及肢体功能训练

单独给心或肺增加负荷是不可能的，所有的运动均需要心脏功能和肺脏功能的协调，以及周围循环和肺循环的协调作用，即肺-心-活动肌群的概念。呼吸训练：包括腹式呼吸训练及吸气训练器训练。肢体功能训练包括健侧肢体的主动运动，烧伤肢体做小范围主动运动和轻柔的被动运动。

二、创面修复期康复治疗

创面修复过程中的康复治疗内容主要包括清洁创面、促进伤口愈合、防止关节僵化、维持关节功能位及预防瘢痕增生与挛缩。

（一）浸浴疗法

浸浴疗法可有效地减少创面的细菌及清除分泌物，使创面痂下的积液、脓得以充分引流，从而有效地减轻或控制感染；浸浴同时可促使全身及局部的血液循环，有利于上皮和移植皮片的生长；对较大面积需要植皮的残余创面，通过浸浴可清洁创面，提高植皮成活率，促进创面愈合。浸浴过程中结合主动与被动的功能锻炼，有利于改善患者全身血液循环，促进肿胀消退，防止肌肉萎缩和关节粘连、僵硬以及瘢痕挛缩。

（二）主被动训练

协助患者进行锻炼，可协助患者屈伸各关节，注意避开创面，根据患者的恢复情况灵活掌握活动时间。患者行走训练可借助减重步态训练器，将患者自重降低至一半的水平，防止出现充血的情况。对于长期卧床，活动不便的患者，要鼓励做静力性肌收缩，其作用是保持肌肉张力，防止肌萎缩，改善伤肢的血液循环，减轻水肿，以利于创面的愈合。

（三）物理因子治疗

各类电、磁、声、光等物理因子治疗不仅能起到减轻组织水肿、促进创面愈合等作用，还有利于预防和减轻关节功能障碍及瘢痕的形成。

（四）矫形器治疗

利用矫形器保持肢体于功能位，提供牵引力以防止挛缩，预防或矫正肢体畸形以及补偿失去的肌力，帮助无力的肢体运动等。同时它可以用于手术后的外固定。

（五）作业治疗

从日常生活中的动作开始，包括起床、吃饭、穿衣、洗漱、如厕等，以后再进行必要的家务劳动训练。

（六）就业前的职业训练

重点训练与劳动和职业有关的操作技能，有助于重返工作岗位。

(七)心理康复

在创面修复阶段，患者及其家属常出现恐惧、退缩、否认等不良的应激反应。我们通过语言、行动等调整和恢复患者的心理平衡，在心理上给患者创造一个良好的治疗环境，与患者及家属建立长期关系，增加患者及其家属恢复的信心，积极配合和参与治疗。

三、出院后康复治疗

烧伤患者出院初期往往存在一定程度的瘢痕及功能障碍，伴有不同程度的社交恐惧等问题，妨碍患者正常参与家庭及社会活动。为出院烧伤患者提供必要的医疗信息，制订随访及院外康复治疗计划，对于帮助患者尽快康复及重返社会具有重要意义。有条件的单位应开展烧伤患者的门诊或社区康复治疗；定期评定患者身体功能及存在的问题，必要时调整治疗方案，如压力衣弹性是否松弛、矫形器调制修改、激光等。患者出院后应进一步加强关节活动度及训练，改善日常活动能力。对烧伤后截肢或致残的患者进行辅具适配和环境改造，能够在身体功能暂时无法恢复的情况，尽快改善患者的功能，减轻家人负担，实现家庭和社会参与。

第四节　烧伤康复物理治疗

一、物理治疗的概念

物理治疗是指通过声、光、磁、冷、热、电、水等物理因子达到治疗和康复的目的，也包括压力治疗、按摩疗法和运动疗法。各种物理因子，如超声波、音频、蜡疗、冷疗及水疗等可预防或控制瘢痕。物理治疗可以分为两大类，物理因子治疗(理疗)和运动疗法。物理因子治疗起到消炎镇痛作用、促进创面愈合、减轻组织水肿、镇静与催眠、兴奋神经-肌肉、缓解痉挛、软化瘢痕、抑制肥厚性瘢痕的增生及消散粘连等作用。运动疗法通过运动改善和维持关节的活动范围，保持肌力和肌耐力，对于烧伤患者的康复具有重要意义。主被动运动可减轻组织水肿，防止因纤维增生而致的关节僵化，对于控制瘢痕及改善关节活动度等具有良好效果。

二、常用的物理因子治疗

(一)电疗

应用电治疗疾病的方法称为电疗法。根据所采用电流频率的不同，电疗法分为低频、中频、高频三大类，此外还有直流电疗法和静电疗法。主要应用于烧伤康复的为中频电疗法。中频电疗的作用包括促进局部血液循环、镇痛、消炎、软化瘢痕、松解粘连等。中频电疗还可刺激运动神经和肌肉，引起肌肉收缩和防止肌肉萎缩，并有提高平滑肌张力，引起平滑肌收缩和调整自主神经功能的作用。禁忌证：急性感染性疾病、肿瘤、出血性疾病、严重心力衰竭、肝肾功能不全，局部有金属异物、孕妇腰腹部、戴有心脏起搏器者。

(二) 光疗

应用人工光源或日光辐射治疗疾病的方法称为光疗法。光波的波长为 1000μm~180nm，按波长排列，光波依次分为红外线、可见光、紫外线三部分。常见的光疗法包括红外线疗法、蓝紫光疗、紫外线疗法、激光疗法等。红外线照射能减少烧伤创面或压疮的渗出，减轻术后粘连，促进瘢痕软化，减轻瘢痕挛缩。紫外线的法疗作用包括杀菌、消炎作用，止痛作用，促进创面愈合作用等。烧伤后色素沉着是烧伤整形外科的一种常见病。对烧伤后色素沉着的传统治疗主要是通过避免阳光直射伤处、外涂中药制剂、口服维生素、物理磨削技术等方法，但疗效欠佳。而强脉冲光技术经过几年的实验研究发展，推向了市场。可用来治疗血管性损伤、色素性疾病、脱毛、浅表皱纹等。禁忌证：恶性肿瘤局部、有出血倾向、高热、活动性肺结核、急性损伤(24 小时内)及急性感染性炎症的早期。此外，局部皮肤感觉障碍及认知功能障碍者，有可能因治疗过度而造成损伤，应该慎用光疗法。

(三) 超声波疗法

超声波是指频率高于 20kHz 的声波，是一种机械振动波。烧伤治中常使用的超声波是指一般超声强度的超声治疗，可使坚硬的结缔组织延长、变软，可用于软化瘢痕、消散粘连。另外，超声波还可使生物大分子发生聚合和解聚，改变组织的氢离子浓度，使组织内的酸碱度发生变化，缓解烧伤后炎症所伴随的酸中毒，有利于炎症的治疗，并可对生物组织和细胞的代谢产生影响。禁忌证：①活动性肺结核，严重支气管扩张，出血倾向，消化道大面积溃疡；②心绞痛，心力衰竭，安装心脏起搏器、心支架者，严重心脏病的心区和交感神经节及迷走神经部位；③多发性血管硬化，血栓性静脉炎；④化脓性炎症，急性败血症持续性高热；⑤恶性肿瘤；⑥孕妇的下腹部、小儿骨骺部；⑦高度近视患者的眼部及邻近部位；⑧放射线或同位素治疗期间及治疗后半年内。

(四) 磁疗

将磁场作用于人体以治疗疾病的方法称为磁疗法。磁疗法具有促进创面愈合的作用，在磁场的作用下，血管扩张，血流加快，血液循环改善，有利于创面愈合。磁疗通过改善血液循环，促进渗出物吸收和消散，为减少瘢痕形成创造了条件；另外，在磁场作用下成纤维细胞内水分和盐类物质增加，分泌功能障碍，破纤维细胞内溶酶体增加，促进细胞吞噬作用，阻止了瘢痕形成。有学者应用热板法、热烫法、辐射热测痛法、电刺激法等测痛实验，实验结果说明，在磁场作用下，均使动物的痛阈升高，产生镇痛作用。禁忌证：无绝对禁忌证，但严重心、肺、肝及血液疾病，体质极度衰弱，孕妇下腹部等情况慎用磁疗。

(五) 石蜡疗法

用加热后的石蜡治疗疾病的方法称为石蜡疗法，属于传导热疗法范畴。石蜡疗法可软化松解瘢痕组织，减轻肌腱挛缩。石蜡本身的油质和其冷却凝固时对皮肤的压缩，可使皮肤保持柔软、弹性。对瘢痕、肌腱挛缩等有软化及松解作用，并可减轻因瘢痕挛缩引起的疼痛。禁忌证：皮肤对蜡疗过敏者、急性化脓性炎症、厌氧菌感染、肿瘤、结核病、出血倾向、心功能衰竭，肾衰竭。对温热感觉障碍者及低龄婴儿也不适于石蜡疗法。

（六）冷疗

冷疗使皮肤血管收缩，局部血流减少、减慢，降低细胞新陈代谢和微生物的活力，减轻炎症反应和疼痛。冷可使毛细血管收缩，血流量减少，血流速减慢，从而减轻局部疤痕的充血情况。

三、水疗

应用水治疗疾病、促进功能康复的方法称为水疗法。水疗法的种类很多，例如：冲浴、擦浴、浸浴、药物浴、淋浴、蒸汽浴、气泡浴、漩涡浴、水中运动等。因所应用的水温、水的成分以及作用方式、作用压力与作用部位的不同，其治疗作用及适应范围也不同。大面积烧伤后期残余大量小创面时，常采用浸浴疗法，浸浴的水温通常不超过40℃，通过浸浴再结合主动与被动的功能锻炼，改善患者全身血液循环，促进肿胀消退，防止肌肉萎缩和关节粘连、僵硬以及瘢痕挛缩，有利于烧伤患者的功能康复，提高生活质量。水疗的禁忌证：精神意识紊乱或失定向力、恐水症、皮肤传染性疾病、频发癫痫、严重心功能不全、心肾功能代偿不全、活动性肺结核、肿瘤恶病质、全身极度衰弱及各种出血倾向者。此外，妊娠、月经期、过度疲劳者等也不能全身浸浴。对血压过高或过低患者，可酌情选用水中运动，但治疗时间不宜长；大便失禁者入浴前尽可能排空大便，防止排便于池水中。

四、运动疗法

运动疗法指通过主动、被动活动，促进患者关节活动、增强肌肉力量，防止因长时间缺乏运动而导致关节僵化和功能障碍。根据是否借助外力，可将运动疗法分为主动运动、被动运动、辅助主动运动、抗阻运动和牵伸运动；根据是否使用器械，将运动疗法分为徒手运动和器械运动。增强肌力的方法有很多：根据肌肉的收缩方式可以分为等长运动、等张运动和等速运动；根据是否施加阻力分为非抗阻和抗阻力运动。

（一）主动运动

主动运动指患者肌肉主动收缩所产生的运动，又分为随意运动、助力运动、抗阻力运动。主动运动既增加肌力，促进血液循环，又可防止关节粘连和异位钙化。卧床期间可练习闭眼，张口，双臂上举、外展，屈伸肘、腕，前臂旋前旋后，握拳，伸指，双下肢练习静力肌肉收缩、外展，直腿抬高，屈伸髋、膝、踝，尤其注意练习足背伸。各个部位循环活动，每日2次，每次15~30分钟。即使手术后肢体被固定，也要行静力性肌肉收缩。在烧伤患者的生命体征平稳的早期阶段即可开始上述主动运动锻炼。随着患者全身情况的稳定和创面的逐渐修复，可增加抗阻力主动运动，以预防肌萎缩和组织粘连，保持肌力。长期卧床患者在下地之前先坐在床边，双下肢下垂，每日2~3次，每次 20~30 分钟，能下地时下肢戴弹力套，首先练习站立，继而走路，弯腰转体，下蹲，爬楼梯，也可利用康复器械进行各种锻炼。

(二) 辅助主动运动

辅助主动运动即凭借治疗师、患者健肢、器械装置(如滑轮、回旋器)、气垫气球、水浴等方法的辅助或消除重力的影响下，引导和帮助患者主动完成的运动。助力常加于肌肉开始收缩和结束时，尽量使主动运动为主，助力运动为辅。

(三) 被动运动

根据是否使用器械分为徒手运动和器械运动。常用于烧伤后期瘢痕挛缩所致的关节活动受限。运动时肌肉不收缩，肢体处于放松状态，动作由外力来完成。外力可以来自于机械力治疗师的帮助及患者健肢的帮助，如通过持续性被动运动活动器(CPM)及推拿疗法。

(四) 抗阻运动

患者在做主动运动过程中，除克服自身重力外，无其他负荷时，称随意主动运动。如需克服某些外加阻力，称抗阻主动运动。抗阻运动是在对抗外力的情况下所进行的主动运动，如利用沙袋负重训练等。此法可促进和恢复肌力、耐力，增强关节的稳定性。抗阻运动的注意事项：①烧伤康复早期的患者阻力不宜施加过大，否则会产生大面积创面以及水疱；②治疗师将阻力施加在受累关节的远端；③在活动范围的起始或终末施加最小的阻力，在动程中 1/3 段施加最大的阻力。

(五) 牵伸运动

牵伸运动是用被动或主动的方法，对身体局部进行强力牵拉的活动。被动牵伸时，牵引力由治疗师或器械提供；主动牵伸时，牵引力由拮抗肌群的收缩来提供。

(六) 运动疗法的注意事项

主动活动要从小范围开始，循序渐进，逐渐增加运动量及运动幅度，并鼓励患者战胜疼痛。运动疗法没有绝对的禁忌证，有休克、心肾功能衰竭、发热时(体温超过 38℃以上，白细胞数量明显增加)不宜运动。

五、推拿按摩疗法

推拿按摩疗法是治疗师用双手在患者身体上施加不同的力量，来达到一定的治疗目的。烧伤后由于组织水肿、长时间的制动等原因，关节缺乏活动及纤维增生，导致关节僵化，活动功能受限。烧伤创面愈合后形成硬韧而缺乏弹性的瘢痕，也可严重制约关节活动。推拿与按摩可消除组织水肿，松解组织粘连，增加血液循环，促进瘢痕软化，增加关节活动度，为主动运动创造条件。推拿按摩疗法是中国传统医学的组成和重要内容之一。中医理论认为，推拿按摩疗法是通过手法的各种特定动作，作用于人体体表的经络、穴位、特定部位，以调节机体的生理、病理状况，来达到一定的治疗效果。

烧伤早期推拿按摩疗法主要用于改善组织水肿，创面愈合后则多用于抑制瘢痕增生，早期和后期均能维护和促进全身各关节的活动，防止关节的僵化。按摩治疗结束后应即刻佩戴弹力套，给瘢痕形成持续压力，抑制其增生。有学者认为，瘢痕按摩在烧伤创愈合后 1 个月行按摩最好，3 个月以上效果较差。

第五节 烧伤康复作业治疗

一、作业治疗的概念

作业治疗(Occupational Therapy，OT)是指为恢复患者功能，有目的、有针对性地从日常生活及生产劳动中选择一些作业活动进行训练，帮助患者逐步恢复生活和工作能力，达到最终重返社会的目的。其宗旨是协助残疾者和患者选择、参与、应用有目的性和有意义的活动，预防、恢复或减少与生活有关的功能障碍(自理、工作、游戏/休闲)及促进功能恢复，达到最大限度的躯体恢复、心理和社会方面的适应，增进健康，防止功能的丧失及残疾的发生，使人可以在生活环境中得以发展，并鼓励他们参与并为社会作贡献。作业治疗是连接患者个人、家庭和社会的桥梁，通过患者参与的训练活动，不仅提高其生活自理和工作能力，还能提高人的自我观念、自我控制能力、社交技巧及生活满足感。作业包括在体能上、心理上、行为上、感知上、情感上或社交上的训练，近年来国外已发展到将模拟工作及生活场景的计算机虚拟治疗应用于烧伤患者的康复治疗。

二、作业治疗的内容

肢体和手部的深度烧伤可导致患者严重的功能障碍和日常生活活动的受限。因此，日常生活活动能力和功能性作业活动的训练则是作业治疗的主要内容。通常依据患者的功能评价量表(Functional Independence Measure，FIM)或 Barthelindex 评分的情况进行针对性、个性化的训练，其中主要包括患者的穿衣、进食、修饰等。训练过程中可依据患者的学习和掌握情况运用一定的辅助器具，以最大限度地提高患者的自我生活能力，减少对家属或陪护的依赖，实现生活的独立。作业治疗在烧伤康复的各个时期均发挥着重要作用，早期主要是指导患者维持合理的体位、维持必要的活动来预防并发症的发生，同时进行日常生活活动(ADL)指导；中期治疗重点是抑制瘢痕增生、进行功能性活动，改善肢体功能和活动及参与能力，主要方法包括压力治疗、功能性作业活动、ADL 训练等；后期重点是职业和参与能力方面的训练。作业治疗的目的是改善患者的精神状态及机体功能，培养独立社会生活能力，具体为增强肌力、增强耐力、改善关节活动度、减轻疼痛，改善灵活性、改善平衡协调性、调节精神和转移注意力，改善认知感知觉功、提高 ADL 能力、提高劳动技能的作业等。主要内容包括肢体功能、日常生活活动(ADL)能力、文娱治疗、就业前劳动生产能力训练、认知治疗、环境改造与环境适应等方面的训练。通过吃饭、穿衣、工作技能、学习等日常生活作方面对患者进行生存技能训练，可以预防和改善关节功能障碍。

三、常用的烧伤康复作业治疗

(一)日常生活活动能力训练

日常生活活动(ADL)分为基本日常生活活动和器具性日常生活活动。基本日常生活活动包括居家转移、进食、穿脱衣物、洗澡、修饰、如厕、基本的交流和个人卫生等;器具性日常生活活动包括烹饪、家居整理与清洁、洗衣、园艺和房屋修缮、家庭理财、照顾他人、购物及到银行和机构办事等。从进食开始,根据患者情况定制特殊餐具,循序渐进,直至穿衣、洗漱及家务活动等。植皮术后早期由于移植皮片与创基粘附尚不够牢固,易因外力作用而脱落,不适合动作过大的活动训练。日常活动训练应在术后2~4周进行。

(二)功能性作业活动

功能性作业活动是利用生产性活动(如木工、金工、制陶等)对少数烧伤患者进行训练,以改善功能为目的的训练方法。

(三)手工艺活动

手工艺活动是利用具有高度技巧性和艺术性的精细手工活动进行训练,以改善功能的训练方法。

(四)娱乐性活动

根据患者个人兴趣,选择适当的娱乐作为方法,如唱卡拉 OK、棋牌类活动、迷宫、拼图、电脑游戏、虚拟现实技术等。

第六节　矫形器在烧伤康复中的应用

一、概述

矫形器(Orthosis)是用以预防和矫正畸形,补偿功能和辅助治疗的体外装置。从事矫形器装配工作的技术人员被称为矫形器技师(Orthotist)。随着人体生物力学研究的深入与新型材料的引入(如高温、低温热塑材料等高分子化合物的临床应用),现代矫形器的开发、制造、装配都有了明显进步。烧伤矫形器已成为烧伤功能康复中不可或缺的一种治疗手段。使用矫形器的目的主要是维持正确体位、预防挛缩、保持关节活动度、植皮后关节制动、促进功能独立、保护解剖结构、防止畸形、保护皮肤移植的完整性以及恢复功能等。矫形器包括静态和动态矫形器。静态矫形器是应用应力松弛原理,通过对挛缩部位进行被动固定,使韧带及关节囊保持长度,早期可维持肢体在保护性体位,也有利于创面的愈合。动态矫形器应用人体软组织蠕变原理,通过维持组织末端的弹性极限,使组织放松而被逐渐牵拉,改善活动范围,在牵引的同时进行主动运动,增加其可塑性和关节活动度。

二、矫形器的作用

(一)固定和保护作用

通过对病变肢体或关节的固定和保护以促进病变的愈合，如通过对植皮及关节损伤的患者使用矫形器，可以防止身体活动以及外力导致的移位，提高植皮成功率。

(二)稳定和支持作用

通过限制肢体或躯干的异常运动来保持关节的稳定性，恢复承重或运动能力。

(三)预防和矫正畸形

患者治疗早期，在卧床期间，为了预防关节挛缩的产生，利用矫形器将关节处于抗挛缩体位，以预防和矫正瘢痕的挛缩畸形。

(四)代偿和助动作用

通过某些装置如橡皮筋、弹簧等来提供动力或储能，代偿已经失去的肌肉功能，或对肌力较弱部分给予一定的助力来辅助肢体活动或使瘫痪的肢体产生运动。

三、矫形器的分类

(1)按治疗部位分类：分为上肢矫形器、下肢矫形器及脊柱矫形器。

(2)按矫形器的作用、作用目的分类：分为装饰矫形器、稳定用矫形器、站立用矫形器、夜间用矫形器、牵引矫形器及功能性骨折治疗用矫形器等。

(3)按是否活动分类：分为静态和动态矫形器。

(4)按矫形器的主要制作材料分类：分为塑料矫形器、金属矫形器、皮制矫形器、布制矫形器等。

(5)按产品状态分类：分为成品矫形器、订配成品矫形器、订制矫形器。

(6)按所治疗的疾病分类：某些矫形器用于治疗特定的疾病，因此矫形器的命名与该疾病联系在一起，如马蹄内翻足矫形器等。

四、制作矫形器的常用材料

矫形器制作的主要材料主要包括石膏、木材、金属、橡胶、皮革、天然纤维织物及高分子材料等。使用高分子材料制作的矫形器轻便、美观、卫生，在烧伤康复中的应用越来越广泛。高分子材料分为两大类，即热塑类材料和热固类材料。

五、矫形器的制作及使用

(一)矫形器的设计

制作矫形器前需进行评定，内容包括烧伤原因、创面部位、面积、深度、植皮、瘢痕、肌力、关节活动度及临床目的等情况，然后根据评定结果确定矫形器的设计和制作方案，选定合适的制作材料。伴随着 3D 技术的发展，3D 设计制作矫形器在临床应用也越来越普遍，通过 3D 扫描设备获取肢体数据模型，用 CAD 设计、镜像、三维匹配等软件处理设计修改模型，最后打印制作成合适的矫形器。3D 打印具有效率高、个性化、数据收集方便、产品贴合度、佩戴舒适度和外观有所改善的优点，但有成本较高、材料种类少、产品难修改的缺点。

（二）矫形器的使用

矫形器在制作及使用过程中需注意以下几点。

（1）适配恰当：即不能过松过紧。过松则不能保持体位，太紧容易产生压迫性坏死或神经损伤。

（2）使用安全：矫形器包扎过松则敷料和包扎容易滑脱、体位变化、创面浸渍，敷料绷带包扎过紧则影响血液循环，产生水肿等情况。

（3）避免压迫骨凸部位：尽量避免对这些部位施压，至少不要直接接触骨凸部位。

（4）定期移除：保护和定位的矫形器只有在更换敷料时才去除。所有的矫形器，即使是 24 小时连续使用，也需定期取下来活动。长期制动可使关节僵硬、肌肉萎缩、关节挛缩及骨质疏松等。

（5）定期检查和评定：治疗早期由于水肿、敷料和纱布变化，矫形器效果也在变，需每天检查矫正。后期通过佩戴矫形器进行牵拉和矫正，伴随挛缩的纤维结缔组织变得松弛，要定期复查评定，适时对矫形器进行调整或重新塑形。矫形器交付患者使用前应先教会穿戴、使用及保养方法，并制定使用时间表。矫形器使用过程中，应定期检查，并适时调整。矫形器应经常清洗，保持卫生，预防感染。

六、矫形器在儿童烧伤中的应用

儿童不能理解矫形器治疗的重要性，难以合作；儿童的皮肤娇嫩易于破损，增加了矫形器的应用难度。在为儿童制作矫形器时，要选择适当厚度和硬度的材料，避免其重量和硬度对儿童的影响。设计和制作之前应积极与患儿家长沟通，使之充分理解矫形器的作用及使用方法。制作材料可采用彩色和带有图案的板材，或附加装饰物，使儿童更易接受。在低温热塑材料塑形时应戴上隔热纱套，以减少儿童的恐惧感，制作的全过程都要让患儿远离加热设备和尖锐的制作工具，以免受伤。试穿试戴矫形器时应营造轻松的环境氛围，减轻患儿的紧张情绪，争取其配合。可采用分散注意力的方法，如播放动画影片，或先以游戏的方式进行主动关节活动，然后在患儿情绪放松的情况下佩戴。儿童活泼好动，如矫形器固定不当容易发生旋转、滑移等位置改变，在设计时应加以考虑。儿童通常不能充分表达矫形器佩戴的感受，同时因为儿童本身生长发育快，所以要定期复查，根据使用情况调整矫形器，以增加治疗依从度和治疗效果。

烧伤矫形器在烧伤功能康复中的应用日渐成熟，根据烧伤患者康复需求设计个体化支具也越来越普遍。烧伤术后与矫形器的合理衔接，不仅可以派生出新的手术及治具方案，还可以明显改善治疗效果。矫形器在烧伤康复中的疗效确切，但烧伤矫形器制作、应用与常规矫形器有一定的不同，为了更好地恢复烧伤患者的功能，提高生活质量，我们在提升临床诊疗水平的同时，加大对功能支具的研发以及相关应用指南的完善。

第七节　假肢与辅助器具

一、烧伤与假肢

肢体的深度烧伤，尤其是电烧伤可造成截肢（指、趾，以下通称截肢）。电接触烧伤多发生于四肢，损伤往往深达肌腱、骨骼、神经及血管等深部重要结构，治疗难度大，其截肢（指、趾）率可高达68%。假肢是为补偿截肢造成的缺损而制作和装配的人工假体，又称义肢。良好的假肢可以明显提高截肢患者的生活质量。烧伤截肢残端会因植皮、皮瓣移植、感觉障碍、瘢痕增生与挛缩粘连等，使安装假肢的难度明显增加。由于移植的皮肤通常会比正常皮肤薄，皮下软组织减少，并且烧伤所致截肢残端常伴感觉障碍，导致安装假肢后残端易于发生皮肤破损。所以在为烧伤患者选择和装配假肢时，制作完成后，如果因为烧伤后引起肢体形状异常而无法完好地贴合，需根据瘢痕情况量身定做压力垫填充缝隙，可以减少摩擦，提高假肢使用的依从性。

二、安装假肢前的康复治疗准备

截肢者应在身体条件允许的情况下尽早接受康复治疗。可从截肢术后第一天就开始进行，包括截肢术后残肢适应性训练、自主功能活动训练、术后生活自理能力辅导、正确肢体位置的摆放、弹力绷带的包扎、残肢的皮肤护理、残肢末端承重训练、关节活动训练及肌力训练等。为使患者适应假肢，必要时还需进行心理辅导，消除患者对假肢使用的顾虑，尤其对于青少年十分重要。通过系统的康复治疗，帮助患者做好生理和心理的准备，有助于患者借助假肢早日重回社会。

临时性假肢的应用：临时性假肢是由临时性残肢接受腔与其他假肢部件构成的简易假肢。临时性假肢主要用于截肢术后早期，作为正式假肢的准备与过渡。佩戴临时性假肢有助于早日活动，预防关节挛缩畸形，改善全身情况，预防长时间卧床引起的并发症，缩短康复时间。

三、残肢常见问题的预防及处理

（一）残肢肿胀

截肢残端术后可有残肢肿胀，不利于早日安装假肢。良好的截肢手术操作，防止术后出血，避免伤口血肿及感染，争取术后伤口一期愈合，对于防止术后残肢肿胀具有重要意义。术后早期进行康复训练，通过训练增强肌力，促进血液循环、淋巴及静脉回流侧支的建立，并应用压力治疗、石蜡疗法、中频电疗、红外线等物理疗法，改善血液循环、控制感染，达到减轻和消除肿胀的目的。

（二）残肢皮肤感染、坏死、溃疡

皮肤的血液循环和神经营养发生障碍时，残肢皮肤张力过大，骨端及假肢的机械摩擦、压迫造成皮肤损伤。因此，在术前要正确选择截肢平面，对血管病、糖尿病等原发病进行积极治疗。对于不易愈合的创面和有骨外露的患者，需通过植皮或皮瓣移植创造良好的残端。安装假肢前，应检查假肢接受腔的适应性及受力线是否正确，假肢的悬吊是否满意，排除假肢接受腔机械性压迫因素。

(三) 残肢的瘢痕

对于截肢残端部位的瘢痕，应进行积极的瘢痕防治，充分考虑到残肢端皮肤对安装假肢所需之承重、耐磨要求。如果残肢瘢痕影响到假肢的佩戴及使用，应考虑切除瘢痕移植全厚或中厚皮片，必要时应考虑皮瓣移植。

(四) 残肢的过敏

如果患者对假肢接受腔的制作材料产生过敏，可引起皮炎、毛囊炎甚至引起溃疡。在平时佩戴中，要注意残肢端卫生。一旦发生过敏性皮炎，应在专科医生的指导下积极治疗。

(五) 血管性疼痛

如果残肢在活动时出现疼痛而休息时可以缓解，提示疼痛可能是血管因素引起的。此现象少见，需专科医生解决。

(六) 残肢末端骨刺

截肢后残端发生骨刺的概率较大，占截肢患者的60%~70%。预防措施：在截肢、截骨后，创面用盐水彻底清洗，将残留骨组织彻底清洗干净；骨端以骨锉修整圆钝；残端以骨膜缝合封闭，行肌肉固定及肌肉成形术，彻底止血，术后充分引流，以弹力绷带加压固定。如安装假肢后形成骨刺妨碍假肢使用，可以考虑手术去除。

(七) 神经瘤与残肢痛

造成残肢痛的原因很多，主要分为残肢本身的原因和假肢的原因，就残肢本身而言，主要是因为炎症、粘连、骨端过长及骨刺、残端神经瘤、血液循环障碍。当出现残肢痛时，首先要检查假肢，是否穿戴到位，及时找有关技术人员协助排查。正确的手术方案、妥善的截肢残端处理，以及良好的术后康复治疗，是预防神经瘤与残肢痛的关键。对于瘢痕粘连明显、神经瘤较大、残肢痛明显而影响假肢穿用者，经保守治疗无效时可考虑手术治疗。

(八) 幻肢痛

截肢患者在术后几乎都有失肢依然存在的幻觉，以远端肢体部分更为清晰，50%~80%的患者发生患肢痛，多数为闪电样痛，少数为灼烧样痛，远端肢体多数呈屈曲抽搐位置，少数为伸直位，这种现象称为幻肢痛。通常在截肢1年后，幻肢痛自行消失。早期佩戴临时假肢、残肢弹力绷带包扎、物理治疗、针灸、心理治疗以及卡马西平、神经妥乐平等药物治疗都对减轻幻肢痛有一定帮助。

(九) 残肢的保健及训练

残肢出现周径改变、皮肤出现水疱、汗疹等问题，都会影响截肢者穿用假肢，应注意以下几方面：残肢的清洁、残肢的观察、接受腔的适配、残肢的瘢痕、残肢萎缩、合适的残肢袜材料、假肢的对线、残肢的体积形态。不同部位的截肢患者应做好相关关节的肌力训练。

四、辅助器具

(一)辅助器具的概念

这是指用于部分或完全替代功能丧失者或残疾人身体某些功能、发挥功能代偿作用的辅助器具。早期的残疾人辅助器具是从为残肢者装配假肢和矫形器开始发展起来的，是应用工程技术对残疾人的功能障碍行功能代偿和康复治疗，其目的是采用工程技术促进完全或部分丧失功能患者自立和社会参与能力，提高其生活质量。

(二)辅助器具的分类

残疾人辅助器具可以按不同方法进行分类，多年来国内外习惯上是按残疾的性质进行分类。但这种分类方法反映不出辅助器具的本质区别。目前国际上对残疾人辅助器具的分类已有国际标准《Technicalaids for Persons with Disabilities-Classification and Terminology》(ISO9999：2002IDT)，我国已等同采用作为国家标准《残疾人辅助器具：分类》(GB/T16432—1996)。该标准是将残疾人辅助器具按功能分为10个主类，主类下为次类，共122个次类，次类下再细分为支类，总共列出了622种类的残疾人辅助器具，而每一种类产品又有不同的规格、型号。

(三)烧伤常用辅助器具

(1)运动功能障碍相关的辅助器具：包括各种自助具，用于家务管理，如辅助食物和饮料准备、盘子清洗、加大或加长手柄的餐具等；此外还有各种扶手、各种厕具。

(2)家庭用辅助器具：如床具、桌、椅子等辅助用品。

(3)个人移动辅功器具：如各种手杖、拐杖、助行器、轮椅车、手摇三轮车等。

(4)无障碍设施，也属于残疾人辅助器具范畴：城市道路方面，要满足个人移动辅助器具通行，建筑物内有残疾人可使用的相应设施。

(四)辅助器具的适应性训练

无论是选用市场购买的现成辅具，还是改制或专门设计的个性化辅具，都需要在治疗师的指导下进行适应性训练，并定期做训练效果评定，目标是使辅具和患者融为一体，达到运用自如。

第八节　烧伤心理康复与重返社会

一、烧伤患者的心理障碍

烧伤后早期患者常出现紧张、沮丧、抑郁、焦虑、睡眠困难等心理问题。创面愈合后遗留的瘢痕与功能障碍可使患者产生自卑、自闭等心理障碍，可长期与社会隔离，难以重新回到正常的社会生活。烧伤患者心理障碍发生率在10%~65%，甚至有报道高达100%；20%~38%的患者伤后一年还有创伤后应激障碍(Post Traumatic Stress Disorder，PTSD)；50%患者在住院早期有中度或重度抑郁症状，部分患者可持续到伤后两年。这些心理问题可对烧伤患者的治疗和生存质量造成严重影响。心理康复是运用系统的心理学理论与方法，从生物-心理-社会角度出发，对患者进行心理干预治疗。积极的心理康复干预治疗对于缓解烧伤患者伤后早期的紧张和焦虑，提高治疗依从性和疗效，帮助患者重回社会，都具有重要意义。

烧伤患者心理障碍可分为 3 个阶段。①入院初期：此时患者生死未卜，会产生一系列精神心理表现，如焦虑、担忧、谵妄、疼痛、睡眠障碍等。②院内康复期：此阶段患者基本没有生命危险，各项治疗逐渐减少，患者开始意识到烧伤给他/她带来的长期影响而变得抑郁。③重返社会初期：出院后 1~2 年，患者重新回归家庭、社会后，常因烧伤瘢痕所致容貌改变而抑郁，严重者甚至完全与社会隔离，得不到适当心理社会支持的患者往往很难回到正常的工作和生活状态。

二、影响烧伤患者心理的相关因素

（1）创伤后应激障碍（PTSD）与患者伤前心理素质、既往心理疾患史、人格特征、既往遭受创伤经历等相关性较大，与事故对患者暴露的程度也有关。

（2）急性应激障碍（ASD）的相关因素：一般认为 ASD 与烧伤程度及面积无关，而与神经质人格、疼痛、回避应对模式成正相关。

（3）个人心理异常相关因素：低收入者和常采取回避的防御模式，烧伤后更易出现焦虑、抑郁情绪；负性心理反应尤其是发生抑郁和焦虑者具有一定人格基础；个体烧伤前心理功能影响其伤后心理适应，有精神病史者烧伤后心理适应问题会相应增加；而且个体应对策略与情商高低相关。

（4）社会相关因素：烧伤事故发生后，患者因其外表和功能改变使其无论家庭地位及社会地位都发生显著变化，原有的人生观及价值观受到强烈冲击，以至于放弃或消极接受康复。

三、烧伤心理康复治疗方法

常见的烧伤心理康复方法包括支持性心理治疗、认知治疗、行为治疗、放松治疗、音乐治疗、药物治疗、家庭治疗、催眠及虚拟现实治疗等。

（一）早期（伤后 1~2 周）

此时患者的生命体征不稳定，突如其来的受伤使患者产生恐惧、焦虑、失眠、紧张的心理问题。正确地认识病情能让患者解除恐惧，医务人员应对患者及其家属耐心讲解有关烧伤的知识，使其详细了解自己的病情，消除患者因对烧伤知识不了解而造成的焦虑及恐惧心理。对无需隔离的轻中度烧伤及小儿烧伤患者，可酌情允许家属留院陪护，对于隔离治疗的重症患者，应通过定时视频探视等方式让患者与家人保持联系，避免突如其来的烧伤及入住全隔离的陌生病房加重患者的焦虑和紧张。

（二）创面愈合期

随着病情的逐渐稳定，患者慢慢了解到自己的损伤程度，对未来可能产生的影响表现出抑郁。创伤后应急障碍（PTSD）所致紧张、恐惧及睡眠障碍等症状可对患者产生多方面的影响，抑制食欲和营养摄入，不利于创面的修复。医护人员应通过解释、安慰、鼓励、支持、暗示等方式缓解患者的紧张和焦虑情绪，帮助其正确面对挫折。个体化的心理咨询与心理疏导可明显降低患者的焦虑值。对于严重 PTSD，应给予患者适当的镇静或抗焦虑治疗。

(三) 痊愈期

在出院后的 1~2 年里，患者往往有情感上的问题，在身体存在各种限制的情况下需要适应家庭、工作环境，同时还会受到 PTSD 的影响。许多患者会出现不同程度的情绪低落、烦躁、孤僻，在没有得到及时有效的治疗时会进一步加重、放大。这些心理问题需要患者和心理治疗师建立长期的治疗关系。

四、帮助烧伤患者重返社会

烧伤的康复治疗是一个漫长的过程，短则数年，长至终身。社会支持是指患者从亲属、朋友、同事等社会人以及家庭、工作单位、社区及社团组织所获得的帮助。良好的社会支持对患者恢复心理健康有积极的作用，改善患者的抑郁状况，协助患者重建自信。患者出院后的社会心理支持有多种形式，包括心理辅导，组织患者开展娱乐及户外活动等。很多国家在医院配备专业的社会工作者，对患者提供和协调就业辅导、职业训练及职业介绍，帮助患者回归工作和社会生活。除了帮助患者树立自尊自强的生活勇气，让其家庭成员掌握必要的护理和康复知识之外，还要通过宣传和教育，让患者所在的单位、学校、社区，乃至全社会理解、帮助和接纳他们。

瘢痕所至容貌变化和功能障碍常常使患者被社会隔离，相同的患者聚集在一起往往能互相得到支持，恢复对生活的信心。现在专业人员指导或患者自主的烧伤患者组织已遍布世界各地，较著名的组织有美国的 F. A. N. 俱乐部和烧伤幸存者在线等。美国的 Group by Mail 使用信件组织类似的集体心理治疗活动，专门针对不愿意公开露面参加活动的伤者。互联网的迅速发展为患者之间的联系提供了前所未有的方便，可能是未来主要的交流方式。武汉市第三医院发起的国内首个患者互助组织——华中烧伤病友会，其主要患者活动方式是利用即时通讯软件的 QQ 病友群及病友博客，此外还通过热线电话、会讯等形式为烧伤患者服务，并组织联谊、户外拓展等活动，受到了患者极大的欢迎。

与成人患者相比，瘢痕等对儿童的心理伤害更大，可影响到其正常的人格发育和教育。以夏令营的形式让烧伤儿童在一起活动，能够帮助他们增强勇气和自信，减少孤独感，逐步适应烧伤带来的变化并重新回到学校和社会。烧伤儿童夏令营最早见于 1982 年美国北卡罗来纳州举办的 Camp Celebrate 周末营，此后烧伤儿童夏令营的形式得到推广，世界各地都开展了定期举办的烧伤儿童夏令营，主要位于美国、加拿大和欧洲。中国台湾地区于 1995 年起每年举办烫伤儿童夏令营，近年来也吸引了来自中国香港、中国大陆及韩国等地区和国家的烧伤儿童参加，对帮助烧伤儿童心理康复起到了积极作用。

五、展望

随着全社会对心理健康的重视逐渐加强，心理康复将是烧伤专科的一个逐渐重要的分支，我国烧伤患者心理康复工作将在各地系统化、专业化开展。另外，在烧伤患者心理障碍流行病学方面有广阔研究空间，包括我国烧伤患者各项心理障碍的患病率、流行趋势及影响因素研究尚未开展，使用虚拟现实技术降低患者焦虑及疼痛将是未来的热点之一，同伴教育、夏令营、运动等方式在促进患者重返社会方面有重要作用，可在各地推广尝试。

（雷芳、谢卫国）

第十一章 烧伤的镇痛镇静

第一节 烧伤镇痛治疗

一、概述

烧伤后各个时期均伴有不同程度的疼痛。烧伤早期疼痛可加重应激反应，烧伤后的持续疼痛也可加重休克及全身病情，并可引起烧伤后高代谢反应及免疫功能紊乱等。疼痛可引起患者在治疗过程中极其痛苦的治疗体验，并导致患者身心损伤及心理障碍，产生情绪反应，甚至导致躁动、出血等，影响治疗的正常实施。烧伤疼痛伴随烧伤治疗始终，为缓解患者治疗中的不适，减轻治疗痛楚及应激反应，减少能量消耗，改善免疫抑制和代谢紊乱，使患者能耐受日常治疗和操作，增强治疗效果，在烧伤治疗过程中应常规进行疼痛评估、镇痛治疗及疗效监测。

（一）定义

烧伤疼痛是指烧伤后因神经末梢受损、暴露或受刺激等，以及在烧伤治疗过程中多种诊疗操作给患者带来的各种不愉快的感觉与体验。

（二）分类

按烧伤患者疼痛发生的原因、时间和强度的不同，可分为烧伤急性疼痛、静息痛（又称背景性疼痛）、操作性疼痛、术后疼痛、烧伤疼痛暴发及其他（如瘢痕痛、康复疼痛等）。

（三）特点

（1）烧伤疼痛持续时间长、遍布烧伤治疗的各时期；

（2）为中重度，程度常较强烈并伴阵发性加重；

（3）难以忍受，有强烈的镇痛需求；

（4）易产生明显不适或导致较为严重的情绪反应等；

（5）烧伤疼痛是患者产生焦虑、躁动、睡眠障碍等表现的重要原因之一；

（6）明显影响诊疗耐受性及治疗效果。

二、烧伤患者疼痛评估

疼痛程度评估可了解患者的疼痛程度，同时判断患者疼痛的原因、持续时间以及对患者的影响，为选择使用适当的镇痛方法和药物剂量提供参考依据。

(1)语言评分法(Verbal Rating Scale，VRS)：按从疼痛最轻到最重的顺序赋 0 分(不痛)至 10 分(疼痛难忍)的分值来代表不同的疼痛程度，由患者自己选择不同分值来量化疼痛程度。

(2)视觉模拟法(Visual Analogue Scale，VAS)：用一条 100mm 的水平直线，两端分别定为不痛到最痛。由被测试者在最接近自己疼痛程度的地方画垂线标记，以此量化其疼痛强度。VAS 已被证实是一种评价老年患者急性、慢性疼痛的有效和可靠方法。

(3)数字评分法(Numeric Rating Scale，NRS)：NRS 是一个从 0~10 的点状标尺，0 代表不疼，10 代表疼痛难忍，由患者从上面选一个数字描述疼痛(图 11-1)。其在评价老年患者急性、慢性疼痛的有效性及可靠性上已获得证实。

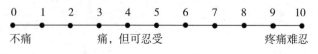

图 11-1 数字疼痛评分尺

(4)面部表情评分法(Faces Pain Scale，FPS)：由 6 种面部表情及 0~10 分(或 0~5 分)构成，程度从不痛到疼痛难忍。由患者选择图像或数字来反映最接近其疼痛的程度。

(5)术后疼痛评分法(Prince-Henry 评分法)：主要用于胸腹区域手术后疼痛的测量。从 0 分到 4 分共分为 5 级，评分方法如下：

0，咳嗽或活动时无疼痛；

1，咳嗽或活动时有疼痛，程度轻微；

2，安静时无疼痛，咳嗽或活动时疼痛明显；

3，安静状态下有较轻疼痛，可以忍受；

4，安静状态下有剧烈疼痛，难以忍受。

对于术后因气管切开或保留气管导管不能说话的患者，可在术前训练患者用 5 个手指来表达自己从 0~4 的选择。

三、烧伤患者镇痛治疗

(一)镇痛治疗原则

(1)镇痛前应对患者疼痛状况进行充分评估，了解并记录疼痛程度状况变化。

(2)应采取充分评估、超前镇痛的原则进行有效、及时的镇痛治疗。

(3)建议采取其他干预与药物结合的多种处置方式。在非药物措施的前提下采取镇痛治疗，如保持舒适的环境，适当安抚与鼓励，知情告知以取得治疗配合、轻柔操作和体位摆放，有效避免过度刺激操作、应用疼痛保护措施及物理治疗等。

(4)评估需求特点，合理选择镇痛药物及剂量，采用个体化治疗方案。

(5)评估使用镇痛药物后的效果，并根据临床反应和需求及时调整剂量和配比、更换药物，及时停用镇痛药物。

（6）对于短期强烈医源性刺激，估计通过各类镇痛药物无法有效缓解痛苦者，可在麻醉状态下进行。

（7）合用镇静药物有利于减轻患者的疼痛所致的情绪反应和相关精神症状，增强镇痛效果，减少镇痛药物用量，但应注意相关药物的不良反应和合用风险。

（二）各类型疼痛的特点及治疗方法

各类型疼痛的特点及治疗方法见表11-1。

表 11-1 　　　　　　　　　　　**疼痛的类型、特点及治疗方法**

疼痛类型	发生时期	特点	程度	治疗
烧伤急性疼痛	烧伤早期（2～3天内）	突发，神经末梢受刺激所致	中重度	冷疗、包扎。非甾体类或阿片类药物治疗，程度剧烈者可静脉给药
静息痛（背景性疼痛）	静息状态下出现，休息时或夜间突出，影响情绪与睡眠	慢性炎症或活动诱发，持续时间长，间断发作	轻中度	口服非甾体类或阿片类镇痛药物，或/和使用镇静安眠类药物改善睡眠
操作性疼痛	换药、导管植入、功能锻炼等操作引发	操作相关性，时间相对较短，但程度剧烈	中重度	参考烧伤急性疼痛处置
术后疼痛	手术后，麻醉失效后	手术区持续性疼痛	轻中重度	根据疼痛程度对症处置
烧伤疼痛暴发	突然发作的剧烈疼痛或疼痛程度的突然加重	突发性、不确定性、剧烈性，明显超过患者耐受程度，有急迫的处置需求	重度	先明确病因情况下，肌肉或静脉使用强效镇痛药物以尽快缓解患者疼痛症状，待疼痛缓解视情况按背景性疼痛进行处理
其他疼痛或感觉异常	皮肤感觉瘙痒、异物感等异常不适	程度相对较轻，但疼痛持续时间长，影响患者休息和生活	轻中度	综合非药物治疗和药物治疗对症处置，口服非甾体类镇痛药物或安眠类药物改善症状，必要时可局部外用激素类药物或止痒镇痛类软膏

（三）非药物治疗

非药物治疗包括冷疗、换药技术、心理疏导、音乐及模拟视频治疗、物理治疗等。中小面积烧伤患者烧伤后可立即进行冷疗，视情况使用冷水、自来水进行冲洗、浸泡、湿敷，创面包扎后将烧伤肢体位于温度相对较低环境，也可减缓疼痛。抬高烧伤后疼痛肢体、减少受压、释放疼痛区压力、改善肢体循环均有利于减轻疼痛程度。此外采用轻柔、缓慢操作方式，或浸泡后去除包扎内层敷料，适时心理疏导或采用音乐、视频转移注意力，也有助于减轻疼痛程度。局部肢体的物理按摩、加压或运动训练可缓解疼痛、增加疼痛耐受性。

(四)药物治疗

非药物治疗不能改善或无法达到治疗效果的中重度以上疼痛，应考虑结合药物治疗控制或预防性镇痛治疗。

(1)烧伤科常用各类镇痛药物的用法，如表 11-2 所示。

表 11-2 　　　　　　　　　　　烧伤科常用镇痛药物及使用方法

类型	药物	药物特性	适应证	使用方法及剂量	常见不良反应
非甾体类	对乙酰氨基酚	非选择性竞争性、抑制前列腺素合成过程中的关键酶-环氧化酶 COX。与阿片类联合使用有协调作用，可减少阿片类药物用量	轻度和中度疼痛	口服或肛门给药，根据年龄使用；4～6 小时重复用药一次	主要为非甾体类不良反应：胃肠道出血、血小板抑制、肾功能不全等胃肠道反应，过敏反应，60 岁以上老人慎用
	布洛芬口服液	解热镇痛药	轻中度疼痛	口服，根据年龄使用，4～6 小时重复用药一次	
	双氯芬酸钠缓释片	解热镇痛药	轻中度疼痛	餐后口服，0.1，qd	
	双氯芬酸钠栓	解热镇痛药	轻中度疼痛	肛门给药，每次 50mg（1 粒），1～2 次每日，每日最多不超过 3 粒	
	氟比洛芬酯注射液	非甾体类靶向镇痛药，没有中枢抑制作用，不影响处于麻醉状态患者的苏醒，可在术后立即使用	术后及中重度疼痛	静注，50mg，缓慢给药（1 分钟以上），根据需要使用镇痛泵，必要时可重复应用	
非阿片类中枢性镇痛药	曲马多	镇痛强度约为吗啡的 1/10，治疗剂量不抑制呼吸	轻度和中度急性疼痛治疗	静注、肌注、皮下注射、口服及肛门给药。1 次 50～100mg，1 日 2～3 次。1 日剂量最多不超过 400mg，严重疼痛初次可给药 100mg	大剂量使用可引起呼吸减慢
创面镇痛药物	复方利多卡因软膏	皮肤麻醉药物，经正常皮肤效果较差，烧伤后创面由于缺少限制经皮肤吸收的结构角质层，使用后可迅速吸收，起到镇痛作用	瘢痕痛，烧伤换药操作痛、创面轻中度疼痛	涂覆患处或包扎治疗，1.5～2g/10cm²，最大使用剂量一般不超过 10%TBSA	局部反应，以苍白、红斑(发红)和水肿较多见

续表

类型	药物	药物特性	适应证	使用方法及剂量	常见不良反应
阿片类	吗啡	激动中枢神经阿片受体而产生强大的镇痛作用，在镇痛的同时有明显的镇静作用，改善疼痛患者的紧张情绪	血流动力学稳定急性剧痛镇痛首选	静注，常用量为5~15mg/次，15~60mg/日	成瘾性强，低血容量患者容易发生低血压，肝肾功能不全患者可造成延时镇静及副作用加重
	地佐辛	强效阿片类镇痛药，镇痛强度、起效时间和作用持续时间与吗啡相当	用于术后中重度疼痛，其他给药方式的镇痛效果不佳或镇痛过程中副作用大的患者	肌注，成人初始剂量为10mg；5~10mg缓慢静注，2~4小时1次，每次2.5~10mg	恶心、呕吐、镇静及头晕等
	杜冷丁	镇静、麻醉作用较小，仅相当于吗啡的1/10~1/7	各种剧痛的止痛	静注，每次25~100mg。极量：每次150mg，每日600mg。2次用药间隔不宜少于4小时	长期使用会产生依赖性
	芬太尼	镇痛强度为吗啡的100~180倍，镇痛作用产生快，但持续时间较短	急性疼痛患者的短期镇痛	肌肉或静注，每次0.05~0.1mg	重复用药可导致明显蓄积和延时效应，静脉快速注射可引起胸腹壁肌肉僵硬而影响通气
	瑞芬太尼	μ受体激动剂，不依赖肝肾代谢	短时间镇痛或持续输注的患者，也可用在肝肾功能不全患者	0.5~1μg/kg持续静滴，静滴前0.5~1μg/kg初始剂量静推	呼吸抑制作用，3~5分钟恢复自主呼吸，不能与血制品同通道给药
	舒芬太尼	镇痛作用为芬太尼的5~10倍，作用持续时间为芬太尼的2倍	中度至重度疼痛	稀释后静脉推注	随时间剂量减少，唤醒时间延长
	布托啡诺	阿片受体部分激动剂，主要激动κ1受体，其镇痛效力为吗啡的3.5~7倍	中度至重度疼痛	肌注：每次1~4mg；静注：0.5~2mg/次	镇静过度、恶心和出汗

（2）烧伤科常用镇痛泵或微量泵：适用于烧伤早期、术后镇痛、大面积烧伤或持续性中重度疼痛（表11-3）。

表 11-3 烧伤科常用镇痛泵或微量泵

负荷量	药物 1 选择	药物 2 选择	0.9%氯化钠加至	维持量
曲马多 1mg/kg	曲马多 12mg/kg	氟哌利多(5mg)氟哌利多 40μg/(kg·24h)或托烷司琼 5mg 或昂丹司琼 4mg	100mL	2mL/h
芬太尼 0.05~0.1mg	芬太尼 0.5mg~0.6mg			
布托啡诺 1mg	布托啡诺 5~6mg			
	地佐辛 0.5~0.8mg/kg			
	芬太尼 0.6mg	氢溴酸高甲素 16mg		
	吗啡 20mg		20mL	3~6mL/h
	瑞芬太尼 4mg		40mL	4~8mL/h

(3)烧伤各种镇痛药物的选择。

①烧伤所致中重度疼痛,应以静脉使用阿片类药物为首选一线药物,同时考虑间断使用非阿片类镇痛药,以减少阿片类药物用量(或避免使用 IV 阿片类药物)和药物相关副作用。

②建议使用达到镇痛效果的最小剂量。

③对血流动力学稳定患者,镇痛应首先考虑选择吗啡;对血流动力学不稳定和肾功不全的患者,可考虑选择芬太尼或瑞芬太尼。

④急性疼痛患者的短期镇痛可选用芬太尼。瑞芬太尼是新的短效镇痛药,可用于短时间镇痛或持续输注的患者,也可用在肝肾功能不全的患者。

第二节 烧伤后镇静治疗

一、概述

(一)烧伤后精神障碍

烧伤患者常出现焦虑、躁动、谵妄、睡眠障碍等精神问题,从而增加了患者的痛苦,导致治疗依从性下降、治疗难度增加,最终会影响治疗效果。烧伤后患者常出现的精神问题列举如下:

(1)严重烧伤后患者烦躁、创面疼痛,加重休克因素,干扰抗休克治疗;

(2)烧伤后各时期紧张、焦虑、抑郁等情绪波动,影响睡眠及伤口治疗;

(3)围手术期术前失眠紧张、焦虑,术后疼痛不适、麻醉苏醒期精神反应;

(4)危重烧伤患者治疗中存在谵妄、躁动、精神病样症状;

(5)烧伤治疗期间为提高诊断和治疗操作的安全性和依从性,可预防性采取镇静镇痛。

(二)镇静治疗的意义

镇静治疗是指应用药物等手段以减轻患者焦虑和躁动,催眠并诱导顺行性遗忘的治疗。对烧伤患者进行镇静治疗具有如下意义:

(1)消除或减轻患者的疼痛及躯体不适感,减少不良刺激及交感神经系统的过度兴奋;

(2)帮助和改善患者睡眠,诱导遗忘,减少或消除患者在治疗期间的病痛记忆;

(3)减轻或消除患者的焦虑、躁动甚至谵妄;

(4)防止患者的无意识行为干扰治疗,增加治疗的耐受性和安全性;

(5)降低患者的代谢率,减少其氧耗氧需,使得机体组织氧耗的需求变化尽可能适应受到损害的氧输送状态,并减轻各器官的代谢负担。

二、烧伤后镇静的评估

对于存在相关镇静需求的患者应分别进行镇静和躁动评估、谵妄评估、睡眠评估。判断与烧伤疼痛之间的关系,分析出现相关症状的可能原因和主因,为选择合适治疗方案提供依据。

(一)镇静和躁动的主观评估

Ramsay评分:是临床上使用最为广泛的镇静评分标准,分为六级,分别反映3个层次的清醒状态和3个层次的睡眠状态。Ramsay评分被认为是可靠的镇静评分标准,但缺乏特征性的指标来区分不同的镇静水平。

Ramsay评分内容:

1分为不安静、烦躁;

2分为安静合作;

3分为嗜睡,能听从指令;

4分为睡眠状态,但可唤醒;

5分为呼吸反应迟钝;

6分为深睡状态,呼唤不醒。

其中,2~4分镇静满意,5~6分镇静过度。

(二)镇静的客观评估

客观性评估是镇静评估的重要组成部分。但现有的客观性镇静评估方法的临床可靠性尚有待进一步验证。目前报道的方法有脑电双频指数(Bispectral Index,BIS)、心率变异系数及食道下段收缩性等。

(三)谵妄评估

谵妄是一种特殊类型意识障碍。在意识模糊的同时,伴有明显的精神运动兴奋,如躁动不安、喃喃自语、抗拒喊叫等。有丰富的视幻觉和错觉,夜间较重,多持续数日。

谵妄的诊断主要依据临床检查及病史。目前推荐使用ICU谵妄诊断的意识状态评估法(Confusion Assessment Method for the Diagnosis of Delirium in the ICU,CAM-ICU)。CAM-ICU主要包含以下几个方面:患者出现突然的意识状态改变或波动;注意力不集中；思维紊乱和意识清晰度下降(表11-4)。

表11-4　　　　　　　　　　ICU 谵妄诊断的意识状态评估法(CAM-ICU)

	临床特征	评价指标
特征1	精神状态突然改变或起伏不定	患者是否出现精神状态的突然改变？ 过去24小时是否有反常行为。例如：时有时无，或者时而加重、时而减轻？ 过去24小时镇静评分(SAS 或 MAAS)或昏迷评分(GCS)是否有波动？
特征2	注意力散漫	患者是否有注意力集中困难？ 患者是否有保持或转移注意力的能力下降？ 患者注意力筛查(ASE)得分多少？（例如：ASE 的视觉测试是对10个画面的回忆准确度；ASE 的听觉测试患者对一连串随机字母读音中出现"A"时点头或捏手示意)
特征3	思维无序	若患者已经脱机拔管，需要判断其是否存在思维无序或不连贯。常表现为对话散漫离题、思维逻辑不清或主题变化无常。 若患者在带呼吸机状态下，检查其能否正确回答以下问题： 1. 石头会浮在水面上吗？ 2. 海里有鱼吗？ 3. 一磅比两磅重吗？ 4. 你能用锤子砸烂一颗钉子吗？ 在整个评估过程中，患者能否跟得上，回答问题和执行指令？ 1. 是否有一些不太清楚的想法？ 2. 举这几个手指头(检查者在患者面前举两个手指头)。 3. 现在换只手做同样的动作(检查者不用再重复动作)
特征4	意识程度变化(指清醒以外的任何意识状态，如警醒、嗜睡、木僵或昏迷)	清醒：正常、自主的感知周围环境，反应适度。 警醒：过于兴奋。 嗜睡：瞌睡但易于唤醒，对某些事物没有意识，不能自主、适当地交谈，给予轻微刺激就能完全觉醒并应答适当。 昏睡：难以唤醒，对外界部分或完全无感知，对交谈无自主、适当的应答。当予强烈刺激时，有不完全清醒和不适当的应答，强刺激一旦停止，又重新进入无反应状态。 昏迷：不可唤醒，对外界完全无意识，给予强烈刺激也无法进行交流

注：若患者有特征1和特征2，或者特征3，或者特征4，就可诊断为谵妄。SAS：镇静镇痛评分。MAAS：肌肉运动评分。GCS：Glasgow 昏迷评分。

三、镇静治疗

(一)镇静治疗原则

(1)对于接受机械通气的成年患者，建议使用非苯二氮卓类镇静药物(异丙酚或右美托咪定)，而不是苯二氮卓类药物(咪达唑仑或劳拉西泮)，以改善临床预后。

(2)对急性躁动患者可使用咪达唑仑、地西泮或丙泊酚来获得快速镇静，需要快速苏醒的患者可选择丙泊酚，短期内应用可选择咪达唑仑或丙泊酚。

(3)不适当地使用镇静镇痛药物可能会加重谵妄症状，有些谵妄患者，接受镇静剂后会变得迟钝或思维混乱，导致躁动。

（4）长期镇静治疗如使用丙泊酚，应检测血甘油三酯水平，并将丙泊酚的热卡计入营养支持的总热量中。

（5）氟哌啶醇是治疗谵妄的常用药物，躁动性谵妄需及时治疗，但使用过程中需严密监测心电图变化，以防室性心律失常。

（6）注意药物协同作用，联合应用时应减少剂量，对易产生呼吸抑制药物应用前宜先行气管切开或气管插管术，必要时在机械通气协助下进行。

（7）烧伤后相关精神障碍治疗：如谵语、幻觉、抑郁、狂躁等，在诊治相关原因同时，适度镇静、口服抗精神病药物，如利培酮、舒必利、奥氮平等，必要时请精神科会诊协助诊治。

（8）应在充分镇痛的前提下进行镇静治疗。

（二）烧伤科常用镇静药物的选择

烧伤科常用镇静药物及使用方法见表11-5。

表11-5 烧伤科常用镇静药物及使用方法

类型	药物	药物特性	适应证	使用方法及剂量	常见不良反应
苯二氮卓类	地西泮	与中枢神经系统内GABA受体的相互作用，产生剂量相关的催眠、抗焦虑和顺行性遗忘作用，具抗惊厥作用	急性躁动短期快速治疗	静注或肌注，0.02~0.1mg/kg	大剂量可引起呼吸抑制和血压下降。反复或长时间使用可导致药物蓄积或诱导耐药，无镇痛作用，但与阿片类镇痛药有协同作用，可明显减少阿片类药物的用量
	咪达唑仑	作用强度是安定的2~3倍，起效快，持续时间短，可产生镇静、催眠顺行性遗忘作用，抗焦虑，抗惊厥，肌松，催眠作用尤为显著	用于急性躁动患者，谵妄、烦躁、惊厥，也适合于中长期镇静治疗	静注，负荷剂量0.03~0.3mg/kg，维持剂量0.04~0.2mg/(kg·h)；肌注0.07mg/kg	注射过快或剂量过大时可引起呼吸抑制、血压下降。长时间用药会有蓄积和镇静效果的延长，部分患者可产生耐受
	劳拉西泮	与地西泮相似，但抗焦虑作用较地西泮强。诱导入睡作用明显，口服吸收良好、迅速	镇静、抗焦虑、催眠、镇吐等	焦虑症：1日2~6mg，分2~4次服。失眠：睡前服2~4mg。癫痫持续状态：肌内或静脉注射，1~4mg	有头晕、嗜睡等症状，药效过后可自行消失，患者不必惊慌；大剂量服药时可能会出现呼吸道阻塞的情况

类型	药物	药物特性	适应证	使用方法及剂量	常见不良反应
巴比妥类	苯巴比妥钠	长效镇静催眠药,具有镇静、催眠、抗癫痫及抗惊厥作用	焦虑不安、烦躁、顽固性失眠症、高热、破伤风、脑炎等所致惊厥	镇静、抗癫痫,每次 0.015~0.03g,1日 3 次;安眠,每次 0.03~0.09g,睡前服 1 次;抗惊厥,钠盐肌注,每次 0.1~0.2g。必要时,4~6 小时后重复 1 次	头晕、困倦等后遗效应,久用可产生耐受性及成瘾性,并引起全身无力、呕吐、头痛等副作用
静脉麻醉剂	丙泊酚	起效快,作用时间短,撤药后苏醒迅速,镇静深度呈剂量依赖性。亦可产生遗忘作用和抗惊厥作用	长期镇静治疗,需要快速苏醒的镇静,可选择丙泊酚	静注,负荷剂量 1~3mg/kg,维持剂量 25~75μg/(kg·min),随年龄增大应减少剂量	单次注射时可出现暂时性呼吸抑制和血压下降、心动过缓,应监测血甘油三酯水平,并将丙泊酚的热卡计入营养支持的总热量中
	氯胺酮	僵直状、浅镇静、遗忘与显著镇痛,并能进入梦境、出现幻觉,有支气管扩张作用,适用于哮喘患者	镇痛镇静、超前镇痛	静注 0.2~0.8mg/kg(2~3 分钟内);刺激操作前 0.15~0.25mg/kg 静注;肌注,2~4mg/kg	在麻醉恢复期有幻觉、躁动不安、恶梦及谵语等精神症状,可出现呼吸抑制
吸入麻醉剂	氧化亚氮	产生作用快,吸入体内只需要 30~40s,即产生镇痛、麻醉作用,作用较弱	操作疼痛治疗,常需与镇痛镇静药物合用	吸入 N:O₂ 50%~80%氧气的混合气体,气流量可控制在每分钟 0~15mL	恶心呕吐、欣快感、躲避反射,幻觉,吸入过高浓度可导致缺氧
α₂受体激动剂	右美托咪定	很强的镇静抗焦虑作用,同时具有镇痛作用,减少阿片类药物的用量,增强机械通气时镇静和耐管作用	用于镇静镇痛、抗焦虑、催眠,降低交感反应性	静注,配成 4μg/mL 浓度以 1μg/kg 剂量缓慢静注,输注时间超过 10 分钟;维持剂量 0.1~1.0 μg/(kg·h)	抗交感神经作用可导致心动过缓或/和低血压,价格昂贵

续表

类型	药物	药物特性	适应证	使用方法及剂量	常见不良反应
抗精神病药	奥氮平	作用于5-HT、多巴胺D、α-肾上腺素、组胺H等多种受体，产生中枢	精神分裂症及其他有精神症状急性期和维持期的治疗，缓解继发性情感症状	口服，每日5~20mg，推荐起始剂量和常规治疗剂量为每日10mg	常见：嗜睡和体重增加，少见：头晕、食欲增强、外周水肿、直立性低血压和锥体外系症状等
	利培酮	选择性单胺能拮抗剂，它与5-羟色胺能的5-HT2受体和多巴胺的D2受体有很高的亲和力	各种精神病性状态的明显的阳性症状，减轻与精神分裂症有关的情感症状	口服，起始剂量为每日0.5mg或更低，个体需要，剂量逐渐加大到每2次，每次1~2mg或更高	失眠、焦虑、头痛、头晕、口干。没有损害智力的副作用，不易产生锥体外系反应
	氟哌啶醇	治疗谵妄的常用药物	谵妄状态	肌内注射，1次5~10mg，1日2~3次；静注5mg，以25%葡萄糖液稀释后在1~2分钟内缓慢注入，每8小时1次，如无效可将剂量加倍；如好转可改口服	锥体外系症状，Q—T间期延长，增加室性心律失常风险
其他类	异丙嗪	较易进入脑组织，间接降低了脑干网状上行激活系统的应激性，能加强催眠药、镇痛药及麻醉药的中枢抑制作用。单独使用镇静较弱。常与哌替啶、氯丙嗪组成人工冬眠合剂	镇静、催眠、镇痛、止吐	肌注，25~50mg，小儿每次按体重0.5~1mg/kg或每次12.5~25mg	嗜睡，过敏

（三）常用静脉泵入镇静药物的配置

（1）0.9%氯化钠24mL+30mg咪达唑仑或0.9%氯化钠40mL+50mg咪达唑仑，浓度1mg/mL，负荷量0.03~0.3mg/kg（每次2mL，安静后维持或直至总量达15mg），起始量

2mg/h，维持量 1~10mg/h，极量 15mg/h，用于急性躁动患者，谵妄、烦躁、惊厥，也适合于中长期镇静治疗。

（2）0.9%氯化钠 36mL+盐酸右美托咪定 400μg 微量泵泵入 3~4mL/h，用于镇静、抗焦虑、催眠，降低交感反应性。

（3）杜非合剂（盐酸哌替啶 100mg 或 50mg+非那根 50mg+0.9%氯化钠至 50mL）或杜氟合剂（盐酸哌替啶 100mg 或 50mg+氟哌利多 2mg 或 4mg+0.9%氯化钠至 50mL）。

（4）冬眠合剂：氯丙嗪（冬眠灵）50mg+哌替啶（杜冷丁）100mg+异丙嗪（非那根）50mg，加入 5%葡萄糖液或生理盐水中静脉滴注，用于烧伤后烦躁不配合治疗的患者，也用于高热降温及降低代谢率。可能导致血压下降，血流动力学欠稳定或呼吸衰竭者慎用。

（四）镇静治疗注意事项

（1）对于有镇静治疗需求而同时存在疼痛因素的患者，应首先实施有效的镇痛治疗。在镇痛基础上使用镇静治疗，以增强效果，帮助患者克服焦虑、诱导睡眠及顺行性遗忘，同时减少单一药物使用剂量，减轻不良反应。

（2）评估需求特点，合理选择镇静药物及剂量，采用个体化治疗方案。

（3）评估使用镇静药物后效果，并根据临床反应和需求及时调整剂量和配比、更换药物，及时停用镇静药物。

（4）在实施镇静治疗过程中应做好安全控制，对患者进行严密监测，以达到最好的个体化治疗效果，最小的毒副作用和最佳的效价比。

（5）关注药物可能存在的蓄积与副反应，并监测可能存在的风险，及时对症处置，如呼吸抑制、排痰困难、低血压、心律失常、脏器功能损害、电解质紊乱等不适。

（6）积极关注相关症状的主因，寻找致病诱因，纠正紊乱的失衡状况，应尽可能在祛除或减轻导致疼痛、焦虑和躁动的主因和诱因基础上进行镇痛镇静治疗，不可盲目镇痛镇静以免掩盖病情。

（7）对接受镇静治疗的患者，应提倡实施每日唤醒计划；镇静药长期（>7 天）或大剂量使用后，停药过程应逐渐减量以防出现药物戒断症状。

（8）在镇痛镇静治疗过程中，尽可能把镇痛和镇静药物分开用微量泵泵入，有利于调整镇痛镇静药物的剂量和速度。

（张伟、王德运）

第十二章　慢性难愈创面

第一节　慢性难愈创面概述

体表慢性难愈创面，也叫慢性伤口或慢性创面，俗称溃疡或慢性皮肤溃疡，目前尚未统一界定定义。国际伤口愈合学会对于慢性创面的定义为：无法通过正常有序而及时的修复过程达到解剖和功能上完整状态的创面，反映其呈现慢性经过的病理过程。

慢性难愈创面常常在各种内在或外界因素作用下，不能通过正常的创面愈合进程达到愈合，进入一种病理性炎症反应状态，从而导致创面经久难愈。临床上将各种原因形成的创面，接受超过 1 个月的治疗未愈合或愈合困难，或愈合后再发反复破溃或溃烂，也无愈合倾向者称为慢性难愈创面。而这里所指的 1 个月并非完全绝对，通常当创面每周不能缩小 10%～15%，或超过 1 个月不能缩小 50%，就被认为是慢性伤口。慢性创面常常存在特定的病因，创口迁延难愈是外科中长期难以解决的治疗难题，造成了较高的致残率，明显影响患者生活质量。

一、慢性创面愈合延迟或不愈合原因

（1）全身因素：糖尿病、全身营养不良(严重烧伤及创伤、恶性肿瘤等)、动静脉疾患(如高血压动脉粥样硬化、糖尿病周围血管变性、栓塞性疾病、静脉回流障碍等)、失神经支配(如截瘫、偏瘫等)、药物因素(如糖皮质激素、免疫抑制剂等)、其他(如坏疽性脓皮病、单克隆 IgA 免疫球蛋白病、Wegener's 肉芽肿、派杰氏病 Paget's disease、皮肤慢性肉芽肿性疾病、分枝杆菌或真菌病、骨关节结核等)。

（2）局部因素：坏死组织或异物残留、感染、放射性损伤、局部供血不足、细胞衰老、癌性增生所导致溃烂、烧伤后瘢痕活动期等。

（3）其他因素：反复摩擦抓挠、受压或压力不均、炎性刺激、慢性皮疹或湿疹样改变所致皮肤破损，均是导致皮肤反复溃烂不愈合的重要原因。

二、慢性创面分类

根据形成原因可将慢性创面分为：烧伤后期残余创面、缺血性溃疡、静脉性溃疡、感染性溃疡、压迫性溃疡(压疮)、糖尿病足溃疡、放射性溃疡、瘢痕溃疡、癌性溃疡、创伤性溃疡等(表 12-1)。临床上以压迫性溃疡、静脉性溃疡和糖尿病性溃疡最常见。

表 12-1　　　　　　　　　　　　　　常见慢性创面分类

分类	感染性溃疡	血管源性溃疡	恶性溃疡	神经营养性溃疡	其他溃疡
原因	梅毒 结核 真菌	静脉曲张 动脉硬化 淋巴水肿	癌性溃疡 Kaposi 肉瘤	截瘫或偏瘫肢体溃疡 神经损伤后溃疡	压力性溃疡 糖尿病足溃疡瘢痕溃疡 放射性溃疡 烧伤残余创面

根据创面床的准备情况，视创面颜色可分为"红色"创面、"黑色"创面、"黄色"创面，不同颜色对应不同的病理状态：

(1)"红色"是指干净、新鲜肉芽创面，其具有更好的表皮生长和愈合能力；

(2)"黑色"是指表面覆盖坏死痂壳和失活组织的干性创面；

(3)"黄色"创面对应的是较多脓性分泌物或血清样渗出物的湿性创面；

(4)介于三者之间的还可包括"灰色""粉色"创面。

通过不同颜色创面区分显示创面不同感染、坏死组织残留及愈合能力，以指导创面用药、敷料选择、手术方式和评估预后。

三、慢性创面分期

慢性创面常依据创面深度、损伤范围、愈合能力和基础疾患严重程度进行分期，用以指导治疗，选择干预措施，判断预后。部分特殊原因所致的溃疡，如糖尿病足溃疡、动脉性溃疡、静脉性溃疡、压力性溃疡等可根据患者原有疾患程度、溃疡程度及肢体供血状况不同进行分期，各期临床表现不一。

四、慢性创面临床特点

(1)迁延不愈或愈合困难：接受超过 1 个月的治疗未愈合或愈合困难；无愈合倾向，创面每周不能缩小 10%~15%，或超过 1 个月不能缩小 50%；愈合质量差，反复破溃或溃烂，易再发溃烂；创缘常有不同程度的色素沉着；局部呈现湿疹样外观。

(2)创面特点：创面不规则，边界欠清晰；基底凹凸不平整，甚至形成隧道，或有深部组织外露。

(3)慢性炎症表现：周围、基底瘢痕增生；部分可见异物残留；创面出血及渗血少见；局部血供差，循环不良。

(4)伴不同程度感染：细菌大量生长繁殖；分泌物较多或持续存在；深部组织渐进性坏死或坏死组织残留；常伴恶臭、周围组织红肿。

五、诊断

(一)创面诊断

结合患者创面特点，诊断不难。应从创面角度了解分布、深度、大小，局部感染情况及引流状况，瘢痕组织增生情况，是否异物残留、坏死组织状况，以及是否存在深部组织外露等。

(二)病因诊断

需明确溃疡发生的起因、诱因、主要或次要原因,以便针对性处理。

(三)完成分期诊断

根据创面形成时间、创面增生能力及缩小程度了解创面所处时期,为制定治疗方案、评估愈后提供参考条件。

(四)其他疾患诊断

诊断慢性创面患者本身原有疾患,尤其与创面治疗相关的疾患,如可能存在导致创面难愈因素、营养状况以及可能需手术前处置疾患等。

(五)辅助检查

(1)踝肱指数(Ankle Brachial Index,ABI):是踝部收缩压与肱动脉收缩压比值,该指标为诊断下肢周围动脉疾病、判断足踝部溃疡形成原因和评估预后的重要指标,与血管造影比较,其诊断下肢缺血性疾病的敏感性达95%。ABI正常值为1.0~1.4,国际糖尿病足组推荐将ABI<0.9作为诊断周围血管病变的标准。ABI<0.9,为轻度缺血,下肢可有轻度供血不足表现;ABI 0.5~0.9,为中度缺血,患者可有间歇跛行;ABI<0.5,为重度缺血,患者容易发生下肢(趾)坏疽;若踝动脉收缩压过高(>200mmHg)或ABI>1.5,则应考虑下肢动脉钙化。静脉性溃疡可与动脉病变同时存在,当有显著的动脉疾病存在时,仅治疗静脉高压,溃疡难以愈合。

(2)经皮(跨皮)氧分压测定($TcpO_2$):反映足部的微循环状态,也反映周围动脉的供血情况。正常人足部皮肤的氧分压高于40mmHg,若测定值低于30mmHg,则说明局部缺血;低于20mmHg,提示足部溃疡难以愈合,需要进行血管外科手术以改善周围血供;如吸入100%纯氧后提高10mmHg,提示溃疡预后良好;运动负荷试验或抬高下肢15°后测得的结果低于平卧位10mmHg,亦提示足部缺血。

(3)血管造影:对于怀疑是血管原因所致的溃疡肢体,可进行造影检查,必要时与肢体血管彩色多普勒超声检查结合,了解肢体血运和静脉回流状况,需找溃疡原因及指导治疗。下肢动脉造影是诊断下肢周围动脉病变(PAD)的金标准。

(4)彩色多普勒超声检查:彩色多普勒超声检查可详细了解溃烂肢体及周围主干动静脉的血流状况,检查是否栓塞以及栓塞阶段,便于分析溃疡形成的原因,并由此制定相应的诊疗方法。彩色超声结合对肢体近端施压或做Valsalva动作,能提供重要的解剖和生理数据,有助于明确下肢溃疡的病因是否是静脉性的。

(5)病检:迁延慢性创面,经治疗,但溃烂反复持续3个月无愈合征象,甚至扩大者,或经6周治疗无效的静脉性溃疡,应当活检进行组织病理诊断,进行细胞学分析,明确是否恶性增生。对于慢性创面进行必要及时的病理学检测,可了解局部组织细胞炎性状况、细胞增殖情况等愈合指标,对评估创面愈合能力、指导手术范围和判断预后提供依据。

(6)创面细菌培养:了解创面局部细菌种类和数量。行创面培养、细菌计数并监测细菌谱变化,有助于了解创面感染原因和程度,为创面治疗提供依据。需氧和厌氧细菌培养必须同时进行，必要时可行分枝杆菌培养，决定是否使用抗菌药物和使用抗菌药物方法、方式(全身或局部)。慢性创面局部红肿严重者，提示多为 G⁺ 细菌生长，受压或封闭细菌更容易产生厌氧菌感染甚至坏疽。一般认为若伤口内的污染灶细菌含量超过 10^5cfu/g，则不能闭合伤口，即使闭合后其感染发生率高达 50%～100%。若清创伤口怀疑感染、在清创术后 2 周或经过加压治疗 2 周后，溃疡边缘上皮爬行缓慢，需通过组织活检或无菌拭子细菌培养来鉴定感染类型及程度。难愈创面细菌量超过 10^5cfu/g 常为影响创面愈合的重要因素。

(7)其他检查：为了解患者全身情况，了解可能存在的难愈因素，调控相关疾患状况，完成血常规、血生化、凝血功能、心电图、胸片等相关检查，了解创面愈合全身性因素，完成必要的术前检查等。

六、慢性创面的治疗原则

各类原因形成的慢性创面，治疗方法不尽相同，但创面有迁延难愈等共性，治疗原则归纳如下。

(1)明确难愈因素，祛除难愈诱因，纠正妨碍愈合的系统性病因。

(2)清除坏死组织或异物、控制感染、引流积液、促进肉芽生长和修复组织细胞增殖因素，改善局部愈合能力。

(3)综合处置为创面修复愈合营造环境。

(4)必要时使用外科技术清创、保护、覆盖创面。

(5)注意原发病或其他疾患的支持对症治疗，如改善营养状况、调控血糖波动、改善肢体血运循环、去除受压因素、改善免疫功能等。

(6)合理评估慢性难愈创口的愈合情况，选择合适的治疗方式，对于伴有明显全身性疾患，经纠正全身性因素后或无法祛除全身因素而导致创口确实无法修复者，可保守治疗，将创面控制在一定范围内，必要时视病情严重程度，可采取截肢术。

第二节 糖 尿 病 足

一、概述

糖尿病足的定义：与下肢远端神经异常和不同程度的周围血管病变相关的足部感染、溃疡和(或)深层组织破坏。

随着人们对糖尿病足的认识不断深入，发现糖尿病足是一组足部的综合征，而不是单一症状。它至少应当具备如下要素：一是糖尿病患者；二是应当有足部组织营养障碍(溃疡或坏疽)；三是伴有一定下肢神经或(和)血管病变，三者缺一不可，否者就不能称其为糖尿病足。

糖尿病足一般分为三种类型，即神经型、缺血型和神经缺血型(也称混合型)。目前，我国糖尿病足以混合型为主，其次为缺血型，而单纯神经型比较少见。而周围血管病变是影响糖尿病足溃疡预后的最重要因素，但微血管病变往往不是糖尿病足溃疡形成的主要原因。

二、临床表现和诊断

(一)临床表现

根据下肢和足部溃烂程度可对糖尿病足进行分类。

(1)Wagner 分级法方法如下：

0 级，是指有发生溃疡高度危险因素的足，目前无溃疡。

1 级，足皮肤表面溃疡，临床上无感染，突出表现为神经性溃疡。这种溃疡常发生于足突出部位，即压力承受点，如足跟部、足或趾底部，溃疡被胼胝包围。表面溃疡，临床上无感染。

2 级，较深的、穿透性溃疡，常合并软组织感染，但无骨髓炎或深部脓肿，溃疡部位可存在一些特殊的细菌，如厌氧菌、产气菌。较深的溃疡，常合并软组织炎，无脓肿或骨的感染。

3 级，深部溃疡，常影响到骨组织，并有深部脓肿或骨髓炎。

4 级，特征为缺血性溃疡，局部或足特殊部位的坏疽，通常合并神经病变。没有严重疼痛的坏疽，即提示有神经病变，坏死组织的表面可有感染。

5 级，坏疽影响到整个足。大动脉阻塞起了主要的病因学作用，神经病变和感染也是影响因素。

(2)糖尿病足评分。DUSS 系统对四项临床指标进行打分，分别为：是否可触及足动脉搏动(有为 0 分，无为 1 分)；溃疡是否深达骨面(否为 0 分，是为 1 分)；溃疡的位置(足趾为 0 分，其他部位为 1 分)；是否为多发溃疡(否为 0 分，是为 1 分)。

最高理论评分为 4 分，得分为 0 分者的溃疡愈合率显著增高，而得分高者的溃疡愈合率降低，同时截肢率增高；得分相同的不同患者，溃疡愈合率存在显著性差异。

(二)糖尿病足诊断

(1)周围血管病变通常可以经简单的临床检查发现：皮肤颜色及温度、足背动脉搏动、踝部血压测定。糖尿病足的系统检查应包括血管检查、皮肤检查、神经系统检查、肌肉骨骼系统检查以及鞋袜的检查。

(2)采用非侵入性血管检查可以评估糖尿病足溃疡治愈的概率。踝部和趾部血压测定可能会因为动脉中层钙化而出现不准确的评估结果。

(3)鉴别诊断：与其他原因所致溃疡的区别；糖尿病下肢缺血是由于糖尿病患者同时出现下肢动脉硬化、闭塞，无论二者发生的先后顺序，只要具备这两个因素就称为糖尿病下肢缺血。糖尿病下肢缺血具有的临床表现基本与单纯动脉硬化造成下肢缺血相似，但前者的症状与体征更严重。主要表现为早期缺血症状，足部麻木，皮肤发凉，仅在活动后有疼痛感，即为间歇性跛行；中期的代偿期，即足部静息痛；晚期的组织缺损，主要包括足部溃疡(甚至溃疡伴感染)，足部部分组织坏疽(甚至坏疽且伴有感染)。

(4)明确糖尿病足溃疡形成的主要原因：如血管病变或/和神经病变；诊断严重程

度为指导治疗和评估预后；明确溃疡的诱因和相关因素，如溃疡区压力、皮肤状况等，足底最大峰值压力(MPP)，有助于了解溃疡区诱发因素；同时应了解全身情况，明确糖尿病所处时期及合并症诊断等。

三、治疗

糖尿病足所致溃疡应以综合治疗为主，单一创面处置往往难以达到理想疗效。神经性糖尿病足溃疡，一般采用非手术疗法可以治愈，减轻局部压力或去除压力因素，采用生长因子类物质或生物制剂，促进溃疡愈合。治疗原则：改善循环、控制血糖、抗感染、局部清创换药、营养神经和支持治疗。

(一)基础疾病治疗

控制病因，如降压、降脂和戒烟，如果病因不除，病变继续发展，治疗效果就不佳。采取多学科合作方式控制血糖，达到或接近正常水平。积极给予营养支持，为肉芽组织生长提供充足的蛋白质；去除或减轻可能导致创面愈合困难因素，如减轻溃疡局部压力，改善全身性或局部性缺氧因素、保证充足的组织灌注。

(二)血管病变治疗

改善肢体缺血，控制危险因素，内科药物治疗，外科血管重建。

(1)血管重建：下肢动脉血流的重建在治疗糖尿病下肢缺血中是最重要、最关键的措施。缺血型病变通过重建下肢血流，大多数患者可以得到一定疗效，即使混合型病变，如果血流重建成功，其神经病变也可得到部分缓解。血管再通率和肢体获救率在糖尿病患者与非糖尿病患者之间无差别。因此，糖尿病不能作为拒绝血管重建的理由。下肢血供的重建方法包括如血管置换、血管成形或血管旁路术。

(2)扩张血管药物：改善肢体动脉血供，如己酮可可碱可抑制环磷酸腺苷(cAMP)降解，扩张血管，沙格雷酯可抑制血小板聚集和平滑肌收缩，前列腺素抑制血小板聚集和改善微循环，从而改善间歇性跛行和肢体疼痛，增加行走距离。该类药物可作为改善肢体缺血状态的辅助治疗，对于血管阻塞不严重或没有手术指征者可行内科非手术治疗。

(3)抗凝处理：在糖尿病下肢缺血患者中，有不少血液呈高凝状态，可以采用抗凝措施，以防血栓形成；抗血小板治疗阻止血小板聚集，预防血栓形成。

(4)其他：各类理疗等改善肢体缺血措施，超声消融技术治疗下肢闭塞性动脉病变等，均可起到一定疗效。

(三)抗感染治疗

视创面细菌种类和细菌计数变化及全身症状，适时采取抗感染治疗，封闭包扎创面易发生厌氧菌感染。创面感染发生不利于创面修复，应根据感染情况，在加强局部换药处理的同时，根据药敏结果，适时使用全身或局部抗感染药物。伤口内的污染灶细菌含量超过 10^5 cfu/g，则不能闭合伤口，因闭合后其感染发生率高达 50%~100%。

(四)换药治疗

换药的目的是促使慢性伤口的分子和细胞环境状态转变为急性伤口愈合的环境状

态。选择合适并具有清创和/或抗微生物活性、调节湿度的敷料有利于为创面创造合适的愈合环境。

（1）敷料分类：银离子敷料，水凝胶类敷料，藻酸盐类敷料，组织工程人工皮肤。

（2）敷料选择的原则：确定伤口护理需求，了解各种产品的特性，根据创面的种类和所处时期决定选用产品的种类，根据创面大小选择敷料尺寸，根据创面深度选择填充敷料种类，根据创面局部情况是否减压引流或加压包扎，根据伤口周围皮肤情况选择敷料的黏性强度。

（3）选择敷料时还应考虑的因素：渗出量多少，伤口的解剖部位，坏死组织的多少，伤口有无感染，有无死腔或者窦道。

（五）清创治疗

清创方法有手术清创、酶消化法、机械清除、生物溶解或组织自溶清创等。坏死组织充满细菌，失活组织降低机体抗感染能力并且是细菌生长的培养基。需通过手术清创、酶消化法、机械清除、生物溶解或组织自溶等清创方法，达到清除所有坏死和失活的溃疡内组织的目的。良好的创面准备是创面进一步修复的前提。坏死组织、细菌感染、衰老细胞和细胞残骸都会阻碍伤口愈合，影响治疗效果，导致手术和其他修复创面处置的失败。手术清创常常最有效，但是清创方法的选择需由伤口的状况、患者的全身情况、清创者的能力和职业许可等因素决定。但过度清创将导致炎症反应重新建立，炎症性细胞因子集聚。

（六）手术治疗

手术治疗包括扩创术、植皮术、皮瓣修复、负压创面治疗技术、人工皮移植等。

扩创术可彻底清除深度坏死组织及血运不良、增生能力差的组织，控制局部感染，减少细菌量。在清洁伤口，若伤口渐有健康的肉芽组织时，就需考虑用何种方法促进伤口愈合。外科手术植皮、皮瓣移植（带蒂或游离）、邮票植皮前，需使组织中的细菌含量低于 10^5 cfu/g，且无链球菌感染。经有效清创或合理敷料应用等治疗后，慢性创面血运改善，肉芽生长良好者，可尝试采用植皮或人工皮移植方式愈合创口，但失败率或再发溃烂的几率较大。对于局部血运障碍所致溃疡或伴有深部组织外露愈合困难的创面，可选择合适供瓣区进行皮瓣覆盖，机体非病变区域的复合组织可以为病变区域提供丰富的微血管系统，在愈合慢性创面的同时，有助于减少再发溃烂的概率。

（七）负压创面治疗技术

在皮肤移植之前进行创面负压治疗，可通过促进创面基底肉芽组织生长或术后防止剪切力损害和清除渗出物，来辅助创面愈合；通过选择合适难愈创面，采用负压治疗技术与烧伤换药及手术清创、皮瓣移植相结合的技术，能帮助清除液体，缩小创面面积，并促进皮肤移植物存活。

（八）创面辅助治疗

局部外用药物生长因子、局部药物治疗（抗感染、溶痂、胰岛素等）、辅助设备（激光治疗、光疗和超声波治疗、高压氧治疗、热疗仪治疗等）、全身支持治疗（抗凝药物、扩管药物、胰岛素、营养支持药物、微量元素补充、蛋白合成药物等）以及功能康复治疗(如物理治疗、功能训练和局部加压治疗等)。创面局部生长因子缺乏与创面难愈有关,补充愈合过程中生长因子有利于创面修复,可供选用的生长因子有重组人血小板生长因子(PDGF)、重组人和重组牛碱性成纤维细胞生长因子(bFGF)、重组人表皮细胞生长因子(EGF)以及神经生长因子(NGF)、角质细胞生长因子(KGF)、粒细胞-巨噬细胞集落刺激因子(GM-CSF)等。

(九)特殊技术的应用

干细胞治疗、基因治疗。干细胞治疗通过局部干细胞注射,补充修复细胞及其产生生长因子促进创面修复及肉芽生长,基因治疗将一定的生长因子基因转染到角朊细胞或成纤维细胞,使之大量表达,利用高表达的生长因子对创面愈合形成过程发挥影响,达到促进愈合的效果。从患者自身血液制备富含血小板的富集凝胶(PRP),用以修复难愈性无感染创面。

(十)截肢(截趾)

当坏疽的病变已经发生,截肢仍然不失为一种明智的选择。坏疽患者伴休息时疼痛及广泛病变不能耐受血管再通手术者,可行有效截肢术,截肢前行血管造影以决定截肢平面。

第三节　缺血性溃疡

一、概述

缺血性溃疡是肢体动脉血供障碍引起的严重后果,表现为肢体缺血区域溃烂不愈甚至坏疽,常见于动脉硬化闭塞症和血管闭塞性血管炎,溃疡本身为动脉性疾患的局部表现。

二、临床表现和诊断

(一)临床表现和分级

缺血性溃疡患者常有间歇性跛行、静息痛等典型临床表现,根据严重程度可进行如下分级。

(1)第Ⅰ期(局部缺血期):患肢发凉、怕冷、麻木、轻度疼痛。患者行走一定距离后,足底或小腿肌肉酸胀、疼痛,被迫停止行走,休息3~5分钟疼痛缓解后即可行走,步行同等距离又发生疼痛,趾(指)部皮色苍白,皮肤温度低,末梢动脉搏动减弱。

(2)第Ⅱ期(营养障碍期):患肢第Ⅰ期症状加重,无痛行走间距越来越短,有静息痛,尤其夜间疼痛剧烈。足部皮肤营养障碍,皮色更苍白或出现潮红、紫红甚至青紫,足汗减少或无汗,皮肤干燥脱屑,萎缩,弹性降低,汗毛脱落,稀疏,常有小腿肌肉萎缩,末梢动脉搏动消失。

(3)第Ⅲ期(坏疽期):患肢严重缺血,肢端发生溃疡或坏疽,常从趾(指)端开始,逐渐向近心端蔓延,坏疽呈干性或湿性。下肢常见,大多数局限在足趾或足部,也可累及足跟部或小腿。合并感染时,局部有恶臭,严重者可出现高热、畏寒、寒战等全身感染表现。

(二)诊断

(1)根据病史及体格检查,诊断并不困难,结合必要检查可进一步明确肢体动脉闭塞部位、性质及程度。常见检查有跛行距离和时间测定,踝/肱指数(ABI)测定,患肢抬高试验,皮肤测温,多普勒超声检查,CTA,MRA,动脉造影等。

(2)鉴别诊断:明确疾患基础病因(动脉血管硬化、血管闭塞);鉴别严重程度和合并症,如糖尿病缺血损害等。

三、治疗

根据病因解决肢体动脉血供障碍,一般治疗包括戒烟、控制血压、血糖、血脂,控制体重和步行运动锻炼等;可选择扩张血管、抗凝、祛聚、溶栓、镇痛等药物,也有学者认为高压氧治疗可改善患肢缺氧状况。当出现溃疡及坏疽时,提示肢体血供障碍严重,目前最有效的治疗方法仍是动脉重建手术。动脉内膜剥脱成形术及旁路流转术等传统手术方式费用较低,效果明确。目前,对于髂动脉狭窄、闭塞性病变,经皮腔内血管成形术(PTA)和支架置入术 3~5 年的一期通畅率和外科旁路手术通畅率基本相当,已成为髂动脉狭窄、闭塞性病变等首选治疗方式。小腿 PTA 术后血管通畅率虽然较低,但膝下动脉球囊扩张后,可迅速恢复远端血供,为缺血性溃疡的治愈赢得时间。缺血性溃疡创面处理同糖尿病足溃疡治疗。

第四节　静脉性溃疡

一、概述

在所有的下肢慢性创面中,静脉性疾病导致的溃疡占 80% 以上,其余不足 10% 者为动脉性疾病、血栓闭塞性脉管炎、淋巴阻塞以及神经性疾病、新陈代谢失调、血液系统紊乱和脂膜炎等所致。溃疡创面常为老化肉芽组织,边缘隆起,有黄色分泌物或夹有淡红血液的脓液,创面周围皮肤呈紫褐色,可伴有湿疹,迁延难愈,甚至出现癌性溃疡。静脉性溃疡形成原因包括静脉回流障碍和静脉高压、静脉栓塞、交通支功能不全及小腿肌泵功能不全。静脉血液瘀积引起局部血液循环和组织液吸收障碍、代谢产物堆积、组织营养不良、下肢水肿和皮肤结构改变等,是导致静脉性溃疡的主要原因。

二、临床表现及诊断

(一)临床表现

(1)肢体静脉回流不畅表现:包括烧灼样疼痛、麻木、肿胀及沉重感、肢体色素沉着、硬皮样改变、静脉膨胀曲张等,依据发病原因及轻重各有特点。

(2)溃疡特点:多发于小腿下 1/3 前内侧面或内踝上方,亦可发生于上肢前臂处。

溃疡位置与色素沉着分布一致。

（二）诊断

（1）静脉性溃疡的诊断需要结合患者病史，是否存在浅静脉曲张，深静脉血栓形成，或合并其他血管性疾病；体格检查，肢体的肿胀程度，肢体皮肤颜色变化及程度，以及溃疡的部位、数量、大小、外观特点等。

（2）肢体应变容积描记检查、肢体光电容积描记检测、多普勒超声检查、CTV 和静脉造影等检查提示静脉瓣膜功能不全、下肢静脉充盈、狭窄或栓塞、缺损等可明确诊断。

（三）鉴别

与其他类型溃疡鉴别，如动脉性溃疡、神经性溃疡、压力性溃疡、创伤性溃疡、肿瘤性溃疡、药物反应性溃疡等；同时需明确静脉性因素原因类型，为治疗提供参考和指导；排除是否合并动脉性因素和其他因素，如感染、全身疾患等。

三、治疗原则

治疗原则主要为去除静脉性溃疡原因，开通或再通静脉，改善静脉功能，控制感染和炎症，行创面修复处理等。

（一）处理静脉性因素

降低下肢静脉压力和促进静脉回流，能增加送达皮肤和皮下组织的氧气量，减轻水肿和炎症，可用于任何有慢性静脉疾病症状和体征的患者，方法包括下肢抬高锻炼以及弹力绷带或弹力袜加压治疗。加压治疗时持续循序地减压，效果最好，一般踝部压力最高（8~10mmHg），近心端压力逐渐降低；若同时合并有动脉疾病，需酌情降低治疗压力。间歇加压治疗可用于不能耐受持续加压治疗的患者。

静脉活性药物通过降低毛细血管通透性、改善淋巴引流、抗炎作用以及降低血液黏度等来改善静脉高压所导致组织损伤。地奥司明、七叶皂苷等药物具有促进组织液回流、降低毛细血管通透性的作用，有利于减轻静脉性水肿，减轻局部炎性反应。

静脉性溃疡手术方案着重于纠正静脉功能不全，治疗静脉曲张及消除静脉高压。可行血管转流、浅静脉剥脱、结扎术，而腔内激光闭合、射频消融或泡沫硬化剂注射等，都是对传统手术的改良，在保持基本原则并未改变的同时去除或闭塞功能不全的大（小）隐静脉、曲张浅静脉，以及阻断相关的病变交通静脉。

（二）控制感染

静脉性溃疡创面常存在慢性感染，且同时存在不同细菌的多重感染，在慢性创面的病因、愈合过程、手术治疗和并发症等方面产生多种不利影响，应合理使用抗生素进行局部或（和）全身治疗，但不推荐常规使用抗生素。

溃疡创面水肿液会使皮脂腺的脂肪酸失效，并降低皮肤的抗菌能力，这将导致皮肤及皮下组织易感染链球菌或葡萄球菌。因此当溃疡周围有蜂窝织炎（多继发于链球菌或葡萄球菌感染的皮肤和皮下组织的炎症）时，应给予针对革兰氏阳性菌的全身抗菌治疗。溃疡组织细菌含量≥1×10^6cfu/g 或有 β 溶血性链球菌感染时，应进行适当的清创，从而减少抗生素治疗。伤口细菌数≥1×10^5 cfu/g 时，可在创面局部使用抗感染敷料或抗生素软膏、喷剂等。当局部细菌得到有效控制时，应及时停止使用局部抗菌治疗，可以减轻抗菌剂对组织造成的细胞毒作用，降低细菌对抗菌剂耐药的发生率。

(三)创面处理

静脉性溃疡的主要治疗在于去除溃疡形成病因，静脉性因素去除后，溃疡多具有较好愈合倾向。其创面处理基本同其他溃疡创面处理。

第五节 压 疮

一、概述

压疮(压迫性溃疡)是指皮肤和/或皮下组织的局部损伤，通常位于骨突出部位。这种损伤一般是由压力或者压力联合剪切力引起的。

二、临床表现和诊断

(一)临床表现

压迫性溃疡按照系统性分类方法进行分期，可分为 4 期。

(1)第一期：皮肤虽完整，但皮肤出现红斑。

(2)第二期：可深及真皮但未穿透真皮层，出现水疱。

(3)第三期：表皮及真皮完全受损，出现较深的凹洞，创面周围呈现火山口状。

(4)第四期：创面深至皮下组织，筋膜，肌肉或骨头。

国际 NPUAP-EPUAP 压疮分级系统也将压迫性溃疡分为 4 期。

Ⅰ期：指压不变白的红肿。

通常在骨突出部位有局部指压不变白的红肿，且皮肤完整。肤色深的可没有明显的压红，但颜色可能与周围皮肤不同。与邻近组织相比，该部位可能有疼痛、硬肿或松软、温度较热或较冷。此分期可能对于肤色深的个体压疮诊断有困难，但可归为高危人群。

Ⅱ期：真皮层部分缺损。

缺损涉及真皮层的局部，表现为一个浅表开放的红粉色创面，周围无坏死组织的溃疡。也可表现为完整的或开放/破溃的充满浆液或血清液体的水疱。创面为一个有光泽的或干燥的周围无坏死组织或淤肿的浅表溃疡。此分期不适用于描述皮肤撕裂伤、带状烧伤(Tape Burns)、由失禁引起的皮炎、浸渍或皮肤擦伤。淤肿显示深部组织损伤。

Ⅲ期：全层皮肤缺损。

全皮层缺损，可见皮下脂肪，但没有骨骼、肌腱或肌肉暴露；有腐肉，但未涉及深部组织；可有潜行和窦道。Ⅲ期压疮的深度因解剖位置不同而表现不同。鼻梁、耳、枕部和踝部没有皮下组织，因此Ⅲ期溃疡较为表浅。而一些肥胖的部位则会非常深。此期骨骼肌腱并未暴露，或不能直接触及。

Ⅳ期：组织全层缺损。

全皮层缺损，伴有骨骼、肌腱或肌肉的暴露。伤口床可能会部分覆盖腐肉或焦痂，常常会有潜行和窦道。Ⅳ期压疮的深度取决于其解剖位置。鼻梁、耳、枕部和踝部没有皮下组织，因此Ⅳ期溃疡也会比较浅表。Ⅳ期压疮可深及肌肉和/或支撑组织（如筋膜、肌腱或关节囊），有时伴有骨髓炎。暴露的骨骼或肌肉肉眼可见，或通过触诊可及。

(二)诊断

(1)通过组织活检或者定量的拭子技术确定压疮的细菌负荷，评估感染程度。

(2)定期评估压疮状况和治疗进展（每1~2周1次），如评估并准确记录压疮的特征，包括位置、分类/分期、大小、组织类型、伤口床、伤口周围情况、伤口边缘、窦道、深部损伤、潜行、分泌物、坏疽、气味、有/无肉芽和形成上皮。

三、治疗

(一)全身治疗

根据患者全身状况、营养状况，并给予适度的能量、蛋白质、微量元素；合理对待压疮区域疼痛，重视支撑面的选择和更换，减少或避免压疮区域摩擦力和剪切力，避免使用圈形或者环形的装置。提供一个没有压力也没有其他机械压力的环境，可使坐骨部位的压疮更好地愈合。

(二)创面处理及手术治疗

基本同糖尿病创面处理，注意除特殊情况外，应限制对感染的压疮局部使用抗生素。对于顽固的Ⅱ期压疮，以及Ⅲ和Ⅳ期的压疮，可使用直接接触(电容)电刺激(ES)。对于较深的、分级/等级为Ⅲ和Ⅳ级的压疮，可将负压封闭引流作为早期辅助治疗。在使用负压封闭引流治疗之前，应清除压疮的坏死组织。如果压疮发展为蜂窝织炎或怀疑有败血症，可能需要紧急引流或清创。对于采用保守治疗但没有愈合的Ⅲ或Ⅳ级压疮患者，或者希望更快愈合的创面患者，可以根据外科会诊评估手术修复的需求。

(三)其他

水疗(涡流和泵入式脉冲灌洗法)：可将涡流灌洗作为伤口清洗和促进愈合的辅助手段，也可将涡流灌洗作为降低伤口细菌负荷和减轻感染的手段。

（张伟、刘淑华）

第十三章　烧伤基本诊疗规范

第一节　烧伤外科病案记录

一、烧伤外科患者的病史采集

准确、系统地采集烧伤外科患者的病史是正确诊断疾病的首要条件，必须给予充分的重视，应在临床工作中认真执行。病史采集应始终遵循客观、真实、准确的态度进行，条理清晰。一份符合诊断需要的病历主要包括下述5个方面的内容。

（一）一般项目

病案号、姓名、性别、年龄、身份证号、籍贯、住址、职业、工作单位、家属姓名及地址、联系电话、入院日期、病史采集日期、病史提供者和可靠程度等。

（二）主诉

记录患者此次就诊的主要原因，包括症状、体征及持续时间。对意识障碍、儿童或智力障碍的患者，可询问家属或陪同人员获得主诉。主诉应简洁、精练、重点突出，20字左右，勿用医学术语来表示。

（三）现病史

1. 受伤原因、时间

（1）烧伤外科疾病都有明确的受伤原因，询问烧伤的时间、经过、受伤时环境（是否密闭）、衣着、隔离损害的方法，有无其他外伤及中毒，有无大声呼救。

（2）了解转运工具与转运路途时间，转运途中有无治疗和处理等。

（3）化学烧伤注意化学物质的成分、浓度，是否为混合液。

（4）电烧伤注意询问致伤电压、强度、电流接触部位，现场抢救情况及当时有无昏迷等。

（5）对意外事件、自杀或被杀经过详情与病情有关者，应如实记录，不加主观评论与揣测。

2. 烧伤的常见症状及伴随症状

按发生次序对烧伤后出现的症状及伴随症状进行描述，包括疼痛、麻木、肿胀、皮肤起水疱、破溃、渗液、瘙痒、口渴、声音嘶哑、呼吸困难、意识障碍、晕厥、头痛、胸闷、胸痛、恶心、呕吐、腹痛等。

3. 烧伤后病情演变及诊断治疗经过

症状及伴随症状持续及改变的时间，院前及到达就诊室期间的处理，包括创面处理（用何种方法）、饮水量、输液药物种类及量、全身情况与尿量等。对长途转运患者，转运前和转运途中病情如何，施行了哪些急救处理。对已有的检查结果分析和诊断，必须去伪存真。

（四）既往史

既往病史包括询问心血管系统疾病、内分泌代谢系统疾病、神经精神系统疾病、免疫系统疾病、血液系统疾病、感染性疾病、外伤手术、中毒、过敏、肿瘤、输血病史等。尤其是对糖尿病、高血压、肾脏疾病、消化道溃疡等与烧伤患者治疗紧密相关的疾病情况要仔细询问。

（五）个人史、家族史

个人史、家族史指患者主要个人经历，如文化程度、职业、工种、出生地，是否有烟酒嗜好、吸毒、性病，曾经去过何地，家人健康状况，有无家族性遗传病等。

二、烧伤外科患者的检查

（一）常规系统全身体格检查

全身体格检查包括头部、面部、颈部、肢体、脊柱等部分。大面积烧伤或特殊原因烧伤，如车祸，粉尘、瓦斯、火药爆炸伤，挥发性化学物体烧伤等，应仔细、有重点地检查呼吸、运动和循环系统，检查胸、腹脏器和患者的精神状态等，初步排查有无骨折、颅脑外伤、内脏破裂伤等。

（二）烧伤专科检查

（1）着重描述烧伤部位、面积、深度（注意烧伤部位的表皮、水疱的大小、创面基底的颜色及伴同表现的描述）。

（2）烧伤面积的估算，应根据创面所占全身体表面积的百分率计算（详见第一章）。

（3）是否有环状焦痂，肢（指、趾）端循环情况，创面渗出及伴有的症状，如呼吸道烧伤。

（4）如来院时烧伤创面已存在感染，应详细记录创面及全身感染情况。

（5）如为电烧伤，应记录电流出入口。

（6）如为肉芽创面，需描述创面肉芽健康状况（清洁度、颜色、水肿等）。

（7）根据以上步骤初步确定烧伤面积、深度，并绘制成简图。

三、初步诊断

完整的诊断应包含烧伤专科诊断及受伤时出现的并发症、合并伤，并给予详细的与烧伤治疗过程及预后相关联的基础疾病的诊断，如下4个方面的内容。

（1）专科诊断：烧伤部位、致伤原因、烧伤面积及深度。例如：头面颈部、双上肢煤气火焰烧伤15%TBSA Ⅱ°—Ⅲ°。

（2）并发症的诊断：烧伤休克、吸入性损伤、脓毒血症等。

(3)合并伤的诊断：骨折、头皮裂伤、颅脑损伤、角膜烧伤、脾破裂等。

(4)原有基础疾病的诊断：高血压病、糖尿病、压疮、下肢静脉曲张、脑卒中后遗症等。

第二节 住院烧伤患者辅助检查

应根据患者烧伤程度的轻重区别对待，给予必要的辅助检查。

(1)一般患者需进行血常规、尿常规、血糖检查，创面分泌物培养。

(2)对准备手术的患者应做凝血机制检查，肝、肾功能，乙型肝炎标记物、丙型肝炎抗体、HCV 抗体、HIV 抗体检查；心电图及 X 光片胸部检查。

(3)危重患者除以上常规检查外，要特别注重红细胞比容、血小板计数、血生化全套、输血前全套检查、血气分析及血培养、血乳酸、降钙素原等检查。根据病情需要可行床旁超声、床旁 CR 摄影、床旁纤维支气管镜检查、胃肠镜等，必要时行脏器 CT、MRI 检查。

(4)慢性溃疡手术切除的病变组织，应常规进行组织病理学检查。病理检查申请单及手术记录中需描述溃疡组织术中肉眼所见。

第三节 术前常规准备及处理原则

(1)术前小结与讨论。术前，手术者需对将要进行手术的患者查房，并进行术前小结(小手术)或组织手术参与人员术前讨论(中、大手术，疑难危重患者手术，新技术手术)，内容包括患者术前病情、重要的诊疗经过、重要的检查结果及手术方式的选择与风险评估及防御措施，规范记录病案。

(2)签署手术知情同意书。术前向患者(患者家属、获得授权的委托人)告知并解释手术目的、拟行的手术方案，达到的预期效果，术中可能根据患者病情需要更改手术方案，可能出现的术后并发症、后遗症，以及手术意外等问题。估计手术治疗的大致费用，特别是手术中所需使用的特殊器械、材料及方法的费用等。征得患者(患者家属、获得授权的委托人)的同意后，双方签字。

新开展、重大、破坏性的手术应签署重大手术审批表，经科室主任同意后并上报医务处签字备案。

(3)签署输血治疗知情同意书。如估计术中可能需输注异体血，应向患者(患者家属、获得授权的委托人)说明输血可能发生的意外，如过敏反应、肝炎等，并签署输血治疗知情同意书。输血前需确认患者血型、完善输血全套检查，估计手术创伤大致失血量，与医院输血科确认有足够的血源，并填写输血/备血申请单，上级医师审批签字。

(4)麻醉医师需行术前访视，评估患者麻醉风险，与手术者沟通手术方式，拟定最佳的麻醉方案，并签署麻醉知情同意书。

(5)术前两小时术区备皮；除无麻醉及局麻手术外，术前 6 小时需禁食、禁水；对情绪过度紧张的患者，术前一晚可适当给予镇静剂以消除紧张情绪；对于有高血压病的手术患者，平日晨间有服药计划的，为保证术前血压的稳定，降低麻醉及手术风险，建议禁食水后的手术当日晨间继续服药。

（6）拟术后选用的各种抗生素、特殊药物在术前需行敏感试验，根据患者创面分泌物培养/血培养结果，选取敏感抗生素，并根据《抗菌药物使用规范》用药。

第四节　术后常规处理原则

（1）术后转运患者时注意保护创面，避免敷料与创面之间挪动，从而影响皮片及皮瓣的存活。

（2）重大手术后及危重患者术后，应转入重症监护病房（ICU 或 BICU）密切观察病情，待病情稳定后返回普通病房。

（3）根据手术情况，定时观察患者病情，包括神志、生命体征、出入量、手术区创面出血、皮瓣及肢体末梢血液循环情况等。

（4）对于术后明显烦躁、不配合治疗的患者，酌情给予镇静镇痛治疗，手术部位需抬高制动，避免受压。

（5）根据患者病情给予相应的抗感染、营养支持治疗等。

（6）监测病情变化，积极预防及治疗相关的并发症、合并症。

（7）根据患者创面的具体情况安排术后换药时间。

（8）对中老年患者及大手术耗时较多的患者，应常规采取预防静脉血栓栓塞的措施。物理性预防措施有 IPC（间歇气压装置）以及 GCS（梯度压力弹力袜）。药物预防措施有 LDUH（低剂量普通肝素）或术后给予 LMWH（低分子量肝素）；但对于高出血风险患者，慎用抗凝药。

（9）烧伤患者常因烧伤及手术后诱发或引发其他系统相关疾病，应全面、系统地评估患者病情，勿疏漏病情变化的细节，对于应激性高血压、高血糖、消化道溃疡、精神障碍等，需行专科处理，并申请相关科室会诊，协助诊治。

第五节　出院医嘱

（1）患者出院后生活中注意事项（如忌辛辣刺激食物、避免高温作业、避免强体力劳动、避免紫外线过度照射等）。

（2）残余创面的换药处理（方法、创面使用药物名称、药物剂量、换药间隔时间等）。

（3）烧伤康复治疗方案（色素治疗、压力治疗、肢体关节功能训练等）以及定期随访的时间；若可能需后期整形手术，则提出合理的大致整形手术时间。

（4）若出院时患者属未愈状态，则应给予建议继续住院治疗或门诊治疗，并提出基本治疗方案（如继续创面换药或手术等）。

(5)若出院时患者存在未拆线、未拔除的引流管、未拔除的克氏针、体内有需后期取出的植入物时，需给予相应的指导、处理建议以及时间限制。

(6)建议患者出院后的休息时间。

(吴娟、刘淑华)

第十四章 烧伤护理

第一节 烧伤一般护理

一、评估

（1）患者一般情况、有无原发疾病及合并症。

（2）评估患者创面情况。

二、护理要点

（1）保持病室整洁、安静、安全、舒适。

（2）根据病情及生活自理能力给予分级护理。

（3）给予正确的饮食护理。

（4）做好出入院护理及晨晚间护理，满足患者生活需要。

（5）对长期卧床患者加强皮肤护理，防止压疮。

（6）保持肢体舒适及功能体位，指导功能锻炼。

（7）严格落实手卫生，防止院内感染。

（8）加强心理护理。

（9）做好创面的观察及护理。

①包扎创面：

a. 注意观察包扎肢体末梢的血液循环，抬高患肢，减轻肿胀。

b. 保持外层敷料清洁，防止污染。

c. 保持外层敷料干燥，如渗液过多或浸透应及时添加敷料或更换外层敷料。

d. 有高热、疼痛加剧或异味时，应通知医生及时检查。

②暴露创面：

a. 注意保暖，防止受凉。

b. 保持创面干燥，以烧伤治疗机烘烤。

c. 已结痂部位，勿自行剥除痂皮、勿过度活动，以防止痂皮破裂出血。

d. 必要时肢体约束，防止抓摸创面。

e. 肢体环形烧伤，注意观察肢端末梢循环；躯干环形烧伤，观察呼吸情况。

f. 会阴部烧伤，双大腿外展，保持局部清洁干燥，避免大小便污染。

g. 应用弓形架，避免被服直接接触创面。

三、健康教育

(1)指导患者不可抓摸已结痂的暴露创面，勿自行剥除痂皮。

(2)暴露创面渗出多时勿以卫生纸覆盖、擦拭，可用消毒棉签擦干渗出液。

(3)为避免空气细菌增多造成创面感染及交叉感染，尽量减少探视人员来访。

（吴红、阮晶晶）

第二节　大面积烧伤入院护理

一、评估

(1)患者意识、受伤情况、疼痛程度及有无合并伤。

(2)患者休克指征、伤后院外补液及创面处理情况。

(3)患者的精神、心理状况及社会支持情况。

二、护理要点

(1)根据病情准备病床及抢救设备，接收病员。如需收治成批伤员，需向科室领导汇报，必要时启动紧急预案。

(2)建立有效静脉输液通道，酌情配合医生行深静脉置管术。条件许可，必要时行PICC置管。

(3)合理安排输液种类和速度，遵循休克期补液原则，观察液体复苏效果，准确记录24小时出入量。

(4)保持呼吸道通畅，给予氧气吸入，吸入性损伤患者做好气管切开准备，呼吸机保持备用状态。

(5)密切观察神志、面色、生命体征、尿量及口渴等病情变化，发现异常及时通知医生，必要时配合医生动脉穿刺，行有创动脉血压监测或PICCO容量监测。

(6)加强保暖，以烧伤治疗仪烘烤。

(7)抽血急查血常规、血型等各项化验检查。

(8)烦躁不安或有精神症状者，使用床栏或保护性约束带，做好安全防护。

(9)加强管道护理，保持各类管道畅通，严格无菌操作。

(10)加强心理护理，减轻恐惧。

三、健康教育

(1)告知各类管道的作用与重要意义，保持通畅，防止抓脱、扭折，勿自行调节输液速度。

(2)告知患者勿随意触摸、调节正在使用中的仪器、设备。

(3)使用保护性约束的患者，告知其意义，取得理解与配合。

（李凤、吴红）

第三节　烧伤后期功能障碍、功能重建术护理

一、评估

(1)生活自理能力。

(2)各关节活动度，肌力及瘢痕评定。

(3)精神、心理状况及社会支持情况。

(4)存在或潜在发生挛缩的部位。

(5)瘙痒和疼痛程度。

二、护理要点

(1)保持皮肤清洁，对反复破溃的创面予以换药。

(2)保持肢体功能位，必要时使用可塑性夹板固定关节。

(3)给予康复训练及指导：压力治疗中"一早"，即创面愈合后不待瘢痕隆起就开始加压；"二紧"，压力在不影响肢体远端血供情况下越紧越好，以患者耐受为宜；"三持久"，持续穿戴弹力套或弹力绷带>23h/天(除洗澡和训练之外)，治疗时间一般8~12个月。

(4)保持各关节活动度，主动运动和被动运动相结合，循序渐进。

(5)做好心理护理。

三、健康教育

(1)进食清淡、易消化食物，戒烟酒。

(2)鼓励患者积极并持之以恒地进行康复功能锻炼，最大限度恢复日常生活自理能力。

(3)出院前为患者提供必要的医疗信息，制订随访及院外康复治疗计划，帮助患者尽快康复及重返社会。

（王娟、吴红）

第四节　吸入性损伤护理

一、评估

(1)患者意识、生命体征。

(2)受伤环境、受伤原因、持续时间。

(3)有无头面部肿胀情况，有无声嘶、呼吸困难及紫绀。

(4)咳嗽、咳痰及痰液的性状。

(5)精神、心理状况及社会支持情况。

二、护理要点

(1)床边备气管切开包、负压吸引装置。

(2)给予氧气吸入，保持呼吸道通畅，及时清除呼吸道分泌物。

(3)如无特殊禁忌，给予30°~45°卧位或颈部后仰位。

(4)烦躁不安者给予保护性约束。

(5)密切观察患者呼吸、血氧饱和度，如有进行性呼吸困难、呼吸道梗阻、窒息，及时配合医生行气管切开术。

(6)伤后3~14天是气管坏死黏膜脱落的时期，尤应严密观察，防止窒息。

(7)保持气道湿润，按医嘱给予雾化吸入及气道湿化。

(8)严格无菌操作，防止肺部继发感染。

(9)吸痰前先提高氧浓度，吸痰动作轻、柔、快，每次不超过15秒。

(10)气道分泌物黏稠且常规治疗手段效果有限时，可酌情进行气道灌洗，需2人操作，灌洗时间不宜太长，操作过程中严密观察呼吸情况，防止窒息。

(11)选择与患者气道内径相匹配的气管套管型号，套管的气囊压力维持在25~30cmH$_2$O，每班以气囊测压表监测套囊压力。不需要间断放气，如暂不进行机械通气，术后3~6小时，抽出气囊气体，以减少对气管局部造成损伤。

(12)气管套管系带松紧适宜，根据颈部水肿情况调节，切口衬垫的敷料保持清洁干燥，每班更换，如有污染，随时更换。

(13)患者变换体位时，防止气管套管松脱或堵塞。

(14)做好患者心理护理，减轻焦虑、恐惧心理。

三、健康教育

(1)指导患者有效咳嗽和深呼吸。

(2)指导患者进食，疾病初期以流质饮食为主，待水肿消退后，逐渐改为半流质饮食，同时饮食应遵循少食多餐、高维生素、高蛋白的流质或半流质食物的原则。喂食应小心，防止水及食物呛入或误吸入气管。

（李凤、吴红）

第五节 小儿烧伤护理

一、评估

(1)患儿意识、生命体征、喂养方式。

（2）有无休克症状及抽搐史。

（3）院前饮水及排尿情况。

（4）有无原发性疾病，如先天性心脏病、癫痫等。

（5）精神、心理状况及社会支持情况。

二、护理要点

（1）根据患儿年龄、伤情准备儿童病床、"大"字床或温箱。

（2）严格观察生命体征的变化，防止发生小儿高热、惊厥。

（3）休克期密切观察神志、生命体征、尿量、肢端温度等。

（4）合理安排输液顺序，防止单位时间内输入大量水分。

（5）观察小儿用药效果及不良反应，剂量准确。

（6）静脉输液时妥善固定，加强巡视，防止渗漏及滴速过快。

（7）注意肢体保护性约束，防止坠床及抓摸创面。

（8）颈静脉、股静脉采集血标本后，注意有效按压，按压时间5分钟以上，动脉采血需延长按压时间，防止继发性血肿。

（9）注意大小便护理，防止污染创面。

（10）做好皮肤护理，观察皮肤有无出疹情况。对新生儿做好脐部护理。

三、健康教育

（1）休克期勿饮用大量白开水，防止脑水肿发生。

（2）告知家属小儿神经系统发育未成熟，体温调节中枢不稳定，易引起高热、惊厥和呕吐。

（3）降温后出汗多，应补充足够的水分，及时擦干汗液，防止着凉。

（4）注意患儿安全，勿食果冻等易引起误吸的食物，新生儿哺乳后注意头偏向一侧，防止呕吐引起窒息。勿随意放下床护栏，防止患儿坠床。

（5）重视喂养，注意食具的清洁卫生，防止腹泻。

（周静、吴红）

第六节　化学烧伤护理

一、评估

（1）患者意识、生命体征。

（2）致伤原因、化学物质性状、种类。

（3）院前处理情况及有无合并中毒症状。

（4）精神、心理状况及社会支持情况。

二、护理要点

(1)伤后立即以大量流动水冲洗至少30分钟以上，尤其是皮肤皱褶处。

(2)头面部烧伤者，应特别注意眼、耳、口、鼻的冲洗。

(3)眼烧伤，应持续用生理盐水冲洗至少30分钟以上。

(4)对化学物质性质不确定者，立即留取残留物送检。

(5)严密观察生命体征、尿色、尿量及性状，有无中毒症状。

(6)磷烧伤，去除磷颗粒后再以大量流动水冲洗，禁用油质敷料覆盖，创面隔绝空气。

(7)酸烧伤，以大量流动水冲洗，必要时使用中和剂。

(8)氢氟酸烧伤，以大量流动水冲洗，遵医嘱给予钙剂外用，做好急诊手术术前准备。

(9)石灰烧伤，先拭去石灰粉末，再以大量流动水冲洗。

(10)沥青烧伤，以松节油清除创面沥青，勿大量使用松节油，防止吸收中毒。

(11)对已发生化学物质中毒者，配合医生尽早行连续血液净化(CBP)治疗。

三、健康教育

(1)尿色如有异常，及时告知医护人员。

(2)告知患者氢氟酸可导致深部组织坏死及全身中毒，应及时手术治疗，取得患者及家属理解和配合。

（吴红）

第七节　电烧伤护理

一、评估

(1)患者意识、生命体征。

(2)受伤时间、地点、电压高低、电流强度。

(3)有无高处坠落史、昏迷史、心脏骤停及其他合并症。

(4)患肢肢端血运，如色泽、温度、肿胀情况。

(5)精神、心理状况及社会支持情况。

二、护理要点

(1)烦躁不安者，给予保护性约束。

(2)床边备止血带、缝合包。

(3)严密观察创面有无继发性大出血，夜间尤应加强巡视。

（4）避免患侧肢体测量血压及输液、采血等治疗性操作。

（5）患肢制动，搬运时谨慎小心，防止发生出血及血栓脱落等并发症。

（6）根据不同出血部位给予正确止血处置。

（7）密切观察有无血红蛋白尿。

（8）做好心理护理，消除患者焦虑、恐惧心理。

三、健康教育

（1）指导患者抬高患肢，减少搬动。

（2）发现创面出血或血尿时，及时告知医护人员。

（3）电烧伤早期多采取暴露疗法，勿碰伤、撞伤。

（4）禁烟酒，防止血管痉挛，以免影响创面血供。

（吴红）

第八节 皮瓣移植术护理

一、评估

（1）患者意识、生命体征、睡眠、生理状态及床上排便能力。

（2）受瓣区血运、温度及毛细血管充盈状态。

（3）精神、心理状况及社会支持情况。

二、护理要点

（一）术前护理

（1）做好患者的心理护理，减轻其焦虑、恐惧。

（2）介绍手术及麻醉方式、麻醉后反应及注意事项。

（3）给予饮食指导，训练床上大小便。

（4）保证休息和睡眠，必要时遵医嘱给予镇静剂。

（5）执行术前医嘱，必要时配血待用，按时给予术前用药。

（6）协助做好各种术前检查，戒烟。

（二）术后护理

（1）保持室温 22～25℃，术后早期严格卧床休息，术肢抬高制动，略高于心脏水平，保持体位舒适，减少疼痛刺激，必要时遵医嘱给予镇痛剂。

（2）避免患侧卧位，患肢测量血压及输液、采血等治疗性操作。

（3）密切观察皮瓣色泽、温度、毛细血管充盈度、皮瓣张力，如有异常及时报告。

（4）手术区制动 1 周左右，防止皮瓣牵拉移位、蒂部扭转，减轻局部张力。

（5）给予营养丰富、易消化、粗纤维食物，多饮水。

(6)严格遵医嘱给药,做好用药后的观察及护理,防止静脉炎发生。

(7)游离皮瓣移植术后,注意保暖,防止血管痉挛,局部可使用烧伤治疗机改善循环,注意温度及高度调节,防止局部烫伤。严密观察有无术后并发症的发生。

(三)并发症观察及护理

1. 血管痉挛

血管痉挛可导致动静脉危象,应注意保暖、避免剧烈疼痛、情绪紧张,戒烟、戒刺激性食物。

2. 血管危象

严密观察皮瓣血运,评估色泽、温度、毛细血管充盈度,注意保暖,采取正确体位,防止伤口张力过大。发生血管危象,立即告知医生。血管危象包括动脉危象和静脉危象。

(1)动脉危象:皮肤由红润变苍白,皮温降低,毛细血管充盈时间延长超过2秒,动脉搏动减弱或消失,提示动脉痉挛或栓塞,即动脉危象。

(2)静脉危象:皮肤暗紫,皮温下降,张力增加,毛细血管充盈时间缩短小于1秒,动脉搏动存在,提示静脉回流受阻,即静脉危象。

3. 疼痛

疼痛易引起血管强烈收缩,可导致血管闭塞或形成血栓。手术区应抬高制动,减少疼痛刺激,必要时遵医嘱给予镇痛剂。

4. 冻伤、烫伤

注意保暖,防止局部冻伤;使用治疗机时注意温度及高度调节,防止局部烫伤。

三、健康教育

(1)告知患者应戒刺激性食物,避免情绪紧张、剧烈疼痛。

(2)术前宣教:术后1周内制动,注意保暖、戒烟,防止血管痉挛、皮瓣坏死。如肢端发麻、胀痛,及时告知医护人员。

(3)术后宣教:术后患肢感觉迟钝,注意防止冻伤、烫伤。

(王璇、吴红)

第九节　植皮手术护理

一、评估

(1)患者意识、生命体征、睡眠、生理状况及床上排便能力。

(2)供皮区皮肤情况、各种生化检验结果。

(3)精神、心理状况及社会支持情况,对手术的认知及配合程度。

二、护理要点

(一)术前护理

(1)做好患者的心理护理,减轻其焦虑、恐惧。

(2)介绍手术及麻醉方式、麻醉后反应及注意事项。

(3)给予饮食指导,训练床上大小便。

(4)保证休息和睡眠,避免受凉感冒。

(5)术前备皮,头部作为供皮区时必须剃光头发,直至头皮光滑为止。

(6)执行术前医嘱,必要时配血待用,按时给予术前用药。

(7)术中需翻身者,将翻身床片等物一并送至手术室,与手术室护士做好交接。

(二)术后护理

(1)术后返回病房,与手术室护士交接手术方式、麻醉方式、术中情况及用药、各类管道等。

(2)根据麻醉方式给予合适的体位。全麻术后取平卧位,头偏向一侧。

(3)测量生命体征,评估患者神志。

(4)指导术后饮食。

(5)评估创面疼痛和心理反应,必要时遵医嘱给予镇痛剂。

(6)保持良好的功能体位,全麻术后当天酌情暂停翻身。

(7)保持手术区清洁干燥,勿被渗液或大小便污染,会阴部植皮尤需注意。

(8)植皮区固定、制动、抬高,避免受压。

(9)四肢手术应观察肢端血液循环;躯干手术应注意包扎是否过紧而影响呼吸;面部手术应做好口腔护理;颈部手术应垫高肩部。

(10)密切观察手术区及供皮区有无渗血或出血,如有明显出血,及时通知医生进行处理。

(11)禁止在手术肢体输血、输液、测量血压。

三、健康教育

(1)感冒发热、咳嗽、机体抵抗力降低,可诱发术后肺部感染。女性月经来潮,可造成术中、术后出血增加,而影响创面供皮区愈合,一般不宜手术。

(2)术前宣教:

①全麻术前一般禁食6~8小时,禁饮4小时;小儿术前禁食(奶)4~6小时,禁饮2~3小时,以免麻醉后食物反流引起误吸。局麻一般不需禁食,但不宜进食过饱,以免加重胃肠道负担而引起不适。

②术前晚保持充足的睡眠,避免机体抵抗力降低,防止发生感冒、发热、咳嗽。

(3)术后宣教:

①饮食:全麻手术清醒6小时后进食,先进少量温开水,无呛咳、呕吐后,可进食营养丰富、易消化食物。

②体位与活动：四肢手术后，抬高患肢，以利于静脉回流，防止患肢肢端肿胀；双下肢手术后，不宜早期下床活动，以避免创面出血、皮片挪动。

③不得用手抓摸供、植皮区，防止感染。

④如感觉指(趾)端发凉、发麻、紫绀，应立即报告医护人员予以处理。

（周静、吴红）

第十节　头面部烧伤护理

一、评估

(1)患者意识、生命体征。

(2)头面部肿胀情况，有无呼吸困难及声嘶，有无眼、耳损伤。

(3)精神、心理状况及社会支持情况。

二、护理要点

(1)保持创面清洁干燥。根据医嘱使用 LED 红蓝光治疗仪进行头面部暴露创面照射，起到杀菌和提高治疗效果作用。

(2)保持呼吸道通畅，及时准备吸氧及气管切开用物。

(3)创面波及发际时要剔除毛发，避免细菌感染。

(4)给予半卧位或头高位，以利水肿消退。

(5)面部烧伤多采取保守疗法，注意护痂。勿自行剥除痂皮，勿过度活动，以防止痂皮破裂出血。

(6)保持五官清洁，防止五官分泌物、食物软化潮湿创面，做好五官护理。

(7)睑外翻时涂以眼膏，以无菌凡士林纱条保护，每天更换 1~2 次。遵医嘱按时用药。

(8)避免耳部受压，防止耳软骨炎的发生。

(9)经常更换头部位置，防止枕后发生压疮。

三、健康教育

(1)告知患者及家属因面部组织疏松，血液循环丰富，烧伤后易发生肿胀，一般3~5 天后肿胀逐渐消退。

(2)指导患者勿抓摸面部创面，注意保持创面干燥，不得硬性剥除已结痂的痂皮。

(3)有呼吸困难及胸闷等不适症状，要及时告知医护人员。

(4)头面部烧伤早期，患者宜进食流质或半流质食物。

（陈红梅、吴红）

第十一节 翻身床操作

一、操作目的

防止创面受压，促进创面愈合及体位引流。

二、评估

(1)患者神志、生命体征、管道及合作程度。

(2)翻身床性能是否完好，配件是否齐全。

(3)操作环境是否清洁、安全，病室温度是否适宜。

三、操作要点

(1)评估患者全身状况，做好解释，取得合作。

(2)检查翻身床的各部件是否灵活、牢固、安全。

(3)患者四肢向躯干并拢，铺翻身纱，中间留出会阴部，便于大小便护理。

(4)体表凹陷部位垫好棉垫，减少骨隆突部位受压。

(5)妥善处置各种管道方向，移开上、下肢托板和便盆等。

(6)放置上(下)床片，妥善固定患者头部，拧紧床端固定螺母，确认上下床片夹紧后，上下肢外侧以安全带固定，以防翻身时肢体滑出或身体坠落，去除床片支撑架。

(7)两名操作人员分立床头尾两端，拔出转盘的弹簧插销，同时旋转180°翻身。

(8)翻身后立即插入弹簧插销，固定支撑架，解除固定带，旋下固定螺母，移除上床片，去除翻身衬垫敷料，放好四肢托板。

(9)妥善固定各种管道并保持通畅，将患者肢体放置功能位，还原便器。

(10)向患者及家属再次交代注意事项，整理床单位。

(11)清理用物，洗手，记录翻身时间及卧位。

(12)每日以1000mg/L含氯消毒液擦拭翻身床体及床片。定人定期检查保养，保证性能良好。

四、健康教育

(1)告知患者使用翻身床的目的及配合事项。

(2)告知患者卧翻身床时勿活动过度，注意安全，防止坠床。

(3)告知患者俯卧如有不适应及时告知医护人员。

(4)进食后应休息片刻再翻身，勿进食过饱，避免翻身引起胃部不适。

五、注意事项

(1)初次俯卧时间不宜过长，特别是面颈部肿胀严重者，一般以0.5~1小时为宜，待患者适应一两天后酌情增加俯卧时间，根据医嘱按时翻身。

（2）严重烧伤患者首次俯卧时，医护人员应守在一旁（绝对不能离开），严密观察呼吸、脉搏及神志变化，因此时极易发生喉头水肿而窒息死亡。应准备急救设备及药物，未做气管切开者应做好用物准备，特别是头面颈部烧伤者，尤应严密观察。

（3）气管切开患者翻身俯卧时应充分暴露气切套管，翻身前进行气道护理。

（4）腹胀及有严重胃扩张者，俯卧时间不宜太长。颈椎、脊柱骨折患者慎用翻身床。

（5）对凡有精神症状及不合作的患者，应注意保护性约束，防止坠床。

（6）俯卧时勿使足背、足趾受压；仰卧时抬高床头 15°~30°，踝关节呈 90°直角，防止马蹄足畸形。

（7）翻身时保持各种管道通畅，防止拉脱或阻塞，使用呼吸机及血液净化治疗的患者翻身时尤应注意。

（8）使用翻身床的医护人员必须熟练掌握操作步骤，方可独立操作。

（王璇、吴红）

第十二节　悬浮床操作

一、操作目的

保持创面干燥，防止创面受压，减少感染，减轻疼痛，促进血液循环。后躯、臀部及大面积烧伤休克期患者适用悬浮床。

二、评估

（1）悬浮床功能是否完好，有无漏砂，专用床单有无破损。
（2）床上无其他杂物、锐器等。
（3）评估患者神志、生命体征、管道及创面等。

三、操作要点

（1）操作前检查悬浮床密封条是否压紧，有无漏砂，悬浮床专用床单有无破损。
（2）专用床单上加铺布类床单，避免使用一次性中单。
（3）将悬浮床连接电源，控制面板上显示区灯亮，按下 POWER 键。
（4）根据患者年龄、体重，调节流体大小，设置温度。
（5）在安置患者卧悬浮床之前，按对应键归零处理（切记归零时不要触摸或将任何物品放置床上）。
（6）连接好电源后，如控制面板显示区灯不亮，请按下床头下方的复位键。
（7）患者手术、外出检查或停止卧悬浮床时，需对床体内陶瓷砂进行过筛，检查有无潮湿、结块，更换干净专用床单，压紧四周封条，防止陶瓷砂漏出。

四、健康教育

(1)由于悬浮床的构造特别，浮动的床面使患者存在恐惧和疑虑心理，医务人员应当向患者介绍床的构造及治疗作用，取得患者的理解和配合。

(2)禁止锐利器械或其他尖锐物品放置床上，避免刺破专用床单。

(3)做好大小便护理。

(4)勿过度活动，防止坠床、漏砂。

五、注意事项

(1)卧床前1~2小时启动悬浮床，使床温缓慢升高，大部分患者适应32~36℃的床温，休克期患者适宜36~38℃的床温。

(2)如床温高于或低于设定温度时，应检查系统是否正常。

(3)防止患者出现高渗性脱水，密切监测患者血电解质变化，准确记录出入量。

(4)密切观察患者生命体征及病情变化，气管切开患者做好气道湿化。

(5)悬浮床专用床单禁用含氯消毒液浸泡清洗。

(6)使用凡士林油纱时应以棉垫衬垫，防止陶瓷砂遇油板结。

(7)治疗、换药时注意保持床单清洁、干燥，以免污染悬浮床。

(8)手术或停止使用悬浮床，需按要求终末消毒。

（李凤、吴红）

第十三节　烧伤浸浴治疗操作

一、操作目的

(1)清除创面分泌物，促进残余创面愈合。

(2)浸浴时患者各关节活动度增加，改善患者肢体功能。

(3)减少创面渗血，减轻换药疼痛，缩短换药时间。

二、评估

(1)患者病情、意识、合作程度。

(2)创面疼痛、敷料渗出等局部情况。

(3)浸浴环境、设施是否准备到位，例如：冷热水供应正常，环境清洁、安全，室温28~32℃。

三、操作要点

(1)评估患者生命体征、管道、意识，做好解释，取得患者配合。

（2）备齐用物，清洁、消毒浸泡浴缸。

（3）浸浴室应保持环境清洁、舒适，保持室温28~30℃，调节浸泡水温，成人38~40℃，小儿36~38℃。

（4）如患者有气管切开或深静脉导管，浸浴前应妥善固定，浸浴过程中避免污水污染。

（5）搬运时谨慎小心，防止创面出血或造成其他损伤，将患者小心轻放至浸泡缸内，保持浸浴缸内的水淹没患者躯干。

（6）患者浸泡10分钟后，医生清理创面，随时调节水温，保持患者舒适。护士密切观察患者神志、面色及呼吸情况，出汗可随时饮水，如出现头晕、心悸、面色苍白应立即停止浸浴。

（7）首次浸泡时间一般为15分钟左右，待适应1~2次后可适当延长。

（8）浸浴完毕，及时擦干患者全身皮肤，注意保暖，更换床单、被套，垫好一次性中单，准备换药。

四、健康教育

（1）告知患者浸浴目的、意义及配合事项。

（2）告知患者浸浴时如有不适应及时告知医护人员。

（3）告知患者避免空腹或进食后浸浴，以免引起胃肠道不适。

五、注意事项

（1）浸浴治疗应由医护人员操作，浸浴过程中若患者出现不适，立即停止浸浴。

（2）若患者留有静脉留置针，应拔针后再浸浴，以防止静脉炎发生。

（3）浸浴前可适当口服温热饮料，不宜在饥饿及饱餐后1小时内浸浴。

（4）随时调节水温，防止患者受凉或烫伤。

（5）浸浴完毕应及时洗刷和消毒浸浴缸，防止交叉感染。

（陈红梅、吴红）

第十五章　常见烧伤科操作指南

第一节　清　创　术

一、目的

烧伤清创就是为了保护和清洁创面，减轻损伤与疼痛，预防或减轻创面感染，促进创面愈合，避免或减少创面愈合后瘢痕形成，最大限度地恢复功能与外观。烧伤清创方式需根据创面深度、面积、部位、致伤原因、是否有合并症，以及年龄、性别、全身情况等来选择。创面处理是烧伤治疗的根本问题，贯穿烧伤治疗的全过程。而烧伤创面的变化又往往是影响烧伤病情的重要因素。

二、术前准备

创面处理前，应对患者全身病情与创面情况进行充分评估，根据烧伤创面的部位、深度、面积大小等特点以及全身情况选择适当的处理方法。

三、清创时机

早期清创争取在伤后 6 小时内进行，对尚未发生休克，全身情况较好的中小面积的烧伤患者，应立即进行清创；伴有吸入性损伤或其他合并伤(如骨折、颅脑外伤等)的患者，应首先给予对症处理，待病情稳定后再进行清创；对大面积烧伤后 1 小时内入院，尚无明显休克表现的患者，可在液体复苏的同时进行清创；对伴有休克或有极可能发生休克的患者，必须先尽快给予液体复苏，待有效循环得到补充，病情稳定后再进行清创，若急于清创有可能诱发或加重休克；如经液体复苏休克仍不能纠正，病情不稳定者，不适宜进行清创。

四、方法与步骤

(1)清创尽量在清创间或手术室进行，对大面积烧伤患者尽可能减少搬运，室温宜保持在 28~30℃。

(2)清创前医务人员行外科洗手，穿消毒隔离衣，戴无菌帽子、口罩、消毒手套，严格无菌技术及无菌操作，操作需动作轻柔而迅速，以减少患者痛苦和缩短清创时间。

(3)清创应在良好的镇静、镇痛下进行，大面积烧伤患者一般使用哌替啶(小儿、老年人、颅脑损伤者以及吸入性损伤患者忌用)和异丙嗪或曲马多、芬太尼、丙泊酚等,对于中小面积患者可在肛门塞入双氯芬酸钠栓剂;通常情况不用麻醉,若患者难以配合,必要时在麻醉师的配合下应用小剂量氯胺酮麻醉。

(4)剃除烧伤创面及邻近区域的毛发,剪除指(趾)甲,用肥皂液和清水清洗创面周围正常皮肤。

(5)清除创面上的污染物质:污染严重者,用肥皂水或适量的2%过氧化氢液清洗,再用生理盐水清洗;若创面有油污或沥青,可用松节油擦洗,但动作应尽量轻柔,小面积沥青的创面也可用汽油去污,同时必须强调仅适用于小面积沥青烧伤,若大面积使用,汽油经皮肤吸收易造成铅中毒。清除污染物后,用生理盐水、过氧化氢液、0.05%氯己定或0.3%~0.5%碘伏清洗及消毒创面,无菌纱布轻轻擦拭干净后予以包扎,或给予相应的创面处理措施。

(6)创面的表皮及水疱的处理:浅Ⅱ°烧伤创面分离而未脱落的表皮应尽量保留,可视为一种生物敷料,以保护创面、减轻疼痛,防止真皮失水而继发性加深创面坏死;偏深的深Ⅱ°及Ⅲ°烧伤创面应除去残存表皮,可促使创面干燥,以免痂皮下潮湿,造成感染或积脓。完整的水疱应尽量予以保留,小水疱无需处理,可自行吸收。大水疱应在创面消毒后行低位引流,引流水疱液后,疱皮覆盖于创面上。若表皮污染严重或水疱液感染则应及时除去。化学烧伤有中毒可能者必须去除疱皮,以防沾染的化学物继续吸收进入体内。

五、记录及处理

清创结束后及时在病程记录上做相应的记录。根据创面深浅情况做相应的处理或根据创面深浅情况请示上级医生决定非手术治疗或手术治疗及手术方式。

六、注意事项

(1)早期清创需根据患者是否伴有休克、合并伤、中毒,以及烧伤面积、深度等综合判断选择恰当的时机进行清创处理。小儿烧伤患者,更应根据伤情和全身情况斟酌清创时机、方法以及创面用药。

(2)早期创面深度诊断不明确前,最好避免使用有色药物(如甲紫等)涂抹,以免影响评估创面深度。

(3)清创前后应分别进行创面细菌培养,为日后合理使用抗生素提供依据。

(4)清创后应重新核实烧伤面积及深度,并根据烧伤面积、深度、部位选择合适的创面外用药和创面处理方法。

(王德运)

第二节 焦痂减张术

皮肤深度烧伤后坏死组织无弹性,形成所谓焦痂。焦痂紧箍在身体表面,使痂下压力逐渐增高，影响局部及肢体远端的血液循环，使间生态组织发生坏死，甚至发生指（趾）端及整个肢体坏死；焦痂发生在颈部及躯干，压迫气管，造成呼吸困难或肺部排痰不畅，甚至危及生命。焦痂减张术即切开焦痂及痂下组织，彻底减压，以改善组织的血液循环。高压电烧伤后，深部组织发生坏死，体液大量渗出，造成筋膜下水肿，静脉回流障碍，压力进一步增加后又加重、促进组织的坏死。因此，即使没有形成焦痂，也应及早行切开减张术。焦痂切开减张要及早进行，否则就达不到切开减压的目的。焦痂切开减张术，不仅是治疗措施，而且也是一个重要的、可靠的诊断手段，有助于判断手术范围以及是否截肢、截肢平面、手术时机等。

一、目 的

（1）改善指（趾）端、肢体及头面部的血液循环。

（2）颈部、躯干形成的焦痂，易造成患者呼吸困难，为缓解呼吸困难，行焦痂减张术。

二、适 应 证

（1）肢体远端皮肤青紫或苍白、局部皮肤发凉、麻木或足背动脉搏动微弱，应立即行切开减张术。也可考虑用超声血流探测仪检测肢体末端的血流情况，确定是否行减张术。

（2）肢体肿胀明显，感觉迟钝，毛细血管充盈缓慢，可将患肢抬高观察，有进行性加重者，行减张术。

（3）指（趾）环形焦痂，影响血液循环者。

（4）胸腹部环形焦痂或焦痂超过腋中线影响呼吸，造成呼吸困难者通常行减张术。

三、禁 忌 证

（1）浅度烧伤。

（2）非环形烧伤，且不影响呼吸及血液循环。

四、术前准备及手术时机

（1）向患者或家属交代病情，签署手术同意书，备电凝或止血纱布。

（2）有手术明确指征，应尽早切开，可与创面清创同时进行。

（3）Ⅲ°烧伤焦痂已无神经感觉，可不需麻醉。必要时可用曲马多或杜冷丁镇静及镇痛，手术常规0.5%~1%碘伏消毒，去除污物，减少细菌感染，铺无菌巾。

五、操作方法

（1）颈部环形焦痂：可沿胸锁乳突肌后缘切开，深达颈阔肌，彻底缓解环形焦痂压迫。

（2）胸部环状焦痂：沿两侧腋前线纵形切开（可加剑突横切口与两侧纵切口相连）；

自锁骨下 2cm 切开至第 10 肋。如为胸腹焦痂，沿肋缘下再切开。

（3）上肢焦痂：应在肢体长轴内外侧正中线切开，前臂尺侧切口，应从内上髁前方直达尺骨茎突，桡侧切口，应从外上髁前方直达桡骨茎突。均应达深筋膜，注意勿损伤尺桡神经。

（4）手部焦痂：关键是松解手内肌，以免受压，造成缺血性挛缩。需切开大、小鱼际侧缘及虎口背侧，手指两侧；如手不严重肿胀者，应在手术室切开腕横韧带，松解腕管，减轻正中神经受压。

（5）下肢焦痂：沿肢体长轴胫、腓侧切开，小腿Ⅲ°烧伤，未及时行切开减张者，容易发生胫前肌群的坏死及腓总神经瘫痪。在切开焦痂时，同时做胫前筋膜的切开减压，切口在胫前肌外侧缘切开。

（6）足部焦痂：切口位于足两侧，沿足背动脉走向切开。在趾骨骨间肌表面做纵行切口，以松解足内肌。

六、减张后切口处理

减张切开后，伤口可用 0.5% 的碘伏纱布、纳米银敷料、异体皮或人工皮覆盖填塞，其上再盖较厚的纱布，然后在切口两侧用粗线行间断交叉缝合固定，避免缝合过紧。

七、注意事项

（1）焦痂减张术应视为急诊手术，不可拖延，有可能发生不可逆的损害。

（2）焦痂切开应避开主要血管及神经，应尽可能不损伤皮神经及皮下血管。

（3）注意切口的活动性出血，如有活动性出血，压迫止血，可缝扎或用电凝刀止血。

（4）减张后患肢应抬高，密切观察指（趾）端的血运，如远端血运仍不见改善，应排查原因，如切口不够长，未彻底减压等。

（5）切开减张的Ⅲ°创面已破坏了焦痂的完整性，易感染，故应尽早行手术切痂植皮，封闭创面。

（蒋南红）

第三节 气管切开术

气管切开术（Traceotomy）是切开颈段气管前壁，插入气管套管，以解除喉源性呼吸困难、呼吸机能失常，上呼吸道梗阻或下呼吸道分泌物潴留所致呼吸困难，预防窒息的一种常见手术。目前有常规气管切开术、环甲膜切开术、经皮气管切开术、微创气管切开术，本节主要介绍常规气管切开术的方法。

一、目的

(1)解除喉源性呼吸困难。

(2)解除上呼吸道梗阻或下呼吸道分泌物潴留所致呼吸困难，预防缺氧窒息。

(3)建立呼吸机辅助治疗时所需的一种给氧通路。

二、烧伤患者气管切开适应证

(1)解除喉部机械性阻塞：各种因素导致的喉梗阻，如吸入性损伤造成的会厌水肿、喉黏膜肿胀、烧伤后头面部严重肿胀，颈部环形烧伤有可能发生窒息者，入院时无呼吸困难也需根据病情预防性行气管切开术。

(2)引流下呼吸道分泌物：严重烧伤、呼吸道烧伤、脓毒症、严重颅脑外伤，各种原因所致昏迷等易发生气管、支气管内分泌物潴留。

(3)手术准备：施行下颌、口腔、舌部、眼部、喉部的大手术时。

(4)解除呼吸功能抑制：胸部环形烧伤焦痂影响胸廓运动，合并多发性肋骨骨折，纵膈气肿致肺通气下降，全麻大手术术后，器官功能衰竭时等致呼吸抑制。

三、禁忌证

(1)轻度呼吸困难。

(2)呼吸道暂时性阻塞，可暂缓气管切开。

(3)有明显出血倾向时需谨慎。

四、术前准备

气管切开包，局部麻醉用药，气管套管，吸引器，照明灯，高频电刀等。

五、手术时机

对存在气管切开指征或者疾病可能导致缺氧窒息的患者，在人员和器械准备较充分的情况下，应尽早施行气管切开。紧急抢救情况下可不需等待与患方家属沟通以及等待手术签字，以免耽误抢救时机。术后补齐相关医疗文书。

六、方法与步骤

(1)体位：取仰卧位，肩下垫枕，适当保持头向后伸而形成颈后仰伸直正中位。在病情不允许时可采用半坐位。

(2)消毒以及麻醉：1%碘伏消毒铺巾，多用1%浓度的盐酸利多卡因或1%普鲁卡因做颈前皮下浸润麻醉。情况紧急或病人已处于昏迷状态时，可不用麻醉。麻醉范围上至甲状腺软骨下缘，下至胸骨上切迹。

(3)切口：常用纵行切口，其上至甲状腺软骨下缘，下至胸骨上切迹。沿颈中线纵行切开皮肤。切口长度以充分暴露手术视野为准，多为3cm左右。

(4)切开皮肤后钝性分离皮下组织至气管前筋膜、气管前壁，电凝刀止血满意，吸出渗液渗血。操作均应在颈中线进行。钝性分离时，用甲状腺拉钩向切口两侧牵引胸骨舌骨肌、胸骨甲状腺肌，拉钩两侧用力应均匀，不可偏向一侧。若遇甲状腺峡部或胸腺，可向上或向下牵引而充分显露气管。若甲状腺峡部过宽，暴露气管前壁困难，也可中线切断甲状腺峡部，断面予以缝扎或电凝止血，避免出血。分离气管前筋膜不宜过广，避免皮下气肿形成。

(5)尖刀切开气管软骨环，插入合适型号的气管套管。切开气管前可向气管环间隙注入不多于 0.5mL 的利多卡因注射液进行气管黏膜麻醉，以避免置管时的剧烈咳嗽。一般在 2~4 气管环中的任意两环之间切开。置入带芯气管套管后立即拔除管芯，吸引器吸尽气管套管内分泌物以及血性液体，气囊充气。对于氧饱和度低、缺氧明显的患者立即可以给予气管内吸氧。避免切开第一气管环，以免可能出现的感染波及环状软骨而导致喉狭窄。尖刀刺入气管管腔不宜过深，避免损伤气管后壁和食管前壁而造成气管食管瘘。

(6)气切口内气管套管上部分切口缝合，但避免太紧，以免发生皮下或纵膈气肿。颈前与气管套管间隙衬垫无菌纱布，颈前系带固定气管套管。

七、并发症

(1)切口出血：若操作中切口保持在颈中线，一般无重要血管损伤出血。出血多为甲状腺峡部，术中需缝合结扎。气管套管大小，位置不合适可损伤切口内血管致出血。

(2)气管套管脱落：多为系带固定不牢松脱。随颈部肿胀消退及时调整系带松紧。

(3)呼吸心跳停止：是致命并发症，原因可能是迷走神经反射，也可因不能迅速建立起通畅的气道、张力性气胸、阻塞性肺水肿、气管插管被插到软组织或主支气管内引起，需立即心肺复苏及机械性通气抢救。

(4)皮下气肿：为术后常见并发症。多因操作中组织分离过多，切口缝合过紧，气管套管半脱管或呼吸机治疗时气道压力过高。其临床表现为气肿的部位肿胀，触诊有捻发音或握雪感，大多于术后数日自行吸收，无需特殊处理。

(5)喉部狭窄：多为切开第 1 气管环，伤及环状软骨。

(6)拔管困难：原因多为患者恐惧，喉部病因未解除，术后发生喉部狭窄或者气管内形成肉芽组织，气管套管太大等。

(7)形成气管瘘管：气管套管使用过久，切口瘢痕较多，皮肤向内沿卷，拔管后伤口不愈形成瘘管，有时可自行愈合，瘘口较大或时间较长，上皮已长入瘘口中，只能手术。

(8)纵膈气肿及气胸：纵膈气肿常伴皮下气肿，一旦纵膈压力剧增，即于胸骨上做切口，引流纵膈放出空气，症状多可迅速缓解。张力性气胸者，做胸腔闭式引流。

八、注意事项

(1)适当放宽气管切开适应证，避免禁忌气管切开致患者窒息死亡或者昏迷、大出血等。

（2）皮肤切口不宜过小，切口需保持在颈前正中线。

（3）加强术后护理：气管套管口若不接呼吸机则应予以消毒纱布覆盖，防止异物吸入。

（4）注意观察气切口，气道内有无出血，有无皮下气肿。

（5）及时吸引出气管套管内分泌物，可根据需要经气管套管口雾化吸入药液。

（6）呼吸功能及气道梗阻得到解决后，应尽早拔管。

（7）临床上常用的气管套管为金属套管和一次性硅胶套管。前者多用于自主呼吸正常，内套管可取出清洗消毒，避免套管内结痂和阻塞气道，其用于喉部手术患者，而对于烧伤患者多不适合。一次性硅胶套管有气囊，可阻止口咽喉部分泌物或者血液流入气管，且套管口与呼吸机接口相匹配，可广泛用于各类烧伤患者。操作中需根据患者年龄、体格等选择合适型号规格的气管套管。

（王维）

第四节　动静脉置管术

动静脉置管术是指针对急危重病人、特殊治疗或治疗监测的需要，进行静脉或动脉导管置入的操作技术，应由有相关穿刺经验的医护人员实施。

一、目　的

对于浅静脉穿刺困难的烧伤患者（因大范围皮肤烧伤或烧伤休克期静脉塌陷），为达到快速大量的补液需求、监测血液动力学指标的需要、长期补液治疗的需求或需输注刺激性液体，行动脉置管可用于精确监测动脉压、多次留取动脉血、测定心输出量或PICCO监测、血液静脉动脉置管通路、ECMO动脉置管通路等。

二、适应证

（1）危重烧伤患者，或伴有烧伤休克者，需经静脉快速补液扩容患者。

（2）浅静脉穿刺困难而有补液或输血需求者。

（3）麻醉或手术期以及危重烧伤后需持续行有创指标（动脉血压、中心静脉压、Swan-Ganz导管监测、PICCO监测等）监测的患者。

（4）烧伤后需进行血液净化治疗或有高渗、刺激性液体输入者。

（5）其他，如烧伤后需实施特殊检查或治疗，长期静脉高营养治疗需求，需深静脉给药患者。

三、禁忌证

（1）凝血功能严重异常或近期有血栓形成病史。

(2)穿刺及血管区域有恶性肿瘤病史。

(3)患者兴奋,躁动,极不合作。

四、术前准备

(1)穿刺前准备:穿刺前需评估穿刺的必要性;告知患者及患者家属穿刺原因和相关风险并同意签字;根据患者创面分布及体位、配合程度选择合适的穿刺部位;检查、触摸拟穿刺部位血管或/和解剖标志,评估穿刺难易程度,必要时在超声引导下进行;对于穿刺需求相对紧迫的患者,可尽量简化准备程序或多人参与穿刺前准备,以迅速建立深静脉通道快速补液抗休克治疗;准备穿刺后输注液体、监测设备仪器等。

(2)准备穿刺包和穿刺用物,选择合适的穿刺导管型号,检查穿刺管道;穿刺前可使用肝素液(1000U/mL)冲洗、湿润穿刺管道及注射器,防止穿刺过程中堵塞管道形成血栓;监测患者生命体征及意识状况,评估穿刺操作对患者造成的影响。

(3)穿刺部位选择:根据患者创面分布及需求,选择穿刺部位。穿刺部位包括经颈内静脉穿刺术、锁骨下静脉穿刺术、腹股沟静脉穿刺术以及经外周静脉中心静脉置管术(PICC)等;穿刺部位优先选择锁骨下静脉,为便于紧急情况下提高穿刺成功率,也可选择股静脉。优先选择未烧伤部位或穿刺区域有正常皮肤的部位。特大面积烧伤无正常皮肤者或烧伤中后期,应选择相对清洁、污染较轻或感染相对较轻区域作为穿刺部位;在对危重症急救或抢救操作时,应选择相对熟练、适合操作的部位进行穿刺,以达到尽快建立生命通道的目的。

(4)穿刺点定位:胸锁乳突肌三角的顶端作为颈内静脉穿刺点;锁骨中、外1/3交界处,锁骨下1.0cm为锁骨下静脉穿刺点;腹股沟韧带触及股动脉搏动后,在腹股沟韧带下方2~3cm,股动脉内侧旁开0.5~1cm为股静脉穿刺点(小儿可取股动脉波动点内侧0.3~0.5cm处为穿刺点);行颈内静脉穿刺或锁骨下静脉穿刺时,通常优先选择右侧颈内静脉穿刺或锁骨下静脉,以免误伤胸导管,同时具有距上腔静脉较近、右侧胸膜顶稍低于左侧、右侧颈内静脉较直而左侧较迂曲等优点。

五、方法与步骤

(一)静脉穿刺以股静脉入路为例

(1)患者取平卧位,双下肢伸直,穿刺侧下肢外展、稍外旋位(小儿可适当垫高穿刺侧臀部),操作者位于穿刺肢体同侧,触摸探及股动脉最强搏动点(腹股沟韧带中点下方2~3cm)并确定穿刺进针部位。

(2)戴无菌手套,碘伏消毒局部皮肤,铺无菌洞巾。无菌生理盐水冲洗及检查中心静脉导管、套管针是否完好。

(3)麻醉:穿刺前对疼痛刺激敏感患者应适当进行全身镇痛或局部麻醉措施,以2%利多卡因盐水局部浸润皮下及穿刺路径。部分不配合的患者或小儿也可在静脉通道通畅情况下选择麻醉或其他镇痛镇静方式。

(4)穿刺针尖斜面朝上,与皮肤呈45°角刺入,边进针边缓慢回抽注射器,适当调整穿刺方向、深度或重新穿刺，直至刺入血管有落空感并有静脉血液流入注射器，再适当进针 2~4mm，固定穿刺针防止位置移动，送入导丝。穿刺过程中严密监测患者生命体征及反应。

（5）拔出穿刺针，沿导丝使用塑料扩皮套管扩张穿刺路径皮肤组织，拔出扩皮套管，沿导丝送入导管至合适长度（锁骨下静脉穿刺为 13~15cm），拔出导丝，通过液体点滴速度判断穿刺通道通畅程度，肝素盐水封管或直接连接输液通道。

（6）针线缝合固定导管。

（7）判断穿刺点是否有出血及局部血肿形成，必要时穿刺点处按压 3~5 分钟以减少出血和皮下血肿发生。

（8）监测患者生命体征并及时对症处置，穿刺完毕应书写穿刺记录。

（二）动脉穿刺以桡动脉穿刺为例

（1）监测患者生命体征及意识状况，评估判断穿刺操作对患者造成的影响。

（2）选择穿刺部位包括：桡动脉、足背动脉、股动脉、肱动脉。

（3）麻醉：使用 1%~2% 利多卡因注射液行穿刺路径浸润麻醉，注意回抽注射器以防穿刺血管损伤或将药物注入血管。

（4）穿刺点定位：桡骨茎突近端 1cm 处为成人桡动脉穿刺点；腹股沟韧带下方 1~2cm 股动脉波动点为股动脉穿刺点。

（5）以手指触摸固定穿刺点，在触摸动脉的两手指间进针，针尖斜面朝上，与皮肤呈 45° 刺入，穿入血管时可有落空感，并有血液流入注射器，并产生液平面波动感。适当抽吸是否回血通畅，判断穿刺是否成功。

（6）送入导丝、拔出穿刺针。穿刺过程中严密监测患者生命体征及反应。

（7）使用穿刺包内塑料扩皮套管扩创穿刺路径皮肤，在导丝引导下送入导管至合适长度，拔出导丝，通过液体点滴速度判断穿刺通道通畅程度，肝素盐水封管或直接连接输液通道。缝合固定。

（8）检查穿刺效果，判断穿刺点是否有出血及局部血肿形成。

（9）穿刺完毕应书写穿刺记录。

六、记录及处理措施

（1）穿刺成功后应书写穿刺记录，说明穿刺目的和原因，描述穿刺过程及穿刺过程中患者状况，评估穿刺后是否达到治疗需求以及穿刺后处置措施。

（2）穿刺后处置措施包括以下 4 项。

①穿刺效果评估：穿刺后通过补液实验、穿刺管道压力测定可初步判断穿刺效果是否达到诊疗需求。判断管道是否堵塞或血栓形成；穿刺后可行局部 X 光片检查以了解导管位置，有无气胸等。

②评估穿刺可能存在的并发症：对于反复穿刺者，需了解穿刺点皮下可能存在的出血或形成血肿，常规行局部按压或加压包扎，尤其行动脉穿刺者，按压时间不少于 10~15 分钟；根据患者相关临床表现，检测穿刺血管是否存在出血或栓塞等；颈内静脉和

锁骨下静脉穿刺，应观察患者呼吸变化，肺部听诊了解双侧肺呼吸音强弱，行胸部 X 光片检查有助于判别导管位置及是否存在气胸。

③评估穿刺口护理：每日更换穿刺口保护纱块或敷贴，并进行局部消毒处置，评估穿刺口皮肤炎性反应，保护穿刺口，避免污染，必要时实施更换穿刺部位及管道。

④穿刺导管的护理：实施评估穿刺导管位置及诊治效果，实施更换；适度限制穿刺部位活动，避免导管脱出或弯折。必要时使用肝素盐水冲洗管道，保持穿刺管道通畅。

七、注意事项

（1）穿刺过程中必须严格无菌操作，以防医源性感染。

（2）深静脉穿刺时，如抽出鲜红色血液表示误入动脉，应立即拔出，压迫穿刺点至少 5~10 分钟后再次重新定位穿刺。

（3）行锁骨下静脉穿刺和颈内静脉穿刺者应排除穿刺引起的气胸。

（4）穿刺桡动脉、足背动脉前，应阻断拟穿刺的血管，并观察肢体末梢是否存在苍白、甲床充盈缓慢等缺血征象，否则应选择其他穿刺血管。

（5）尽量避免同一部位反复多次穿刺形成血肿，一般穿刺 3 次不成功应立即更换穿刺部位。

（6）穿刺后需妥善压迫止血，防止形成局部血肿。

（7）穿刺成功后应严格按照动静脉置管护理常规进行严格护理，以防穿刺管松脱、穿刺口感染、穿刺口出血等，并积极护理穿刺口皮肤或干痂，减少局部分泌物及渗出液，若发现分泌物增多或局部皮肤出现红肿，怀疑导管源性感染时，应及时拔出或更换穿刺点、穿刺通道。

（8）适时评估导管留置情况，定期穿刺点行细菌培养和经穿刺管道抽取血培养，评估患者相关感染症状与导管相关感染之间的关系；为鉴别是否为导管相关性感染，可同时行穿刺导管抽血和其他部位抽血进行培养。

（9）在完成置管诊治需求的基础上尽早拔管，减少置管留置时间。置管留置时间限制：普通导管 1~2 周，抗感染导管可留置 1 月；如穿刺点有局部红肿及脓性分泌物时，应及时拔出导管，更换其他穿刺部位。

（10）拔出导管后，导管尖端应常规送检培养，以了解是否存在导管相关性感染。

（张伟）

第五节　负压引流技术

负压创面治疗技术（Negative Pressure Wound Therapy，NPWT），也称为吸引创面闭合疗法（Suction Wound Closure Therapy，SWCT）、表浅负压疗法（Topical Negative

Pressure，TNP）、真空辅助闭合（Vacuum Assisted Closure，VAC）、真空封闭引流（Vacuum Sealing Drainage，VSD），它是一种处理各种复杂创面和用于深部引流的治疗方法。近年来，国内外诸多学者将其应用于各种急慢性复杂创面的治疗，并在促进移植皮肤成活方面取得了良好的效果。该技术已成为处理多种内外科复杂创面的有效治疗模式。

一、定义

负压创面治疗技术是指用泡沫敷料来覆盖或填充皮肤、软组织缺损、窦道、植皮需固定的创面等，再用生物半透膜对之进行封闭，使其成为一个密闭空间，最后把引流管接通负压源，通过可控制的负压来促进创面愈合的一种治疗方法。

二、优点

（1）可以高效、持续地引流创面的渗出液、坏死组织和细菌等，全方位的引流使被引流区内达到"零积聚"，从而提供一个洁净的伤口床，有效地预防毒素重吸收对人体的"二次打击"，减少了抗生素的应用。

（2）生物半透膜的封闭使创面与外界环境隔绝，维持局部高负压状态，有效防止污染和院内交叉感染。

（3）增加创面局部血供，改善创面微循环，减轻创面周围水肿及感染创面的炎性反应，促进肉芽组织生长。

（4）增加周围神经末梢在创面中分泌的神经肽类 sP 和 P 物质等，影响内源性表皮细胞生长因子的表达，具有明显促进创面愈合的作用。

（5）治疗操作及护理简便，可床旁操作，创面无需天天换药，减轻患者痛苦，缓解患者心理压力。

（6）合理应用负压封闭引流治疗技术，在一定程度上可减少总的住院经费，缩短住院时间。

三、适应证

（1）各类烧伤创面：包括Ⅱ°烧伤创面、电烧伤、减张后创面、皮瓣术后创面，植皮区或供皮区等。

（2）严重软组织挫裂伤、撕脱伤及软组织缺损。

（3）愈合不佳的手术后伤口（切口感染）。

（4）压迫性溃疡（即压疮）、静脉淤滞性溃疡。

（5）较大的皮下血肿或积液，体表脓肿和化脓性感染切排后。

（6）糖尿病足（除下肢严重动静脉病变的患者外）。

（7）骨科创面：如骨筋膜室综合征减压后、开放性骨折可能或合并感染、关节腔感染需切开引流、急慢性骨髓炎需开窗引流。

（8）穿通性创伤（如腹部、胸骨、脊柱、会阴部位）。

(9)窦道、瘘口,如肠瘘,骨髓炎瘘等。

四、禁忌证

(1)活动性出血创面。

(2)伤口处有恶性肿瘤。

(3)手指热压伤。

(4)严重低蛋白血症或全身不耐受疾病。以上并非绝对禁忌证。

五、操作步骤

术前准备:负压材料套装(负压泡沫材料、引流管、半透膜、负压积液罐、负压源)、清创手术包、酒精、消毒剂、纱布、无菌单。

步骤:①根据患者创面情况是否需扩创、扩创的范围及创面深度,选择合适的麻醉方式。②麻醉成功后,创面常规消毒铺巾,清除创面明显坏死组织,可保留部分间生态组织,创面再次消毒冲洗。③用75%酒精行创面周围正常皮肤局部脱脂,将裁剪及拼接好的、大小合适的负压泡沫材料填塞或者覆盖于创面上;④生物半透膜覆盖及固定泡沫材料,封闭创面,并尽量在负压中心位置放置负压引流管(嵌入式引流管除外),根据创面拼接范围大小考虑设置一个或多个负压引流管,必要时三通管连接;⑤根据创面情况选择设定合适的负压源压力及模式,接通负压系统管道,开始负压。并检查有无漏气情况,必要时补贴半透膜直至无明显漏气。负压有效的标志是填入的泡沫材料明显瘪陷,薄膜下无液体积聚。

负压模式:间断负压(目前应用较广的为吸引5分钟,停止1分钟/吸引5分钟,停止2分钟)、持续负压(多应用于创面渗液量较多的早期创面或术后24小时内的创面)。

压力选择:目前较多文献支持压力$-75\sim125mmHg$是最适宜创面肉芽组织生长的压力范围,根据创面封闭面积的大小及使用部位灵活选择压力范围。

泡沫材料的选择:白色泡沫为聚乙烯醇材料(因材料孔隙较小,适用于较表浅、坏死组织不多的创面或植皮后需固定的创面);黑色泡沫为聚氨基甲酸酯材料(适用于较深的需要填塞的创面或窦道及坏死组织较多的创面)。

六、注意事项

(1)尽可能清除创面内的明显坏死组织和异物(砂石、线结等),充分止血。

(2)在无菌条件下按创面大小和形状修剪泡沫材料,使泡沫置入创面后能充分接触整个创面,创面较大时可使用多块材料拼接,但应使泡沫材料充分接触创面。封闭创面是一个重要的步骤,关系到局部负压能否保持,因而需要细致耐心的操作。

(3)在粘贴时若创面渗液较多需先用干纱布尽量拭干,避免过度挤压泡沫使创面渗液流出影响贴膜。在创面周围正常皮肤,可先用半透膜行边缘保护后再行贴膜,从而减少创面周围正常皮肤过敏和皮肤浸渍概率。

（4）手指、足趾区域负压时需用泡沫材料将手指、足趾间隔开，避免局部肉芽组织生长粘连。皮肤皱褶处粘贴半透膜时需将皮肤充分展开，且需按时观察远端末梢循环，若引起循环障碍，则需拆除负压。

（5）负压压力及模式需根据患者创面及耐受情况选择：对于手指创面，适当降低压力；对于范围较大的负压创面，适当增加压力。

（6）创面一旦清洁，即可进行二期缝合、游离植皮或组织瓣移植。若创面较大或感染严重，可在第一次负压封闭 3~7 天后再做第二次负压封闭，直至创面新鲜适宜手术方式封闭创面。

（7）糖尿病足及下肢较深创面的患者负压治疗前尽可能检查下肢动静脉彩超，若出现血管严重栓塞，则不建议行此治疗。

（8）负压引流若每日引流量较大或负压面积较大，则根据患者年龄及全身营养状况、生化指标结果，给予全身营养支持治疗，避免发生严重低蛋白血症。

（9）使用该治疗方式时应充分掌握适应证及禁忌证，并向患者及家属交待手术目的、方式、疗程、费用等，征得同意后方能进行。

七、负压封闭引流的观察与管理

（1）若术后引流管内出现明显鲜红血性液体且持续时间较长，短时间内引流量较大，或者半透膜下可见明显凝血块积聚，则考虑为创面出血，需立即停止负压引流治疗，拆除创面负压装置，充分止血后再行负压治疗。评估患者出血量，必要时行输血治疗。故负压治疗术后需定时观察负压引流的液体性质及引流量，及时处理。

（2）若术后出现创面负压无压力，表现为负压泡沫材料隆起，半透膜下/周边出现积液，需检查负压源电源是否充足，管道有无夹闭或扭曲，创面是否有漏气等，给予相应的、及时的处理。

（3）若负压源机器提示持续堵塞报警，除检查管道是否通畅外，必要时及时更换负压材料，避免因引流不畅使得局部分泌物浸渍引发感染。

（4）若术后患者创面周围皮肤出现红肿、水疱、瘙痒等不适，则考虑可能出现患者对泡沫材料或者生物半透膜过敏，则需拆除负压行创面处理，过敏情况治愈后再酌情考虑是否需再次负压封闭治疗。

（5）长期负压治疗的患者需注意创面是否出现厌氧菌感染，及时行创面培养，必要时给予抗厌氧菌全身治疗。目前也有文献报道给氧负压引流治疗，可按时给予局部创面氧疗，减少厌氧菌感染的机会。

（6）若患者负压治疗后感觉创面局部疼痛明显，经压力调节及负压模式更换后仍不能缓解，给予适当的镇痛或停止负压。

（蒋梅君）

第六节 浸 浴 疗 法

一、定义

浸浴疗法(Hydrotherapy Water Treatment)，是将患者全身或局部烧伤创面直接浸泡于温水或药液中一段时间从而促进创面引流，清洁创面，软化、分离痂皮和焦痂的一种治疗方法，又称作水疗。用于全身称为"浸浴"，用于局部称为"浸泡"。创面浸浴可减轻换药时的疼痛，避免直接撕拉伤口粘连紧密的敷料对创面的二次损伤，创面脱落的坏死组织、分泌物、细菌均进入浴水，使创面局部感染容易得到控制，从而促进了创面的愈合，并使Ⅲ°烧伤创面的肉芽组织新鲜健康，提高了植皮手术存活率，同时软化了瘢痕组织。

二、适应证

(1)烧伤创面污染严重、较多坏死组织附着、皮屑及局部感染分泌物多时，在患者病情稳定及能够耐受的情况下，可在换药前先行全身或局部浸浴治疗。

(2)大面积烧伤后期全身散在残余创面，浸浴治疗可有效去除创面分泌物、附着的皮屑及坏死组织，减少感染，促进上皮爬行从而封闭创面。

(3)肉芽创面植皮术前，浸浴治疗可作为术前的创面准备，经单次或多次浸浴治疗，待创面清洁、肉芽组织新鲜后再行植皮手术，能提高植皮存活率。

(4)烧伤后期康复治疗，浸浴能够起到理疗及软化瘢痕作用，便于清洁皮肤，保护刚愈合的菲薄新生皮肤，并可借助水的浮力作用，帮助患者关节的主动及被动运动康复训练。

三、禁忌证

(1)大面积烧伤早期，尤其是休克期和水肿回吸收期、保痂患者，慎用浸浴治疗。

(2)合并高热、昏迷、吸入性损伤、肺炎、脓毒血症，以及其他全身病情不稳定的患者，不可进行浸浴治疗。

(3)女性患者月经期不能行全身浸浴治疗。

(4)全身创面大于20%的患者不宜浸浴治疗。

四、浸浴步骤及注意事项

(1)在浸浴前需严格把握适应证、禁忌证，协同家属做好患者的思想工作，有条件尽量邀请患者家属参加，增强患者的依从性，有条件的单位可在浸浴间播放轻音乐舒缓患者紧张的情绪。

(2)在浸浴治疗前，尤其是首次全身浸浴治疗，应根据患者的体温、心率、血压、呼吸频率及血糖水平评估患者是否能耐受全身浸浴。要注意患者当时的体质及病情，如休克或合并肺炎时，则要慎重。首次浸浴应在有抢救经验的医务人员指导下进行，并做好吸氧、吸痰、抢救药品等应急措施。

(3)浸浴器具要事先彻底清洁并消毒，以防止交叉感染及传染病的传播。一般用0.5% 84消毒液浸泡30分钟，若条件有限也可使用一次性塑料套进行浸泡隔离。浸浴间环境温度控制在28~30℃，浴水的温度一般在38℃左右为宜，应保证浴室空气适当流通。室温及水温过低易致患者受凉感冒，过高可造成皮肤毛细血管扩张、促进吸收浴水中的组织分解产物和毒素，引起发热等中毒症状。浴水中可加入少量食盐以保持适当渗透压，对于残余创面面积较小，或创面已形成肉芽屏障的患者，也可直接用加温自来水或中药制剂进行浸浴，有传染性疾病的患者应放在最后浸浴，严格执行消毒隔离措施。

(4)危重烧伤患者浸浴治疗前需做好各种管道的护理：静脉留置针行封管及半透膜封闭；股深静脉置管需拔除，锁骨下及颈内静脉置管可保留但亦需封管及防水保护措施；留置尿管尽量拔除以防逆行感染；气管切开患者浸浴前需吸除气道内分泌物，同时在浸浴间备好吸痰设备，以防分泌物堵塞气道引起窒息；不宜在患者空腹或者饱餐后1小时内行浸浴治疗，且需患者提前排空大小便，以免污染水质。

(5)浸浴前先去除创面外层敷料，待患者进入浴缸适应后再轻轻揭去内层敷料，可减轻对创面的二次损伤及疼痛。在水中用沐浴露轻柔擦洗全身皮肤及已愈合创面，避免剥、撕这种暴力的方式。头部需适当枕垫给予支撑，双外耳道干棉球暂时堵塞，操作人员穿着隔离衣物及无菌手套防止交叉感染。有条件者开启浴缸的冲水按摩功能，利用浴缸的搅拌或喷水功能产生的涡流，对创面起到按摩和清洁的作用。浸浴时创面脱落的坏死组织、分泌物、细菌迅速进入浴水，首次浸浴的浴水大多较浑浊，应尽快更换清洁水，清洗一段时间后换水，直至浴水相对洁净为止，一般每次浸浴至少换水3次左右。换水过程要快，既要避免因长时间换水患者受凉，还应注意换水过程中因缺少了水的浮力，导致刚愈合的创面受压破溃。洗浴过程中若创面有少量出血，可行局部压迫止血；若出血较多，应立即停止浸浴，行局部缝扎止血等对症处理。

(6)浸浴完毕后迅速用干纱布或洁净毛巾吸干水分，用被褥或烧伤治疗仪照射保暖，浴后未愈创面采用包扎疗法或半暴露疗法，愈合创面涂抹润肤油、硅酮霜等保湿。在浸浴过程中和结束之后要注意观察患者全身情况，出现脉搏、呼吸增快、面色苍白、虚脱，应立即终止浸浴，并予以补液、吸氧等对症处理。

(7)浸浴时间的长短应根据患者适应情况而定，一般第一次浸浴以30分钟为宜，以后每次浸浴时间可适当延长。一般隔日1次或3日1次，创面感染严重者可每日浸浴，直至创面肉芽新鲜后行手术植皮或残余创面完全愈合。部分肉芽创面需3日内植皮的患者可术前每日浸洗，更有利于提高植皮存活率。

五、不良反应

(1)全身虚脱，多见于大面积烧伤首次浸浴的患者。患者体质虚弱、恐惧心理、水温不适、水流过急以及操作人员的动作不够轻柔都是造成患者浸浴虚脱的原因。

（2）浸浴后，因血管扩张及毒素吸收，可加重休克并出现高热，脓毒血症的发生率相对较高。

（蒋梅君）

第七节　导　尿　术

导尿术（Catheterization）是指在严格的无菌操作下，将无菌导尿管经尿道插入膀胱引流出尿液的操作技术。

一、适应证

（1）便于对休克、危重患者记录尿量、比重，以观察肾功能，判断机体血容量、休克复苏情况，调整补液治疗。

（2）外阴烧伤、外阴手术、昏迷、尿失禁患者，留置导尿以保持局部清洁干燥，以利于伤口愈合。某些泌尿系统疾病手术后，为促使膀胱功能的恢复及切口的愈合，常需做留置导尿术。

（3）直接从膀胱导出不受污染的尿标本，做检查或做尿细菌学检查。

（4）膀胱基本诊断与治疗：测量膀胱容量、膀胱内压力及检查残余尿量，鉴别尿闭及尿潴留；行膀胱注水试验，鉴别膀胱破裂；注入对比剂，行膀胱造影检查；膀胱内药物灌注或膀胱冲洗。

（5）各种下尿道梗阻所致的尿潴留。

（6）产科手术前的常规导尿。大型手术中持续引流膀胱，防止膀胱过度充盈及观察尿量。

（7）探查尿管有无狭窄，了解少尿或无尿的原因。

二、禁忌证

（1）急性尿道炎。

（2）急性前列腺炎。

（3）急性附睾炎。

（4）女性月经期。

（5）骨盆骨折、尿道损伤试插管失败者。

三、术前准备

（1）无菌导尿包：内有治疗盘、常规 F16 硅胶尿管、碘伏棉球包、石蜡油棉球包、无菌手套两双、标本瓶、无菌治疗孔巾、纱布数块、10mL 注射器（内含 10mL 生理盐水）等。

（2）其他：不同型号硅胶尿管、备皮包、无菌尿袋、无菌持物钳、无菌止血钳、无菌注射器、无菌生理盐水、培养管、0.5%碘伏、中单等相关物品。

四、方法与步骤

(1)患者取仰卧位,两腿屈髋屈膝,大腿外展外旋位,臀下铺垫中单(未行会阴部备皮的患者,先使用备皮包进行会阴部备皮)。

(2)操作者戴好口罩、帽子站在患者右侧,打开导尿包外包装袋,无菌持物钳展开导尿包,戴无菌手套,用0.5%碘伏棉球消毒外阴部。

男性患者从尿道外口开始向周围皮肤消毒,并翻卷包皮消毒;女性患者按前庭、小阴唇、大阴唇、阴阜、大腿内侧1/2、臀部、肛周及肛门的顺序消毒。即以尿道口为中心,由内而外,自上而下的顺序消毒。将无菌孔巾铺于已消毒的外阴部,更换无菌手套。

(3)插管方法:先用无菌注射器吸取生理盐水检查导尿管是否通畅以及是否有破损。将无菌盘置于会阴部无菌巾上,导尿管外端用止血钳夹闭,导尿管末端开口置于无菌盘中,尿管前端用无菌石蜡油棉球充分润滑。女性患者:以左手拇指及食指分开小阴唇,显露尿道口并缓慢插入尿道。男性患者:以左手无名指及中指夹持阴茎,并将阴茎提起与腹壁呈90°,可减少尿道下弯角度,用拇指和食指分开尿道口将尿管轻轻插入尿道。

(4)插管深度:插管至有尿液自导尿管流出后(成人插入15~20cm),将尿管缓慢拉出至刚好无尿液滴出时,再将尿管向膀胱内送入2~3cm为宜。

(5)若留置尿管,则经尿管侧孔向气囊内注气4~5cm³或生理盐水约10mL固定;如为儿童导尿管,根据尿管型号大小注入所需空气或生理盐水。向外轻柔拉出导尿管直至尿管气囊卡于膀胱内口处,接无菌尿袋或精密计尿器,并固定尿袋或计尿器于床边。尿管上标注置管时间及操作人名。

(6)若仅为留取无菌尿标本或改善尿潴留,则留取中段尿液标本于无菌试管内,或引出膀胱潴留尿液后缓慢拔出尿管。

五、记录及处理

操作结束后及时在病程记录上做相应的记录。根据尿量、尿液性状、尿液化验结果做相应处理。

六、注意事项

(1)严格无菌操作,预防尿路感染。

(2)插入尿管动作要轻柔,以免损伤尿道黏膜或增加患者痛苦。若插入时有阻挡感可更换方向再插,见有尿液流出时再插入2cm,勿过深或过浅,尤忌反复抽插尿管。

(3)导尿管前端插入部分需涂抹足够润滑的石蜡油,应避免尿道黏膜过度摩擦造成的损伤。

(4)选择管径大小适宜的导尿管,一般男性成人以F14~18号导尿管为宜。对小儿或疑有尿道狭窄者，尿管宜细。

（5）对膀胱过度充盈的患者，导尿时尿液放出速度宜缓慢，以免骤然减压引起膀胱黏膜弥漫性出血或腹压下降过快引起休克。缓慢而分次地放出尿液，每次 150~200mL，反复多次，逐渐放空膀胱尿液。

（6）留置导尿时，应经常检查尿液、尿管固定情况，是否有脱出，必要时以无菌药液每日冲洗膀胱一次；每日行尿道口护理；每隔 5~7 日更换尿管一次，再次插入前应让尿道松弛数小时，再重新插入。

（7）测定膀胱残余尿时，嘱患者先自行排尿，然后导尿。残余尿量一般为 5~10mL，如超过 100mL，则应留置导尿。

（8）应接封闭式无菌尿袋，防止尿路逆行性感染。

（9）鼓励患者多饮水以达到冲刷尿路的作用，减少尿路感染机会。

（张卫东）

第八节　肠内营养管置入术

一、目的

肠内营养的临床应用，其目的是对正常或有部分胃肠功能，不能正常经口进食的患者进行基本营养补充及营养治疗。在肠内营养支持时，如何将营养液规范输注体内，是非常重要的。首先，要掌握适应证，还要考虑患者的胃肠道耐受情况；其次，对不能经口进食的患者需要根据患者的病情采用不同部位的管饲喂养。如何选择导管的材料及置管部位，是肠内营养支持中非常重要的环节。

二、适应证

（1）胃扩张、幽门狭窄及食物中毒，胃液检查、钡剂检查或者手术治疗前的准备，口腔及喉部手术需保持手术部位清洁者。

（2）肠内营养及由肠内营养过渡至自主口服进食时。

（3）因神经或精神障碍所致的进食不足及头面部肿胀明显、口咽部、食管烧伤而不能进食，需行营养治疗。

（4）肠道功能基本正常，但胃功能受损以及吸入风险增高的患者。

（5）肠外营养不足以满足全身能量需要者，如大面积烧伤患者。

三、禁忌证

（1）严重肠功能障碍。

（2）完全性肠梗阻。

（3）严重的消化道出血。

(4)重度恶心呕吐患者。

(5)代谢性昏迷。

(6)急腹症。

四、操作方法

(1)患者取侧卧位或半卧位(床头抬高10°~40°),头稍向后仰,铺巾,先用棉签清洗待插鼻。

(2)测量鼻尖至耳垂再至胃剑突下3cm的距离。

(3)将导管前端的7~10cm涂擦润滑剂。

(4)将鼻饲管光滑的头端经患者最宽大的一侧鼻孔插入鼻咽部,如果患者能吞咽,嘱其吞咽后,将导管缓慢送入患者的胃腔内,抽出胃内液体证实导管已到位。也可通过注射器推入10cm³空气,用听诊器听到胃内有水泡音,即说明饲管已到位。如患者有严重的恶心、呕吐,则嘱患者深吸气。

(5)放置鼻-胃-空肠营养管者,让患者向右翻身,借助胃蠕动将管的头端推过幽门进入十二指肠。或借助X光片和内镜帮助,将鼻饲管直接放入十二指肠或空肠。

五、注意事项

(1)首先必须仔细检查营养管有无破损及管腔是否通畅,操作动作轻柔,注意各部位连接是否正确严密,避免粗暴操作损伤黏膜组织。

(2)为避免发生堵管并确保管道长期正常使用,每日暂停输液时,用10~20mL无菌氯化钠注射液或温水脉冲式冲洗管道,或间隔8小时冲洗管道1次。

(3)最好只用于肠内营养液输注,如需通过鼻-胃-空肠营养管给患者喂药,在给药前后务必对管道进行冲洗(至少用20mL无菌氯化钠注射液或温水),以免堵管。

(4)每次更换肠内营养液或对管道是否处于正常位置有疑问时,可通过抽取内容物测定pH值法检查导管的位置,每天应至少进行1次。

(5)需要拔出导管前,先用无菌氯化钠注射液或温水冲洗管道。为避免在撤出管道过程中有残余液体进入气管,导致误吸造成肺部感染。应关闭鼻-胃-空肠营养管连接头的防护帽或夹住管道外段,随后小心平稳地撤出饲管。

(6)在出现腹胀、腹泻等喂养不耐受综合征时,不可强迫喂饲及在进食时进行繁琐的治疗。

(7)注意观察患者生命体征的变化。

(8)空肠管最长使用时间为6周。

(栾夏刚)

第九节　机械通气

大面积烧伤患者常伴有面、颈部烧伤和吸入性损伤,严重者可因面颈部及气管黏膜肿胀引起呼吸困难，另外由于大面积烧伤的感染，手术及炎症反应等都会造成肺部损伤。所以保持呼吸道通畅，及时进行气管切开和呼吸机辅助治疗是救治大面积烧伤非常重要的措施。

一、目　的

机械通气可缓解患者呼吸困难、纠正缺氧，防止急性呼吸性酸中毒、低氧血症，缓解呼吸肌疲劳、降低呼吸功耗，防止肺不张，降低使用镇静和肌松剂的风险，稳定胸壁。

二、应用指征

符合下述条件应实施机械通气：①排除发热、疼痛、精神、腹胀等因素影响，呼吸频率>35 次/分或<10 次/分，持续 30 分钟以上；②排除机械因素影响，经皮测定或血气分析显示动脉血氧饱和度（SPO_2）<90%，持续 30 分钟以上，经调整吸氧流量>10L/min，未见明显缓解；③动脉血气分析显示 PaO_2<60mmHg 和（或）$PaCO_2$>50mmHg；④氧合指数 PO_2/FiO_2<300mmHg 或呈进行性下降；⑤患者呼吸困难症状明显，表现为呼吸乏力、呼吸动度小、大汗淋漓等，且持续 30 分钟以上；⑥烧伤治疗中重大手术前后呼吸功能支持或吸入性损伤伴有低氧血症。

患者一旦出现明显呼吸障碍，应尽早采用机械通气；重度吸入性损伤常出现进行性低氧血症、肺水肿，并发呼吸衰竭，采用一般给氧甚难奏效，需用机械通气。以往主张出现呼吸功能衰竭、有明显低氧血症时，应采用机械通气。而现在主张在出现明显呼吸障碍之前，即可采用机械通气。

三、相对禁忌证

气胸及纵隔气肿未行引流者，肺大疱和肺囊肿，低血容量性休克未补充血容量者，严重肺出血，气管-食管瘘。但在出现致命性通气和氧合障碍时，应在积极处理原发病（如尽快行胸腔闭式引流，积极补充血容量等）的同时，不失时机地应用机械通气，以避免患者因为严重 CO_2 潴留和低氧血症而死亡。因此，机械通气无绝对禁忌证。

四、机械通气的基本模式

机械通气的模式很多，常用的有：无创正压通气（NPPV）、控制机械通气（CMV）、辅助-控制通气（A/C）、同步间歇指令通气（SIMV）、压力支持通气（PSV）、持续正压通气（CPPV）和双重控制模式。在临床工作中应根据个体差异区别对待，根据患者病情选择最合适的通气模式。通过调整呼吸参数取得最有利于气体交换的效果，使患者的动脉血气分析监测指标达到或接近正常是最重要的。同时还要密切观察病情，根据病程发展及时调整。

（一）常见模式

（1）辅助-控制通气（Assist-Control Ventilation，ACV），是辅助通气（AV）和控制通气

(CV)两种通气模式的结合，当病人自主呼吸频率低于预置频率或无力使气道压力降低或产生少量气流触发呼吸机送气时，呼吸机即以预置的潮气量及通气频率进行正压通气，即 CV；当病人的吸气用力可触发呼吸机时，通气以高于预置频率的任何频率进行，即 AV；触发时为辅助通气，无触发时为控制通气。

特点：ACV 为机械通气的常用模式，可提供与自主呼吸基本同步的通气，但当病人不能触发呼吸机时，CV 可确保最小的指令分钟通气量，以保证自主呼吸不稳定病人的通气安全。

(2)同步间歇指令通气(Synchronized Intermittent Mandatory Ventilation，SIMV)，是自主呼吸与控制通气相结合的呼吸模式，在触发窗内患者可触发和自主呼吸同步的指令正压通气，在两次指令通气周期之间允许病人自主呼吸，指令呼吸可以预设容量(容量控制 SIMV)或预设压力(压力控制 SIMV)的形式进行。

特点：通过设定 SIMV 的频率和潮气量确保最低分钟通气量；SIMV 能与患者的自主呼吸相配合，减少患者与呼吸机的拮抗，减少正压通气的血流动力学负效应，并防止潜在的并发症，如气压伤等；通过改变预设的 SIMV 的频率改变呼吸支持的水平，即从完全支持到部分支持，可用于长期带机的患者的撤机；由于患者能应用较多的呼吸肌群，故可减轻呼吸肌萎缩；不适当的参数设置(如低流速)增加呼吸功，导致呼吸肌过度疲劳或过度通气导致呼吸性碱中毒。

(3)压力支持通气(Pressure Support Ventilation，PSV)：属于部分通气支持模式，是病人触发、压力目标、流量切换的一种机械通气模式，即病人触发通气并控制呼吸频率及潮气量，当气道压力达预设的压力支持水平时，且吸气流速降低至低于阈值水平时，由吸气相切换到呼气相。

特点：设定水平适当，则少有人-机对抗，可有效地减轻呼吸功，增加病人吸气努力的有效性，这种以恒定压力与流速波形的通气辅助，对血流动力学影响较小，一些研究认为 $5\sim8cmH_2O$ 的 PSV 可克服气管内导管和呼吸机回路的阻力，故 PSV 可应用于撤机过程；PSV 的潮气量是由呼吸系统的顺应性和阻力决定，当呼吸系统的力学改变时会引起潮气量的改变，应及时调整支持水平，故对严重而不稳定的呼吸衰竭病人或有支气管痉挛及分泌物较多的患者，应用时格外小心，雾化吸入治疗时可导致通气不足；如回路有大量气体泄露，可引起持续吸气压力辅助，呼吸机就不能切换到呼气相；患者呼吸中枢驱动功能障碍，也可导致每分通气量的变化，甚至呼吸暂停而窒息，因此，需设置背景通气。

(4)持续气道正压(Continuous Positive Airway Pressure，CPAP)，是在自主呼吸条件下，整个呼吸周期以内(吸气及呼气期间)气道均保持正压，患者完成全部的呼吸功，是呼气末正压(PEEP)在自主呼吸条件下的特殊技术。

特点：CPAP 具有 PEEP 的各种优点和作用，如增加肺泡内压和功能残气量，增加氧合，防止气道和肺泡的萎陷，改善肺顺应性，降低呼吸功，对抗内源性 PEEP；而 CPAP 压力过高增加气道峰压和平均气道压，减少回心血量和肝肾等重要脏器的血流灌注等，CPAP 由于自主呼吸可使平均胸内压较相同 PEEP 略低。

(5)双水平气道正压通气(Biphasic Positive Airway Pressure,BIPAP),是指自主呼吸时,交替给予两种不同水平的气道正压,高压力水平(P_{high})和低压力水平(P_{low})之间定时切换,且其高压时间、低压时间、高压水平、低压水平各自独立可调,利用从 P_{high} 切换至 P_{low} 时功能残气量(FRC)的减少,增加呼出气量,改善肺泡通气。

特点:BIPAP 通气时气道压力周期性地在高压水平和低压水平之间转换,每个压力水平,双向压力的时间比均独立可调,若 P_{high} 与 P_{low} 时间不同,可变化为反比 BIPAP或气道压力释放通气(APRV);BIPAP 通气时患者的自主呼吸少受干扰和抑制,尤其两个压力时相的持续时间较长时,应用 BIPAP 比 CPAP 对增加患者的氧合具有更明显的作用;BIPAP 通气时可由控制通气向自主呼吸过渡,不用变更通气模式直至脱机,这是现代通气治疗的理念。

(6)无创正压通气(Non-Invasive Positive Pressure Ventilation,NPPV),是指无需建立人工气道的正压通气,常通过鼻/面罩等方法连接患者。NPPV 可以避免人工气道的不良反应和并发症(气道损伤、呼吸机相关性肺炎等),但同时不具有人工气道的一些作用(如气道引流、良好的气道密封性等)。由于 NPPV 不可避免地存在或多或少的漏气,使得通气支持不能达到与 IMV 相同的水平,临床主要应用于意识状态较好的轻、中度的呼吸衰竭患者,或自主呼吸功能有所恢复、从 IMV 撤离的呼吸衰竭患者,而对于有意识障碍、有并发症或多器官功能损害的严重呼吸衰竭患者,应选择 IMV。

适应证:具有呼吸功能不全的表现,并且无使用 NPPV 的禁忌证均可试用 NPPV。患者必须具备使用 NPPV 的基本条件:较好的意识状态、咳痰能力、自主呼吸能力、血流动力学状况和良好地配合 NPPV 的能力。

禁忌证:意识障碍,呼吸微弱或停止,无力排痰,严重的脏器功能不全(上消化道大出血、血流动力学不稳定等),未经引流的气胸或纵隔气肿,严重腹胀,上气道或颌面部损伤/术后/畸形,不能配合 NPPV 或面罩不适等。

(7)高频振荡通气(High Frequency Oscillatory Ventilation,HFOV),是目前所有高频通气中频率最高的一种,可达 15~17Hz。由于频率高,每次潮气量接近或小于解剖死腔。其主动的呼气原理(即呼气时系统呈负压,将气体抽吸出体外),保证了二氧化碳的排出,侧支气流供应使气体可以充分湿化。HFOV 通过提高肺容积、减少吸呼相的压差、降低肺泡压(仅为常规正压通气的 1/5~1/15)、避免高浓度吸氧等机制改善氧合及减少肺损伤,是目前先进的高频通气技术。

应用指征:主要用于重症 ARDS 患者,$FiO_2>0.6$ 时 $PaO_2/FiO_2<200$,持续>24 小时,并且平均气道压(MAP)>20cmH$_2$O(或 PEEP>15cmH$_2$O),或氧合指数(OI)>20(氧合指数=平均气道压×吸入氧浓度×100/氧分压)。

(二)呼吸机参数设置

(1)潮气量(V):以往常用 10~15mL/kg 的潮气量进行机械通气,近年来开始采用低潮气量,以减少呼吸机相关性肺损伤等的发生。低潮气量(6mL/kg)治疗组的病死率明显低于较高潮气量(12mL/kg)治疗组,证实了这种通气策略的临床意义。

(2)呼吸频率(R):首先观察患者的自主呼吸频率,目前主张采用低呼吸频率和高潮气量的通气原则，因此常设置为 12~15 次/分钟。重度烧伤患者的自主呼吸均明显增快(>28 次/分钟)，为避免人机对抗，初始的呼吸频率不宜设置过低，以接近或略低于患者的自主呼吸频率为原则。

(3)吸呼比(I：E)：患者呼吸功能正常时多选择 1.0：(1.5~2.0)，有阻塞性肺疾患时为 1.0：(2.0~2.5)，有限制性肺疾患时为 1.0：(1.0~1.5)。

(4)氧浓度(FiO$_2$)：通常是控制在 0.5 以下，维持 PaO$_2$ 在 80.5mmHg(1mmHg = 0.133kPa)左右，避免因长期吸入高浓度氧而引起氧中毒。不过，初用呼吸机时为迅速纠正低氧血症，可应用高浓度氧(0.6<FiO$_2$≤1.0)，但时间要控制在 30min~1h，低氧血症逐渐纠正后要缓慢降至安全水平(FiO$_2$<0.6)；患者低氧血症未能完全纠正时不要盲目提高 FiO$_2$，应采用其他方式帮助纠正，如呼气末正压通气(PEEP)。

(5)呼气末正压通气(PEEP)：其本身不是一种机械通气模式，而是一种机械通气功能，需要和其他模式联合应用。其作用：①纠正进行性、肺泡性肺不张，增加功能残气量，预防或改善肺泡萎缩，并可保持小气道的通畅，稳定肺泡通气，提高 PaO$_2$，纠正低氧血症。②保存肺泡表面的活性物质，防止其表面张力增强，缓解肺泡群萎缩，使肺组织顺应性得到改善，减少 ARDS 的发生。③在 FiO$_2$ 不变的前提下，使肺泡压-PaO$_2$ 差升高，利于氧向肺毛细血管弥散，相对降低了输氧浓度，避免高氧张力对肺组织的潜在毒性，减少了呼吸作功。对于 ARDS 患者，采取 PEEP/CPPV 能有效地提高 PaO$_2$。吸气期由于恒定正压气流大于吸气气流，使潮气量升高，患者吸气省力。呼气期气道内呈正压，防止和逆转小气道闭合，增加功能残气量，降低分流量，使氧合和肺顺应性明显改善。同时 PEEP 可影响血管外肺水的分布，进而改善肺弥散功能。因此，PEEP/CPPV 较常规机械通气好，是治疗 ARDS 的有效手段。

(三)监测指标

(1)生命体征监测：①呼吸频率是个敏感指标，一般应为 12~20 次/分，异常减慢(<10 次/分)或增快(>24 次/分)，均是疾病引起的病理生理改变。②心率是维持患者血压、生命的重要因素，对建立人工气道的患者有重要的临床价值。例如，气管插管时对咽喉部的刺激，有时能反射性地引起心搏骤停。③血压是维持患者生命和各脏器功能正常的基本保障，呼吸机治疗本身就可能引起血压变化，使危重患者原发疾病所致的血压波动更加明显，这些均决定监测血压的重要性。如果未能及时检测到血压变化，轻者可能引起脏器功能障碍或 MOF，重者能直接导致患者死亡。

(2)呼吸机自动监测：①压力监测，包括高压和低压报警。咳嗽、分泌物堵塞、管道扭曲、呼吸机与患者自主呼吸不协调等所导致的气道压力增高即为高压报警，此时应迅速查找原因，及时去除。正压通气时，气道压力一般在 20.0~30.0cmH$_2$O，设置报警线可为 30.0cmH$_2$O。管道脱落或漏气、呼吸机脱离、高压气源工作压力下降等会有低压报警，一旦脱机或漏气未能及时察觉，会导致患者缺氧或通气不足而危及生命。②容量监测，容量传感器多置于呼出气道口，监测呼出气每分钟通气量或潮气量。容量控制状态下，通气量或潮气量降低的原因主要为漏气，应逐一寻找漏气部位，若一时查找不到，可暂时加大潮气量，再仔细寻找。③氧浓度监测，FiO$_2$ 过高会引起氧中毒，过低不能满足患者纠正缺氧的需要，所以必须控制好 FiO_2。④湿化器温度监测，湿化器温度过高可能引起呼吸道烧伤，过低又妨碍对吸入气体的加温和湿化，一般定在 $30 \sim 40℃$。

（3）动脉血气分析监测：是一项最基本的常规监测项目，是发挥呼吸机临床疗效的重要保障。其主要价值：①确定呼吸机治疗的指征；②指导呼吸机模式、功能选择与参数设置；③为判断和分析病情提供依据；④确定呼吸机治疗时是否存在管道脱落。血气分析的次数不定。一般在应用呼吸机后 30 分钟常规行动脉血气分析，此后当呼吸机参数有较大的调整时，均应在 30 分钟后再次进行血气分析，直至所设置的呼吸机参数基本符合患者的需要或其原有的缺氧和酸碱失衡已得到纠正。具体而言，患者检查次数主要取决于：①低氧血症是否已得到纠正；②是否存在酸碱失衡；③病情是否有变化；④呼吸机参数是否有改动。需要注意的是，在严重肺损伤时，在呼吸机治疗中可允许高碳酸血症存在，不要因为急于纠正高碳酸血症而增加潮气量，引起肺的进一步损伤和循环障碍。

（4）胸部 X 光片监测的价值：①明确人工气道的位置；②了解肺部感染情况；③呼吸机治疗并发症的诊断和鉴别诊断；④应用和脱离呼吸机的指标。

（5）持续经皮监测动脉血氧饱和度（SaO_2）：经皮监测 SaO_2 是目前临床应用较多且普遍的监测方法，无创且简单易行，但因末梢循环的情况会影响其准确性，临床上要考虑到误差的存在。正常要达到 95% 以上，严重的呼吸功能障碍一时难以纠正的患者可允许短时间内维持在 90% 左右。

（杨仁刚）

第十节　烧伤换药

烧伤后皮肤完整性受到破坏，为改善创面微环境，促进创面愈合，需进行换药处理。

一、目的

（1）检视伤口。

（2）清除异物、分泌物及局部坏死组织。

（3）清洁创面，减少细菌繁殖。

（4）保持局部温暖，促进血液循环。

（5）保护创面，避免再损伤，减轻痛苦。

二、适应证

广泛应用于各类伤口及创面。

三、操作前准备

换药时严格执行无菌技术操作，避免交叉感染，换药者应戴口罩、工作帽，换药前后应注意洗手，污染的敷料应放在污物桶内。换药前准备相应物品：换药车（配污物袋），一般换药用品（0.5%碘伏、敷料、药品、换药碗等），镊子，剪刀，手套，弹性网套或绷带，细菌培养管等。由于烧伤换药时疼痛剧烈，可酌情应用镇痛镇静药物。

换药顺序选择：无菌伤口→污染伤口→感染伤口→特殊感染伤口。缝合伤口→开放伤口→清洁创面→污染创面→感染创面→特殊感染创面。面、颈→躯干→四肢→足→会阴、肛周（感染轻的创面优先）。

四、换药常规步骤及间隔时间

（一）包扎换药

（1）戴手套，铺好隔离单，去除绷带及外层敷料；

（2）换手套，去内层敷料，动作要轻柔。敷料粘连创面时，酌情以生理盐水浸透后再揭除；

（3）用干纱布去除明显渗液及分泌物，创面消毒，范围创周 5～10cm；

（4）用 0.5%碘伏反复清洗创面，直至创面基本清洁无明显分泌物；

（5）根据创面的性质、清洁程度，选择合适的外用药和/或材料覆盖创面。

（二）半暴露换药

清洗，消毒创面后，创面可选择磺胺嘧啶银，生长因子，抗生素软膏等药物外用，后覆盖单层纱布。适用于深Ⅱ°烧伤脱痂创面、上皮岛多的创面、植皮后未愈小创面。

（三）湿敷换药

用抗生素湿盐水纱布，挤干，多层湿纱布放于创面，超出创缘厚度 3～5cm，外加厚松散干纱布包扎。湿敷可通过纱布的毛细管作用力，吸除创面分泌物，使创面清洁，适用于污染或感染重、分泌物多的肉芽创面，也常用于植皮前准备。

（四）换药间隔时间

（1）早期清洁创面：Ⅰ°、Ⅱ°创面包扎后 2 日检查，若外层敷料渗湿应及时更换。

（2）植皮区换药：刃厚或中厚植皮，一般术后 3～5 日；全厚植皮，一般术后 7 日；发热或术后疼痛明显加重时，及时换药并检查创面。

（3）供皮区换药：如无渗湿及局部疼痛，术后 3～5 日更换外层敷料或半暴露治疗。

（4）拆线时间：对正常皮肤切口，面颈部术后 4～6 日，胸腹部术后 7～8 日，四肢术后 8～10 天，全厚皮供皮区缝合处术后 10～14 日；瘢痕切口较正常皮肤切口延长 1～3 天，视拆线时创面愈合情况而定。

五、不同烧伤创面处理方法

（1）早期Ⅱ°创面：一般较清洁，用 0.5%碘伏清洗创面后，创面可用油性纱布，碘伏纱布或生物敷料覆盖、包扎。一般每 2 日换药，若渗液多，则按需换药。不宜包扎部位可用成痂药物暴露处理。

（2）后期Ⅱ°创面：0.5%碘伏清洗创面后，用无菌剪刀仔细去除坏死组织。若创基上皮岛多，较清洁，处理方法同早期Ⅱ°创面；若创面分泌物多，污染重，适当缩短换药间隔。

（3）Ⅲ°焦痂创面：若行暴露护痂处理，可外涂磺胺嘧啶银糊，浓度为 1%，每日 1~2 次。若计划分期溶痂或行手术准备，可行碘伏纱布换药包扎。

六、注意事项

（1）减张切口换药时，纱布卷紧覆盖切口，缝合后让纱布旋转以帮助压迫止血。

（2）手烧伤时尽量在功能位包扎，手指稍屈曲，虎口与手指分开。

（3）若有耳软骨炎时，可沿耳轮切开，开放伤口加强引流，避免耳部受压。可选择局部抗菌药物预防及治疗感染。

（杨飞）

参 考 文 献

[1] Alster T S, Lewis A B, Rosenbach A. Laser Scar Revision: Comparison of CO_2 Laser Vaporization with and without Simultaneous Pulsed Dye Laser Treatment[J]. Dermatol. Surg., 1998, 24(12): 1299-1302.

[2] Baker J P, Detsky A S, Wesson D E, et al. Nutritional assessment: A comparison of clinical judgement and objective measurements[J]. New England Journal of Medicine, 1982, 306(16): 969-972.

[3] Berman B, Young V L, Mcandrews J. Objective Assessment of the Precision, Accuracy, and Reliability of a Measurement Method for Keloid Scar Volume(PARKS Study)[J]. Dermatologic Surgery, 2015, 41(11): 1274-1282.

[4] Bray R, Forrester K, Leonard C, et al. Laser Doppler Imaging of Burn Scars: A Comparison of Wavelength and Scanning Methods[J]. Burns, 2003, 29(3): 199-206.

[5] Cahners S S. Young Women with Breast Burns: A Self-help " Group by Mail " [J]. J. Burn Care Rehabil., 1992, 13(1): 44-47.

[6] Cheng W, Saing H, Zhou H, et al. Ultrasound Assessment of Scald Scars in Asian Children Receiving Pressure Garment Therapy [J]. J. Pediatr. Surg., 2001, 36 (3): 466-469.

[7] Chinese Burn Association, Chinese Association of Burn Surgeons, Ying Cen, et al. Guidelines for Burn Rehabilitation in China[J]. Burns & Trauma, 2015, 3(1): 20.

[8] Detsky A S, McLaughlin J R, Baker J P, et al. What is subjective global assessment of nutritional status? [J]. Journal of Parenteral and Enteral Nutrition, 1987, 11(1): 8-13.

[9] Draaijers L J, Tempelman F R, Botman Y A, et al. The Patient and Observer Scar Assessment Scale: A Reliable and Feasible Tool for Scar Evaluation[J]. Plast. Reconstr. Surg., 2004, 113(7): 1960-1965.

[10] Fava G A, Offidani E. Psychosomatic renewal of healthcare[J]. Panminerva Med., 2010, 52(3): 239-248.

[11] Forrester K R, Tulip J, Leonard C, et al. A Laser Speckle Imaging Technique for Measuring Tissue Perfusion[J]. IEEE Trans. on Bio-medical Eng., 2004, 51(11): 2074-2084.

[12] Forrester K R, Tulip J, Leonard C, et al. A Laser Speckle Imaging Technique for Measuring Tissue Perfusion[J]. IEEE Trans. on Bio-medical Eng., 2004, 51(11):

2074-2084.

[13] Gaskell S L, Cooke S, Lunke M, et al. A Pan-European Evaluation of Residential Burns Camps for Children and Young People[J]. Burns, 2010, 36(4): 511-521.

[14] Goverman J, Mathews K, Goldstein R, et al. Adult Contractures in Burn Injury: A Burn Model System National Database Study [J]. J. Burn Care Res., 2017, 38 (1): 328-336.

[15] Hambleton J, Shakespeare P G, Pratt B J. The Progress of Hypertrophic Scars Monitored by Ultrasound Measurements of Thickness[J]. Burns, 1992, 18(4): 301-307.

[16] Herndon D N. Total Burn Care[M]. London: W. B. Saunderns Company LTD, 1996.

[17] Ilechukwu S T. Psychiatry of the Medically Ill in the Burn Unit[J]. Psychiatric Clinics of North America, 2002, 25(1): 129-147.

[18] Keck M L, Lumenta D B, Andel H, et al. Burn Treatment in the Elderly[J]. Burns, 2009, 35(8): 1071-1079.

[19] Kim D W, Hwang N H, Yoon E S, et al. Outcomes of Ablative Fractional Laser Scar Treatment[J]. J. Plast. Surg. and Hand Surg., 2015, 49(2): 88-94.

[20] Kim M S, Rodney W N, Cooper T, et al. Towards Quantifying the Aesthetic Outcomes of Breast Cancer Treatment: Comparison of Clinical Photography Andcolorimetry[J]. J. Eval. in Clin. Pract., 2009, 15(1): 20-31.

[21] Klinge K, Chamberlain D J, Redden M, et al. Psychological Adjustments Made by Postburn Injury Patients: An Integrative Literature Review[J]. J. Adv. Nurs., 2009, 65 (11): 2274-2292.

[22] Li J Q, Li-Tsang C W, Huang Y P, et al. Detection of Changes of Scar Thickness under Mechanical Loading Using Ultrasonic Measurement[J]. Burns, 2013, 39(1): 89-97.

[23] Lumenta D B, Hautier A, Desouches C, et al. Mortality and Morbidity Among Elderly People with Burns—Evaluation of Data on Admission [J]. Burns, 2008, 34 (7): 965-974.

[24] Maertens K, Ponjaert-Kristoffersen I. The Expectations and Experiences of Children Attending Burn Camps: A Qualitative Study[J]. J. Burn Care Rehabil., 2008, 29(3): 475-481.

[25] Markus L A, Willems K E, Maruna C C, et al. Virtual Reality: Feasibility of Implementation in a Regional Burn Center[J]. Burns, 2009, 35(7): 967-969.

[26] Oliveira G V, Chinkes D, Mitchell C, et al. Objective Assessment of Burn Scar Vascularity, Erythema, Pliability, Thickness, and Planimetry [J]. Dermatol. Surg., 2005, 31(1): 48-58.

[27] Ottery F D. Rethinking nutritional support of the cancer patient: The new field of nutritionaloncology[J]. Seminars in Oncology, 1994, 21(6): 770-778.

[28] Palmieri T L. Pediatric Burn Resuscitation [J]. Crit. Care Clin., 2016, 32 (4):

547-559.

[29] Perry D M, McGrouther D A, Bayat A. Current Tools for Noninvasive Objective Assessment of Skin Scars[J]. Plast. Reconstr. Surg., 2010, 126(3): 912-923.

[30] Phan N Q, Blome C, Fritz F, et al. Assessment of Pruritus Intensity: Prospective Study on Validity and Reliability of the Visual Analogue Scale, Numerical Rating Scale and Verbal Rating Scale in 471 Patients with Chronic Pruritus[J]. Acta Derm. Venereol., 2012, 92(5): 502-507.

[31] Ptacek J T, Patterson D R, Heimbach D M. Inpatient depression in persons withburns [J]. J. Burn Care Rehabil., 2002, 23(1): 1-9.

[32] Tan T, Brett S J, Stokes T, et al. Rehabilitation after Critical Illness: Summary of NICE Guidance[J]. BMJ, 2009, 338: 822.

[33] Van Der Wal M, Bloemen M, Verhaegen P, et al. Objective Color Measurements: Clinimetric Performance of Three Devices On Normal Skin and Scar Tissue[J]. J. Burn Care Res., 2013, 34(3): 187-194.

[34] Van Zuijlen P P, Angeles A P, Suijker M H, et al. Reliability and Accuracy of Techniques for Surface Area Measurements of Wounds and Scars [J]. Int. J. Low. Extrem. Wounds, 2004, 3(1): 7-11.

[35] Wiechman S A, Ptacek J T, Patterson D R, et al. Rates, Trends, and Severity of Depression after Burn Injuries[J]. J. Burn Care Rehabil., 2001, 22(6): 417-424.

[36] Zhuang A, Awasthi S, Naheedy J, et al. Intraoperative Ultrasound to Accurately Gauge Scar Thickness and Identify Altered Intrascar Anatomy During Multimodal Revision of a Hypertrophic Chest Wall Burn Scar[J]. Dermatol. Surg., 2015, 41(12): 1444-1447.

[37] 柴家科. 烧伤脓毒症诊断与综合防治策略[J]. 中华烧伤杂志, 2013, 29(2): 105-108.

[38] 陈斌, 朱亚波, 葛茂星, 等. 简明烧伤健康量表中文版的信效度初步研究[J]. 中华烧伤杂志, 2009, 25(6): 426-429.

[39] 陈传俊, 李罗珠, 罗斌杰, 等. 氯化钡熔浆烧伤致急性中毒一例[J]. 中华烧伤杂志, 2014, 30(1): 85-86.

[40] 陈景藻. 现代物理治疗学[M]. 北京: 人民军医出版社, 2001.

[41] 陈斓, 谢卫国, 叶子青, 等. 封闭负压治疗对猪深Ⅱ度烧伤创面的影响[J]. 中华损伤与修复杂志: 电子版, 2014, 10(2): 160-166.

[42] 陈小平. 酚烧伤28例治疗体会[J]. 中华烧伤杂志, 2003, 19(3): 186.

[43] 丁汉梅, 谢卫国, 吴红, 等. 烧伤康复患者出院后心理重建平台的构建[J]. 中华损伤与修复杂志(电子版), 2012, 7(2): 78-79.

[44] 董炜, 肖玉瑞, 吴敏洁, 等. 中国慢性难愈性创面诊疗思路及原则[J]. 中华烧伤杂志, 2018, 34(12): 868-873.

[45] 窦祖林. 作业治疗学[M]. 2版. 北京: 人民卫生出版社, 2013.

[46] 费勤福. 病历书写规范[M]. 合肥：安徽科学技术出版社，2015.

[47] 付小兵. 慢性难愈合创面防治理论与实践[M]. 北京：人民卫生出版社，2011.

[48] 付小兵. 糖尿病足及其相关慢性难愈合创面的处理[M]. 2版. 北京：人民军医出版社，2013.

[49] 高景恒，白伶珉，李孟倩. 强脉冲光在美容外科应用的文献复习[J]. 实用美容整形外科杂志，2003，14(1)：39-43.

[50] 葛绳德，夏照帆. 临床烧伤外科学[M]. 北京：金盾出版社，2006.

[51] 关骅. 临床康复学[M]. 北京：华夏出版社，2005.

[52] 郭毅斌，陈锦河，郑庆亦. 成功救治严重胸壁电烧伤一例[J]. 中华烧伤杂志，2000，16(6)：358.

[53] 郝岱峰，冯光. 创面修复外科住院医师手册[M]. 北京：金盾出版社，2015.

[54] 何梦龙，李孝建，鲍强，等. 小儿大面积石灰烧伤的临床特点及治疗[J]. 中华损伤与修复杂志(电子版)，2013，8(1)：57-58.

[55] 候春胜. 烧伤瘢痕治疗中支具的应用[J]. 中华烧伤杂志，2013，29(1)：90-92.

[56] 黄承钰. 疾病营养治疗[M]. 成都：四川大学出版社，2006.

[57] 黄晓元. 高压电烧伤创面的处理[J]. 创伤外科杂志，2007，9(4)：382-384.

[58] 黄晓元，杨兴华，梁鹏飞，等. 颈部高压电烧伤的修复[J]. 中华烧伤杂志，2008，24(1)：30-32.

[59] 黄跃生. 烧伤外科学[M]. 北京：科技文献出版社，2010.

[60] 江利冰，张茂，马岳峰. 腹腔高压和腹腔间隔室综合征诊疗指南(2013版)[J]. 中华急诊医学杂志，2013，22(8)：839-841.

[61] 江政英，闵定红，郭光华. 老年烧伤研究进展[J]. 中华烧伤杂志，2017，33(4)：251-254.

[62] 蒋梅君，李泽，谢卫国. 2133例电烧伤住院患者流行病学调查[J]. 中华烧伤杂志，2017，33(12)：732-737.

[63] 巨积辉，邹国平，金光哲，等. 多种游离皮瓣修复手背侧热压伤27例[J]. 中华烧伤杂志，2012，28(4)：312-313.

[64] 孔豫苏，赵伟，鲁加祥，等. 磷烧伤的综合治疗[J]. 中华烧伤杂志，2000，(2)：123.

[65] 黎鳌. 黎鳌烧伤学[M]. 上海：上海科学技术出版社，2000.

[66] 李炳辉，谷涌泉，王鹏华. 糖尿病足及下肢慢性创面修复[M]. 北京：人民军医出版社，2011.

[67] 李济时. 小儿烧伤[M]. 北京：人民卫生出版社，1993.

[68] 李嘉琥. 实用烧伤治疗[M]. 贵阳：贵州科技出版社，1996.

[69] 李文放，杨兴易. 多器官功能障碍综合征的救治[J]. 中华急诊医学杂志，2011，20(6)：669-670.

[70] 李小悦，管向东，陈娟，等. 抢救急性硫酸铜中毒合并化学性烧伤一例[J]. 中华

医学杂志，2010，90(22)：1583.

[71]李绪焜，宋国栋，张新力．实用烧伤外科学[M]．济南：山东大学出版社，2006.

[72]李艳红，李文贤，左丽君，等．成功救治氯乙酸烧伤一例[J]．中华烧伤杂志，
　　2013，29(6)：525.

[73]李志清，房毅卓，徐月华．瘢痕颜色检测仪的研制与应用[J]．重庆医学，2013，42
　　(12)：1385-1386，1389.

[74]廖镇江，方培耀，史济湘．烧伤治疗学[M]．杭州：浙江科学技术出版社，2006.

[75]刘大为，邱海波．重症医学：2010[M]．北京：人民卫生出版社，2010.

[76]刘利平，张元海，蒋瑞明，等．葡萄糖酸钙凝胶治疗手足部氢氟酸烧伤的疗效观
　　察[J]．中华烧伤杂志，2014，30(1)：67-69.

[77]刘利平，张元海，叶春江，等．苯酚烧伤 48 例治疗分析[J]．实用医学杂志，
　　2009，25(3)：370.

[78]刘锐，翟明翠，曹卫红．烧伤康复治疗重要性的再认识[J]．中华损伤与修复杂志
　　(电子版)，2018，13(3)：165-168.

[79]刘桐林．实用烧伤学[M]．北京：科学技术文献出版社，1995.

[80]吕国忠，杨敏烈．进一步重视慢性难愈性创面成因分析与非手术治疗 [J]．中华烧
　　伤杂志，2017，33(2)：68-71.

[81]马文元，赵春安，牛希华，等．实用烧伤治疗学[M]．郑州：郑州大学出版
　　社，2001.

[82]彭南海，高勇．临床营养护理指南——肠内营养部分[M]．南京：东南大学出版
　　社，2012.

[83]彭毅志．儿童烧伤脓毒症的临床特点及诊断[J]．中华烧伤杂志，2013，29(1)：
　　1-3.

[84]乔志恒．新编物理治疗学[M]．北京：华夏出版社，1994.

[85]邱海波．ICU 主治医师手册[M]．南京：江苏科学技术出版社，2007.

[86]任文杰，孟伟正，李嵩岳，等．346 例瓦斯爆炸烧伤伤情特点[J]．中华创伤杂志，
　　2007，23(11)：870-873.

[87]沈英飞，汤样华．游离皮瓣移植术后血管危象的原因分析及护理研究进展[J]．护
　　理实践与研究，2015，12(11)：22-23.

[88]盛志勇．严重创、烧伤后脓毒症与多器官功能障碍综合征的防治[J]．中华创伤杂
　　志，2005，21(1)：11-14.

[89]盛志勇．严重烧伤后多器官功能障碍综合征的防治[J]．中华烧伤杂志，2000，16
　　(3)：133.

[90]盛志勇，杨红明，柴家科．大面积烧伤后多器官功能障碍综合征的临床防治[J]．
　　中华外科杂志，2000，38(6)：435.

[91]孙永华．烧伤脓毒症与多器官功能障碍综合征[J]．中华烧伤杂志，2001，17(3)：
　　189-190.

[92]孙永华．我国电烧伤治疗的成就与挑战[J]．中华烧伤杂志，2008，24（5）：381-383.

[93]谭亮．基于三维人体表面重建技术的烧伤面积自动评估[D]．上海：东华大学，2014.

[94]汪任良，邓诗琳．烧伤代谢营养学[M]．石家庄：河北科学技术出版社，2009.

[95]王德运，谢卫国，王礼放，等．皮神经营养血管逆行岛状皮瓣修复肢体远端组织缺损[J]．中华烧伤杂志，2007，23（5）：356-358.

[96]王德运，谢卫国，王礼放，等．下腹部分叶皮瓣在多手指电烧伤中的应用[J]．中华损伤与修复杂志(电子版)，2009，4（5）：577-582.

[97]王德运，谢卫国，张伟，等．阻隔式延迟超长胸三角皮瓣修复头面部组织缺损[J]．中华烧伤杂志，2008，24(4)：294-295.

[98]王君，汪虹，曾明．硫酸二甲酯蒸气引起会阴部严重烧伤一例[J]．中华损伤与修复杂志(电子版)，2008，3(3)：375-376.

[99]王盛，姜文君．徒手肌力检查发展史及分级进展[J]．中国康复理论与实践，2015，21(6)：666-669.

[100]王文盛，向飞，宋华培，等．老年严重烧伤患者早期脏损伤特点的回顾性研究[J]．中华烧伤杂志，2019，35(3)：163-168.

[101]王新刚，张元海，韩春茂．氢氟酸烧伤的致伤机制及其治疗的研究进展[J]．中华急诊医学杂志，2014，23(11)：1295-1297.

[102]王新刚，张元海，韩春茂．氢氟酸烧伤治疗研究进展[J]．中华烧伤杂志，2013，29(4)：371-374.

[103]韦军民．欧美外科营养指南解读[J]．中国实用外科杂志，2012，32(2)：107-109.

[104]魏丽君．严重烧伤病人应用流体悬浮床的特殊观察与护理70例[J]．实用护理杂志，2003，19(13)：16-17.

[105]文大江，陈永新，潘文东，等．负压封闭引流结合植皮治疗腹壁电烧伤合并肠穿孔一例[J]．中华烧伤杂志，2014，30(3)：286-287.

[106]吴晓蕾，李琳，许乐．烧伤患者出院后社会参与水平现状及其影响因素研究[J]．中国护理管理，2017，17(12)：1663-1668.

[107]吴在德，吴肇汉．外科学[M]．7版．北京：人民卫生出版社，2008.

[108]吴肇汉．实用临床营养治疗学[M]．上海：上海科学技术出版社，2001.

[109]吴志宏，罗前程，熊重祥，等．苯酚烧伤合并急性中毒一例[J]．中华烧伤杂志，2010，26(2)：99.

[110]夏俊星，向军，孙珍，等．大面积硫酸烧伤伴重铬酸盐中毒一例[J]．中华烧伤杂志，2010，26(1)：55-56.

[111]肖光夏．再论腹腔间隙综合征[J]．中华烧伤杂志，2008，24(2)：81-83.

[112]谢进，管东辉，于波．骨科软组织损伤诊疗[M]．济南：山东科学技术出版社，2008.

[113]谢卫国，龙道畴，朱辉，等．阴茎毁损性烧伤的修复与重建[J]．中华烧伤杂志，2009，25(6)：407-410.

[114]谢卫国．烧伤康复与重回社会：中国烧伤外科的新挑战[J]．中华烧伤杂志，2010，26(6)：407-410.

[115]谢卫国．特殊原因烧伤的防治研究不容忽视[J]．中华烧伤杂志，2012，28(6)：404-407.

[116]谢卫国，王德运，刘杰峰，等．手部电烧伤的皮瓣修复[J]．中华烧伤杂志，2010，26(1)：30-33.

[117]熊宝林，周大伟，徐静，等.3D打印在假肢矫形器技术领域的应用前景初探[J]．中国康复，2018，33(6)：523-525.

[118]杨锦，杨晓东，付尚俊，等．股前外侧穿支皮瓣修复手背热压伤13例[J]．中华烧伤杂志，2013，29(5)：436-437.

[119]杨宗城．烧伤治疗学[M]．3版．北京：人民卫生出版社，2006.

[120]姚砺，董国胜，唐洪泰，等．一种三维人体表面成像技术在人体烧伤面积估算中的应用[J]．东华大学学报(自然科学版)，2015，41(1)：84-90.

[121]姚咏明，王大伟，林洪远．美国烧伤学会烧伤休克复苏指南概要[J]．中国危重病急救医学，2009，21(5)：259-262.

[122]易南，王冰水，朱雄翔，等．三种类型手夹板在预防和治疗烧伤后手畸形中的应用[J]．中国康复医学杂志，2008，23(2)：148-149，168.

[123]于光，周永利，陈雷，等．游离股前外侧皮瓣修复手部热压伤[J]．中华手外科杂志，2010，26(1)：3.

[124]张劲松．ARDS临床诊治的又一里程碑：ARDS柏林标准问世[J]．中华急诊医学杂志，2012，21(9)：937-938.

[125]张丽君．大面积烧伤浸浴疗法的护理体会[J]．实用医药杂志，2016，33(5)：446-447.

[126]张勤，廖镇江．对烧伤脓毒症相关问题的认识[J]．中华烧伤杂志，2014，30(1)：6-8.

[127]张素霞，梁建民，崔利．铬酸盐中毒致急性肾衰竭1例[J]．中国血液净化，2006，5(2)：116.

[127]张伟，谢卫国，闵维雄，等．胸腹腔开放性高压电烧伤并发过敏紫癜性肾炎的救治[J]．中华烧伤杂志，2013，29(5)：454-458.

[129]张耀恒，田超杰，李冬军，等．氯化钡烧伤伴急性中毒死亡一例[J]．中华烧伤杂志，2008，24(2)：160.

[130]张玉军，巨积辉，周广良，等．游离足趾动脉皮瓣修复手指热压伤67例[J]．中华烧伤杂志，2014，30(5)：417-419.

[131]张玉婷，李攀，罗伦，等．烧伤患者瘢痕重塑期增生性瘢痕机械信号转导分子与伤后时间的相关性研究[J]．中华烧伤杂志，2018，34(10)：690-695.

[132]张元海，杨顺江，刘利平. 硫酸二甲酯烧伤的特点及早期处理[J]. 中华整形外科杂志，1999，15（2）：137.

[133]赵辉三. 假肢与矫形器学[M]. 北京：华夏出版社，2005.

[134]赵宇辉，李莉，刘淑岩，等. 改良腹部薄皮瓣修复手背及第2~5指背侧热压伤创面[J]. 中华烧伤杂志，2013，29（2）：201-202.

[135]中国老年医学学会烧创伤分会. 含银敷料在创面治疗中应用的全国专家共识（2018版）[J]. 中华烧伤杂志，2018，34（11）：761-765.

[136]中国老年医学学会烧创伤分会. 胶原类创面材料临床应用全国专家共识（2018版）[J]. 中华烧伤杂志，2018，34（11）：766-769.

[137]中国医师协会. 临床技术操作规范：临床营养科分册[M]. 北京：人民军医出版社，2011.

[138]中国医师协会. 临床诊疗指南：临床营养科分册[M]. 北京：人民军医出版社，2011.

[139]中国医师协会烧伤科医师分会. 烧伤外科学临床诊疗指南：创面处理分册[M]. 天津：天津科学技术出版社，2010.

[140]中国医师协会烧伤科医师分会，中华医学会烧伤外科学分会，《中华烧伤杂志》编辑委员会，等. 中国烧伤专科手术分级评估方法专家共识（2019版）[J]. 中华烧伤杂志，2019，35（11）：769-771.

[141]中国医师协会烧伤医师分会，《烧伤感染诊治指南》编辑委员会. 烧伤感染的诊断标准与治疗指南（2012版）[J]. 中华烧伤杂志，2012，28（6）：401-403.

[142]中华医学会. 临床诊疗指南：烧伤外科学分册[M]. 北京：人民卫生出版社，2007.

[143]中华医学会烧伤外科学分会，中国医师协会烧伤科医师分会. 烧伤康复治疗指南（2013版）[J]. 中华烧伤杂志，2013，29（6）：497-504.

[144]中华医学会烧伤外科学分会，中国医师协会烧伤科医师分会，《中华烧伤杂志》编辑委员会，等. 中国烧伤患者住院收治标准（2018版）[J]. 中华烧伤杂志，2018，34（11）：759-760.

[145]中华医学会重症医学分会. 低血容量休克复苏指南（2007）[J]. 中国危重病急救医学，2008，20（3）：129-134.

[146]中华医学会重症医学分会. 急性肺损伤/急性呼吸窘迫综合征诊断和治疗指南（2006）[J]. 中华急诊医学杂志，2007，16（4）：343-349.

[147]周万松. 磁疗法的研究与应用进展[J]. 生物磁学，2004，4（2）：19-22.

[148]祝红娟，王淑君，李方容，等. 大面积烧伤患者使用翻身床的安全管理[J]. 中华护理杂志，2014，49（1）：16-19.

附录 患者主观整体营养评估(PG-SGA)评分标准

一、患者自评部分评分(包括表1至表4评分)

表1   **体重丢失评分**

1个月体重丢失情况	评分	6个月体重丢失情况
10%	4	20%
5%~9.9%	3	10%~19.9%
3%~4.9%	2	6%~9.9%
2%~2.9%	1	2%~5.9%
0~1.9%	0	0~1.9%

表1 评分 = 急性 + 亚急性 = ____ 分

注:体重丢失包括急性和亚急性两种情况,亚急性是指过去1个月体重丢失情况,只有在不能获得1个月体重丢失的情况下才需要评估过去6个月体重丢失的情况。急性:指过去2周的体重丢失,在亚急性的基础上增加1分。如过去2周体重不变或增加,则不计分。

表2   **进食评分**

过去1个月里,我的进食情况与平时相比	评分
没变化	0
比以往多	0
比以往少	1
目前进食情况	评分
只能通过管饲进食或静脉营养	0
正常饮食	0
正常饮食,但比正常情况少	1
少量固体食物	2
只能进食流食	3
只能口服营养制剂	3
几乎吃不下什么	4

表2 评分 = 以上最高分选项

表3　　　　　　　　　　　　　　　症状评分

近2周来，是否有以下问题影响进食	评分	近2周来，是否有以下问题影响进食	评分
吃饭没有问题	0	一会儿就饱了	1
恶心	1	吞咽困难	2
便秘	1	口腔溃疡	2
口干	1	没有食欲，不想吃	3
食品没味	1	呕吐	3
食品气味不好	1	腹泻	3

表3评分=累计记分

注：本项症状为近2周内经常出现的症状，偶尔一次出现的症状不能作为选择，本项为多选。

表4　　　　　　　　　　　　　　　活动和身体功能评分

在过去的1个月我的活动	评分
正常，无限制	0
不像往常，但还能起床进行轻微的活动	1
多数时候不想起床活动，但卧床或坐椅时间不超过半天	2
几乎干不了什么，一天大多数时候都卧床或在椅子上	3
几乎完全卧床，无法起床	3

表4评分=取最符合的一项作为本项记分

病人自评部分评分=1体重评分+2进食评分+3症状评分+4活动和身体功能评分

二、疾病状态评分

表5　　　　　　　　　　　　　　　疾病状态评分
（以下病情情况每项计1分）

分　　类	计分
癌症	1
AIDS	1
肺源性或心源性恶液质	1
出现褥疮、开放伤口或瘘	1
存在创伤	1
年龄在65岁以上	1

做单项或多项选择,累计积分。如果患者存在工作表 5 中没有列举出来的疾病,不予记分。

三、代谢应激评分

表6 代谢应激评分

应激因素	没有(0 分)	轻度(1 分)	中度(2 分)	高度(3 分)
发热	没有发热	$99\,℉<T<101\,℉$	$101\,℉≤T<102\,℉$	$T≥102\,℉$
发热持续时间	没有发热	<72 小时	72 小时	>72 小时
激素	没有使用激素	<10mg 强的松/天	≥10mg<30mg 强的松/天	≥30mg 强的松/天

表 6 评分 = _____

注:代谢应激评分是评估各种已知的可增加蛋白质和热卡需要的因素。如一患者体温>38.8℃(3 分),长期使用强的松 10mg/天(2 分),这部分的评分为 5 分。100℉=37.7℃。

四、体格检查部分评分

体格检查是对身体组成的 3 方面主观评价:脂肪、肌肉和液体状态。

表7 体格检查部分评分

脂肪储存:

颊部脂肪垫	0	1+	2+	3+
三头肌皮褶厚度	0	1+	2+	3+
下肋脂肪厚度	0	1+	2+	3+
总体脂肪缺乏程度	0	1+	2+	3+

肌肉情况:

颞部(颞肌)	0	1+	2+	3+
锁骨部位(胸部三角肌)	0	1+	2+	3+
肩部(三角肌)	0	1+	2+	3+
骨间肌肉	0	1+	2+	3+
肩胛部(背阔肌、斜方肌、三角肌)	0	1+	2+	3+
大腿(四头肌)	0	1+	2+	3+
总体肌肉评分	0	1+	2+	3+

水分情况：

踝水肿		0	1+	2+	3+
胫骨水肿		0	1+	2+	3+
腹水		0	1+	2+	3+
总体水评分		0	1+	2+	3+

表 7 评分＝最高分选项为最终分

注：没有异常，0 分；轻度异常，1 分；中度异常，2 分；严重异常，3 分。按多数部位情况确定患者脂肪、肌肉及液体项目得分，如多数部位脂肪为轻度减少，则脂肪丢失的最终得分即为轻度，记 1 分；如多数肌肉部位为中度消耗，则肌肉消耗的最终得分为 2 分。

五、PG-SGA 综合评价

1. 定量评价得分＝以上四项评分总和

（1）0～1 分，此时不需要干预措施，治疗期间保持常规随诊及评价。

（2）2～3 分，由营养师、护师或医生进行患者或患者家庭教育，并可根据患者存在的症状和实验室检查的结果，进行药物干预。

（3）4～8 分，由营养师进行干预，并可根据症状的严重程度，与医生和护师联合进行营养干预。

（4）≥9 分，急需进行症状改善和（或）同时进行营养干预。

2. 定性评价得分

表 8 　　　　　　　　　　　　　　**定性评价得分**

	A 级	B 级	C 级
类别	营养良好	轻度营养不良或可疑营养不良	严重营养不良
体重	没有体重丢失或水潴留	1 个月体重丢失 5%（或 6 个月丢失 10%）；体重不稳定，不增加（如持续丢失）	a. 1 个月体重丢失>5%（或 6 个月丢失>10%）；b. 体重不稳定，不增加（如持续丢失）
营养摄入	没有障碍或近期明显改善	摄入减少	摄入严重减少
影响营养的症状	没有或近期明显改善，允许足够的摄入	有影响营养的症状存在	有影响营养的症状存在
功能	没有障碍或近期明显改善	轻度功能障碍或近期功能恶化	严重功能障碍或近期功能明显恶化
体格检查	没有损害或有慢性损害近期明显改善	有轻度到中度脂肪和/或肌肉组织丢失和/或肌肉张力下降	有明显的营养不良症状（肌体组织严重丢失，可能有水肿）

定性评价得分（A、B 或 C 级）＝ _____

3. 定性评价与定量评价关系

表9　　　　　　　　　　　**定性评价与定量评价关系**

等级	定性评价	定量评价
PG-SGA　A	营养良好	0~1分
PG-SGA　B	可疑或中度营养不良	2~8分
PG-SGA　C	重度营养不良	≥9分